AF861925

Die Darstellung

krankhafter Geisteszustände

in

Shakespeares Dramen.

Von

Dr. Hans Laehr,
Dirig. Arzt der Heilanstalt für Nerven- und Psychisch-Kranke
„Schweizerhof“ in Zehlendorf bei Berlin.

Stuttgart.
Paul Neff Verlag.
1898.

Alle Rechte, auch das der Übersetzung vorbehalten.

Druck von Carl Hammer in Stuttgart.

Vorwort.

Die Shakespearesche Psychiatrie ist bereits so häufig Gegenstand der Bearbeitung gewesen, dass sie im neuesten Jahrbuch der deutschen Shakespeare-Gesellschaft als ein durch Raubbau abgewirtschaftetes Feld bezeichnet wird. Hiergegen lässt sich in der That nichts einwenden, und ich werde froh sein, wenn man mir nachsagen kann, dass meine Mühe noch einige magere Ähren ergeben hat. Vielleicht wäre es ratsamer gewesen, dieselben als Strauss für sich darzureichen. Da aber die Ansichten meiner Vorgänger nicht immer übereinstimmen, habe ich es vorgezogen, mir durch genaue Betrachtung König Lears, Ophelias, Hamlets und der Lady Macbeth zunächst eine gesicherte Grundlage zu schaffen, auf der die Beantwortung der Fragen versucht werden konnte, woher Shakespeare Auffassung und Einzelzüge krankhafter Geisteszustände nahm und was ihn zur Darstellung solcher Krankheitsvorgänge veranlasste. Dass dem unglücklichen Hamlet, der schon so viel Untersuchungen hat dulden müssen, dies Geschick auch hier nicht erspart werden konnte, liegt ebenso in der Natur der Sache, wie dass die Erörterung über ihn den breitesten Raum einnimmt.

Und nun gehe ich ohne weitere Einleitung zur Sache selbst über und hoffe wenigstens hiermit Dank zu erwerben.

Der Verfasser.

Gebietsteile anscheinend je nach den Ergebenheitsbeteuerungen der Töchter bemessen will, die vollständige Verkennung der Charaktere seiner Umgebung dürfte sich schwer mit dem Bilde eines starken Herrschers vereinigen, den der aufbrausende Kent stets als seinen König geehrt und wie einen Vater geliebt hat. Kents rauhe Geradheit hätte sich in Lears Gunst gewiss nicht ein Menschenalter halten können, wäre nicht eben dieser Lear früher ein anderer gewesen.

Wohl mag an jenem Einfall Lears der Wunsch mitgewirkt haben, durch die laute, öffentliche Beteuerung der Liebe und Pietät seiner Töchter sich zu vergewissern, dass seine Thronentsagung keine Gefahr für ihn berge und die Bedenken gegen dieselbe unbegründet seien, vielleicht auch die Absicht, dem gefassten Beschlusse, seine Lieblingstochter Cordelia bei der Teilung zu bevorzugen, den Schein eines Grundes zu leihen und den Vorwurf der ungleichen Teilung zu mildern. Trotzdem deutet das Verlangen, seinen selbstherrlich gefassten Beschluss auf so schwache Weise nachträglich zu motivieren, auf eine innere Unsicherheit, ein geheimes Misstrauen gegen sich selbst, wie ein Lear in seinen kräftigen Jahren sie nicht empfunden hätte. Und sollte nicht auch in dem jähen Aufbrausen des Königs nach Cordelias Worten, in seinem Grimme schon den ersten Zeichen abweichender Meinung gegenüber, ja, in der Härte, die er der verstossenen Tochter vor den Fürsten Frankreichs und Burgunds zeigt, jene Unsicherheit wirksam sein, die er um alles in der Welt sich nicht eingestehen darf, die ihn aber gerade deshalb um so rücksichtsloser gegen Andre wüten lässt? Dass er Kent hochhält, dürfen wir aus dessen Worten schliessen, Cordelia ist seine Lieblingstochter. Gerade die Beiden, auf die er am meisten hält, bereiten seinem Plane Schwierigkeiten. Wäre er seiner ganz sicher, so hätte er wohl im Zorne nicht das Äusserste erschöpft, aber das Gefühl, nicht mehr im Vollbesitz gewohnter Kraft zu sein, treibt ihn noch mehr, die Ursache des Unbehagens aus sich heraus in die Undankbarkeit der Tochter und die Unbotmässigkeit des Vasallen zu setzen. Um sich nicht einzugestehen, dass die eigne mangelhafte Überlegung schuld sei, muss er bei denen, deren Wert und Zuneigung er trotz allem kennt, niedre Beweggründe annehmen, aber ihr Widerstand hat den wundesten Punkt gereizt, die dunkle Empfindung der eignen Unzulänglichkeit gestärkt, vor der er sich nur in wilden Zorn und starren Trotz flüchten kann. Die Worte, mit denen Lear die Freier Cordelias abzuschrecken sucht, drücken keineswegs die Ansicht aus, als halte er seine Tochter der Gattenliebe für unfähig und deshalb unwürdig der Heirat, auf so feine Überlegungen lässt er sich nicht ein, sondern er spricht sein

Missfallen, seinen Fluch, seinen Hass aus, er macht sein Herz starr, um in seinem Innern das wankende Gefühl der Stärke und Sicherheit zu behaupten.

Gewiss geht jene Abnahme der Leistungsfähigkeit bei Lear nicht weiter, als das Alter sie naturgemäss mit sich bringt. Eine solche erschwert hauptsächlich das Zurechtfinden in neuen Verhältnissen und Gedankenmassen und lässt die bei jedem Menschen bestehenden Einseitigkeiten stärker hervortreten. Gerade bei Lear aber, der seinen Willen allein anzuerkennen und zudem mehr dem Blute als dem Urteil zu folgen gewohnt ist, müssen die Folgen schlimmer sein. Nicht gewöhnt, eine fremde Anschauung friedlich auf sich einwirken zu lassen, und käme sie von liebster und bewährtester Seite, muss er, sobald das eigne Urteil abnimmt, mit seinem rücksichtslosen Handeln um so leichter anstossen und in dem dunklen Gefühle, dass sein Können nachlässt, mehr als jeder Andre leiden. Denn gerade das wertvollste für ihn, die Kraft, die ihm in seiner Stellung Überlegenheit über Alle und Befriedigung verschafft, ist im Abnehmen, die milden Seiten des Charakters aber, die sonst das Alter verschönen, werden von seinen ungebändigten Trieben ihrer Wirkung beraubt. So kommen jetzt die Folgen seiner Anlage und seiner Herrscherlaufbahn auf sein Haupt; auch ohne die zufälligen Verhältnisse, die im gegebenen Falle den Zusammenbruch bedingen, ist der Keim zu leidvollem Lebensschlusse in seinem Innern vorhanden. Und gerade die Übergabe der Herrschaft an jüngere Kräfte, die der Unsicherheit in ihm abhelfen sollte und könnte, wenn er sie verständig bewerkstelligte, wird ihm verhängnisvoll, indem die Folgen der unüberlegten Ausführung ihn zur Verstossung der Tochter zwingen, von deren sanfter Pflege er nach eigenem Geständnis auf Trost gehofft.

Am Hofe Gonerils finden wir den alten König kurze Zeit nach seiner Abdankung wieder. Zu dem Gefühl der Unzulänglichkeit ist das Bewusstsein seines Unrechts getreten. Nicht Andren, kaum sich selbst gesteht er es ein, sondern trägt die Folgen unbedachten Handelns mit starrem Trotz. Doch er kann sie nur verbergen, soweit sie in seiner Seele sich abspielen, die äusseren drängen sich ihm immer deutlicher auf. Er ist der Geduldete am Hofe, der greise Thor, der immer noch die Macht behaupten will, die er verschenkt hat. So sagt wenigstens Goneril. In Wirklichkeit sehen wir freilich hiervon nichts. Der König will keinen Augenblick auf das Essen warten, er will den verkleideten Kent anwerben, weil dessen Antworten ihm gefallen, und später laufen die Vorhaltungen der Tochter nur darauf hinaus, dass Lears Begleiter Unfug verüben, und er sie darin schütze und durch seinen Beifall anreize — alles gewiss keine Zeichen, dass er die verschenkte Königsmacht behaupten will. Wohl aber mag er die wachsende Unsicherheit seiner Seele, wie durch die Aufregungen der Jagd, so durch die lärmende Fröhlichkeit festlicher Tafel übertäuben und dadurch Gonerils Anklagen wenigstens die Richtung liefern. Sein Narr härmt sich sichtlich ab seit der Abreise Cordelias nach Frankreich, der Hof Albaniens zeigt seit kurzem eine sehr kalte Vernachlässigung, der König bemerkt es wohl, aber er will den Grund nicht wissen. Ja, so unsicher ist er schon geworden, dass er die Wahrnehmung seiner Vernachlässigung mehr auf seine argwöhnische Gemütsart als auf wirklichen Vorsatz und absichtliche Unfreundlichkeit schiebt. Das stolze Bewusstsein königlicher Kraft und Unfehlbarkeit wankt immer mehr.

Die unwürdigen Angriffe, die von Oswald und Goneril ausgehen, lassen es nochmals aufflammen, aber sie dienen doch dazu, es weiter zu erschüttern. Dies zeigt die Art, wie Lear auf Gonerils schneidenden Undank antwortet. Er zweifelt, aber nicht, wie früher Cordelia gegenüber, ob die Worte seiner Tochter von Herzen kommen, sondern an der Wirklichkeit, an sich selbst, denn zu seinem Selbst gehört die Macht der königlichen Hoheit, und diese fehlt.

Kennt mich hier Jemand? — Nein, das ist nicht Lear! —
Geht Lear so? spricht so? Wo sind seine Augen?
Sein Kopf muss schwach sein, oder seine Denkkraft
Im Todesschlaf. Ha, bin ich wach? — Es ist nicht so,
Wer kann mir sagen, wer ich bin? . . . .
Ich wüsst' es gern, denn nach den Zeichen hier
Des Königtums, nach Einsicht und Vernunft
Wähnt' ich, ich sei ein Fürst, ich hätte Töchter —
Euer Name, schöne Frau?

Das sind nicht Redensarten, die der Zorn hervortreibt, es ist der Ausdruck wirklichen Zweifels. Was bleibt von Lear übrig, wenn er seinen Willen nicht durchsetzt, wenn selbst die Tochter ihm gebietet?

Dem Zweifel an sich selbst folgt der Zorn, doch weder so mächtig noch so ungestört, wie jüngst bei kleinerem Anlass, er flackert hoch empor, aber Reue drängt sich hinein, sogar der Drang, sich selbst zu rechtfertigen: „Mein Volk sind ausgewählt' und wackre Männer". Der Schmerz der Reue geht so weit, dass Lear sich gegen die Stirn schlägt: „Schlag an dies Thor, das deinen Blödsinn einliess, hinaus die Urteilskraft!" Auch in dem Fluche, den er dann auf Goneril schleudert, dass sie unfruchtbar bleiben oder ein Kind des Zorns gebären solle, klingt neben dem Zorne auf das undankbare Kind der tiefe Schmerz der Ohnmacht vernehmlich an. Dasselbe Gefühl des Zorns, das sich in Worten entladen, zu Drohungen statt zu Thaten greifen muss, lässt den König dann nochmals zurückkehren und sich der Macht getrösten, die ihm Regan schaffen soll.

Auch diese letzte Hoffnung, sein früheres Ich vor sich selbst herzustellen, schlägt fehl. Das Gefühl der Ohnmacht erwartet ihn auch dort. Schon auf dem Wege zu Regan sehen wir Lear im gewaltigen Kampfe mit sich selbst. Die Unsicherheit, die wir allmählich sich haben ausbreiten sehen, hat weiter zugenommen. Er klammert sich ganz an die Hoffnung auf Macht und Rache, aber die bitteren Witze des Narren, dass eine Tochter der andern gleichen werde, wie ein Apfel dem andren, dass die Schnecke ihr Haus nicht an ihre Töchter verschenke, lässt er ungerügt; sie sprechen seine eigenen Nebengedanken aus. Haben diese recht, ist Lear wirklich ohnmächtig, dann ist sein Selbst dahin: „O schützt vor Wahnsinn mich, vor Wahnsinn, Götter! Schenkt Fassung mir, ungern wär' ich wahnsinnig!"

Vor Glosters Schloss trifft Lear seinen Boten im Block, er vernimmt, dass Regan und ihr Gemahl auf Gonerils Brief sich aufgemacht haben, dass er deshalb niemand vorgefunden. Der Krampf nicht des Zorns, sondern des Schmerzes schwillt ihm auf zum Herzen, aber gewaltsam drängt er die Gewissheit von sich, dass er verloren ist; kann er nur die Tochter sprechen, so wird alles gut. Aber allein will er zu ihr, ohne Zeugen! Tochter und Schwiegersohn weisen ihn ab, sie sind krank, sind müde, sie reisten scharf zur Nacht. Er durchschaut die Ausflucht und schreit nach Rache, doch wieder hält er gewaltsam an sich: der Herzog kann wirklich krank sein. Wie verschieden erscheint dieser zweifelnde, heftig mit seinen Gefühlen ringende, sich an jeden Strohhalm klammernde Mann vom alten Lear, der, äusserlich fest und unbeugsam, warnte, nicht zwischen den Drachen und seinen Grimm zu treten! Und doch, der Keim der Unsicherheit, des Misstrauens gegen sich selbst hat sich nur entwickelt, und das Mittel, das dem alten Lear dagegen zu Gebote stand, der Erweis äusserer
das zornige Niederschlagen derer, die durch eigenmächtiges Handeln ihm jene Unsicherheit fühlbar machten, ist ihm genommen.

Tochter und Schwiegersohn kommen. Hoffnung und Furcht, Zorn und Schmerz wogen in Lear auf und nieder, er will seine eigenen Wahrnehmungen zurückdrängen und sich zwingen, von seinem Kinde das beste zu glauben, er kämpft, immer aufs neue enttäuscht, den Kampf der Verzweiflung, um den Glauben an sich nicht aufzugeben. Und dann erscheint gar Goneril, und beide Töchter überbieten sich, den alten

Vater seine Ohnmacht fühlen zu lassen. Und er fühlt sie, immer demütiger fleht er, freilich abwechselnd mit Flüchen und Verwünschungen. Schon geht es nicht mehr um Macht und Rache, nur noch der Schein der Macht, die Zahl seiner Begleiter steht in Frage, und Regan spricht dies gleich anfangs unumwunden aus: „Hört, Vater, seid ihr schwach, so scheint es auch.“ Es ist für das Verständnis Lears wichtig, dass nicht die Undankbarkeit der Töchter allein oder auch nur vorwiegend ihn verzweifeln lässt, sondern dass die Vernichtung der Vorstellung von der eignen Kraft und Grösse auch ihn selbst vernichtet. Selbst als er sieht, dass Regan der Goneril gleicht, wie ein Apfel dem andern, klammert er sich an die Begleitung der hundert Ritter, von denen doch so manche sich schon von ihm weggestohlen haben, ja er will, um eine Anzahl Ritter mehr zu behalten, sogar zu Goneril zurückkehren. Es handelt sich für ihn ja nicht um die Zahl der Begleiter allein, auch nicht um das kärgliche Mass kindlicher Zuneigung, das sich in der Bemessung jener Zahl ausdrücken könnte, sondern um die Behauptung der eignen Persönlichkeit, die ihm mit der Vorstellung der Macht und Grösse so verflochten ist, dass mit dieser auch jene zertrümmert wird. Im Sturm der Gefühle verliert er den Zusammenhalt der Gedanken immer mehr, er fühlt, dass seine Vorstellungen sich verwirren; auch die Götter, an die er, von den Töchtern abgewiesen, in seiner Verzweiflung sich wendet, senden kein Zeichen. Da will er, von allen verlassen, Rache nehmen, will solche Dinge thun, was, weiss er selbst noch nicht, doch soll'n sie werden das Graun der Welt. Dass er fühlt, wie unfähig er hierzu ist, wie so gar nichts von dem übrig geblieben ist, was den alten Lear ausmachte, und dass er seiner ganzen Natur nach nicht geduldig leiden und in Wehmut hinschmelzen kann, das bringt ihn zu dem Aufschrei: „O Narr, ich werde rasend!“

„In hoher Wut“ stürzt er fort. Gewittersturm heult um ihn her, Nässe und Kälte treffen den erschöpften Greis, der, wie er Gonerils Hof ohne Mahlzeit und Schlaf verlassen hat, nach der eiligen Reise nun auch aus Glosters Schloss ohne Erquickung davongestürmt ist. Aber zunächst thut der Aufruhr der Elemente dem König wohl. So elend und verachtet er sich fühlt, es ist doch eine Aufrichtung seines Selbstgefühls, dass auch die Elemente sich gegen ihn verbunden, dass sie, welche die Macht haben, Türme zu ersäufen, Eichen zu zerspalten und das mächt'ge Rund der Welt flach zu schlagen, jetzt als knecht'sche Helfer im Bund mit zwei verruchten Töchtern ihre hohen Schlachtreih'n lenken auf ein Haupt, so alt und weiss als dies. Zugleich steigert zunächst die körperliche Anstrengung des Kampfes mit Wind und

Wetter unwillkürlich das Bewusstsein der Kraft und mildert den seelischen Schmerz. Die Gedanken Lears vermögen von der eigenen Person abzusehen, er will ein Muster aller Langmut sein und nichts sagen, dagegen ruft er ganz allgemein die Götter an, ihre Feinde aufzusuchen und schlimme Frevler zu strafen. Und dabei dient ihm als Trost die Erkenntnis; „Ich bin ein Mann, an dem man mehr gesündigt, als er sündigte.“

Welch eine Wandlung im Innern Lears ist in diesen Worten ausgedrückt! Verschwunden die Vorstellung, mehr zu vermögen als alle andren, das Selbstbewusstsein losgelöst von dem Zwange, im Gefühl der Macht und Grösse sich selbst zu retten! Statt der Frage der Macht erhebt sich die der Gerechtigkeit; die Lust der eigenen Überlegenheit geht in den Trost auf, dass seine Schuld geringer als sein Leid sei. Das macht eine völlige Verschiebung in Lears Persönlichkeit aus. Sich selbst durchzusetzen und rücksichtslos zu bethätigen, das hatte seine Freude ausgemacht, und als die innere Kraft nachliess, und dann durch eigenen Fehl die äussere Macht verloren ging, wie hatte er gekämpft, um wenigstens den Schein der Gewalt vor sich selbst zu wahren. Dieser Kampf ist aus, Lear nennt sich selbst einen alten Mann, arm, elend, siech, verachtet. Aber aus dem Zusammenbruch ringt eine andre Anschauung sich empor, die ihn lehrt, das Dasein nicht allein vom Standpunkt der Macht, sondern vornehmlich von dem der Sittlichkeit zu würdigen.

Der alte Lear, der vor allem seine Überlegenheit und Hoheit gegen jeden Angriff schützen musste, ist nicht mehr; damit ist auch die Starrheit gebrochen, die jeder andren Regung sich verschloss. Weiche Gefühle, die vorher nur vorübergehend auftauchen konnten, um rasch von dem leidenschaftlichen Drang nach Macht und Rache verschlungen zu werden, machen sich geltend. Der starke, trotzige Lear wird sanft und schwach. Er empfindet die Kälte und nimmt gern das Anerbieten Kents an, die Hütte aufzusuchen, die etwas Schutz vor dem Sturm bieten soll; er findet Worte des Mitleids für andre, das Stückchen vom Herzen, das ihm noch blieb, bedauert den frierenden Narren. Bisher bildete den Höhepunkt seines Leids die eigene Ohnmacht, jetzt schmerzt ihn am meisten der Undank der Töchter. Dieser Umschwung macht sich in der Scene vor der Hütte sehr bemerkbar. Aber zugleich sehen wir auch das Schwanken in den Vorstellungen und Gefühlen Lears gewachsen. Er will plötzlich nicht hineintreten in die Hütte, weil der Sturm da draussen nicht erlaube, Dingen nachzusinnen, die mehr ihn schmerzen; gleich darauf will er hineingehen. Er will strafen, doch nein, er will dulden. Aber auf diesem Wege der Erinnerung an den Undank des Kindes liegt Wahnsinn. So kehrt er seine Gedanken von der eignen Person ab auf alle die, die das gleiche Los teilen: Armut ohne Dach. An die armen Nackten hat er sonst zu wenig gedacht:

Nimm Arzenei, o Pomp!
Gieb preis dich, fühl' einmal, was Armut fühlt,
Dass du hinschütt'st für sie dein Überflüss'ges
Und rettest die Gerechtigkeit des Himmels.

Da kommt aus der Hütte, in die Lear eben eintreten will, der sich wahnsinnig stellende Edgar und bringt ihn wieder auf das eigene Leid. Mühsam hatte Lear dem immer näher drohenden Wahnsinn widerstanden, seine Kräfte sind erschöpft, jetzt tritt ihm jemand vor die Augen, der vom Wahnsinn schon ergriffen ist, er sieht das Spiegelbild seines eigenen Schicksals:

Wie? Gabst du alles deinen Töchtern
Und kamst du so herunter?

Nichts kann die Natur zu solcher Schmach beugen als undankbare Töchter! Mit grösster Teilnahme folgt er den abgerissenen Reden Edgars, er lässt sich von ihm erzählen, was er gewesen, er erkennt in ihm das Ding selbst, den Menschen ohne Zuthaten, und will, um gleich ihm nichts Falsches zu tragen, sich die Kleider vom Leibe reissen. Die wirren Worte des armen Tom erscheinen ihm voll Tiefsinn, er fragt ihn, was die Ursache des Donners sei, was sein Studium sei; er kann sich von ihm nicht trennen, sondern muss insgeheim weiter mit ihm reden.

Gewiss sehen wir in diesem Verhalten, wie Lears Geist zu schwärmen beginnt. Der Anblick Edgars und die Unterhaltung mit ihm bleiben nicht ohne Wirkung. Aber noch ist die Verwirrung nicht vollständig. Gerade durch die Vertiefung in dessen Loos und Gespräch, in dem er das ihm selbst drohende Geschick verwirklicht sieht, entflieht er zugleich sich selbst; wie er vorher von sich auf die Genossen seines Leids, die obdachlosen Bettler, ablenkte, um dem Wahnsinn nicht zu erliegen, so jetzt auf den einzelnen Genossen, der ihm näher steht als alle andren. Wie dort der königliche Pomp sich des Überflusses entledigen sollte, um den Himmel gerechter zu zeigen, so reisst Lear jetzt an seinen Kleidern, die er als überflüssig erkennt. Aber er befreit sich von dem brennenden Schmerz um das eigene Loos doch ein wenig, indem er dies Loos an einem andren betrachtet. Es widerfährt ihm dasselbe, was nachher der unglückliche Edgar von sich bekennt:

Wer einsam duldet, fühlt die tiefste Pein,
Fern jeder Lust, trägt er den Schmerz allein:
Doch kann das Herz viel Leiden überwinden,
Wenn sich zur Qual und Not Genossen finden.
Mein Unglück dünkt mir leicht und minder scharf,
Da, was mich beugt, den König niederwarf.

Und wie vorher das Unwetter den Sturm in Lears Seele beschwichtigen sollte, so jetzt das Gespräch mit Edgar, das ihn gleichfalls etwas vom eigenen Weh ablenkt. Er gerät durch dasselbe in einen Dämmerzustand, in dem er den Sinn im Unsinn herausgreift als eine tiefe Offenbarung, aber er rettet sich doch aus Verzweiflung in verhältnismässige Ruhe, aus der nagenden Pein stets desselben Gedankens in eine wohlthuende Abwechslung der Vorstellungen. Aber wie der Sturm zugleich die Körperkräfte auf die Dauer noch mehr erschöpft, so ist auch die Unterhaltung mit Edgar ein gefährliches Ablenkungsmittel, es bereitet die weitere Verwirrung vor, indem es den festen Boden der Wirklichkeit untergräbt.

Wir treffen dann Lear in der Meierei, in die Gloster ihn geführt hat. Aus dem lindernden Nebel, in den ihn die Unterhaltung mit dem armen Tom versenkt hatte, reissen ihn die Fragen des Narren heraus; aufs neue erwacht der Schmerz und die Wut. Doch die Erschöpfung hat Fortschritte gemacht. Die Wirklichkeit vermischt sich dem König bald mit Gestalten der Einbildung; in Edgar, dem Narren und Kent sieht er Richter und Geschworene, der Sessel ist Goneril; aber auch das kann er nicht festhalten, alles wankt um ihn und verwirrt sich ihm immer mehr, er erblickt Hunde, die ihn anbellen, er will Regan secieren lassen, um die natürliche Ursache der harten Herzen zu erforschen, er wirbt Edgar für sein Gefolge an, nur gefällt ihm dessen Gewand nicht. Aber das ungeduldige Auffahren ist zu Ende, zu gross ist die Ermattung, und das traumartige Aneinanderreihen verschiedenartiger Bilder geht in Schlaf über, als Kent auf ein Lager deutend zur Ruhe mahnt und so die Vorstellung hervorruft, dass die Zeit des Zubettgehens da sei.

Dieser Schlaf hätte, wie Kent bemerkt, noch vermocht, die zerrissenen Nerven zu beruhigen, die, wenn diese Möglichkeit fehlt, schwer genesen können. Aber auf Glosters Weisung wird der arme König, um ihn dem Anschlag der Töchter und somit unmittelbarer Todesgefahr zu entziehen, rasch auf eine Sänfte gehoben und in der Richtung nach Dover fortgetragen. Diese eilige Flucht nimmt, so schonend sie auch bewerkstelligt wird, im gegenwärtigen Augenblick die letzte Hoffnung auf rasche Genesung des erschöpften Greises.

Es folgt nun eine längere Zeit, in der Lears Geisteszustand zwischen verhältnismässiger Klarheit und starker Verwirrtheit schwankt. Manchmal in bessrer Stimmung wird's ihm klar, warum er in Dover ist, und auf keine Weise will er Cordelia sehen, er erinnert sich alsdann seines harten Sinnes, und glühende Scham hält ihn fern von der Tochter, so erzählt Kent. In der nächsten Scene wird uns dann berichtet, wie er seinen Pflegern entlaufen ist und in den hochbewachsenen Getreidefeldern umherirrt:

> O Gott, er ist's; man traf ihn eben noch,
> In Wut (mad), wie das empörte Meer; laut singend,
> Bekränzt mit wildem Erdrauch, Windenranken,
> Mit Kletten, Schierling, Nesseln, Kukucksblumen
> Und allem müss'gen Unkraut, welches wächst
> Im nährenden Weizen.

Cordelia fürchtet, dass seine unlenksame Wut das Leben auflösen werde, doch tröstet sie der Arzt: Ruhe, die uns von der Natur als nährende Wärterin bestellt sei, fehle dem König, könne ihm aber verschafft werden durch wirksame Heilkräuter, die das Auge der Pein schliessen.

Später sehen wir Lear, wie er vorher geschildert ist, mit Feldblumen geschmückt. Er bemerkt zunächst Gloster und Edgar nicht, die vor ihm stehen, sondern spricht die ihm von innen kommenden Vorstellungen aus, wie sie in raschem Wechsel sich ihm aufdrängen. In allem ist hier die Beziehung auf die Lage gewahrt. Leid und dafür Rache mit Gewalt oder List ist der Grundgedanke, der durch die verschiedenen Bilder hindurchleuchtet. Er darf als König weinen; er muss es, denn Natur geht hierin über Kunst. Daran schliesst sich die Vorstellung, dass er Truppen zur Rache anwirbt und ihre Schiesskunst erprobt. Zwischendurch glaubt er eine Maus zu sehen, die er mit einem Stück Käse zu fangen gedenkt; von der Maus springt er zum Riesen über, dem er Trotz bieten will.

Plötzlich erblickt er dann Edgar und Gloster; da er in Gedanken sich im Feldlager befindet, fordert er die Losung, lässt sich ein beliebiges Wort als solche gefallen, meint mit einem Male in Gloster seine Tochter Goneril zu erkennen und wundert sich, dass sie solch weissen Bart habe. Der weisse Bart bringt ihn auf die Schmeichler, die ihm erzählt, er habe weisse Haare im Bart, ehe ihm schwarze wuchsen. Sie sagten ja und nein zu allem, was er sagte, das war keine gute Theologie. „Als der Regen einst kam, mich zu durchnässen, und der Wind mich schauern machte, und der Donner auf mein Geheiss nicht schweigen wollte, da fand ich sie, da spürt' ich sie aus. Nichts da, es ist kein Verlass auf sie; sie sagten mir, ich sei alles; das ist eine Lüge, ich bin nicht fieberfest."

Auf Glosters Frage, ob das nicht der König sei, geht er sofort ein: „Ja, jeder Zoll ein König — blick ich so starr, sieh, bebt der Unterthan." Sofort fühlte sich Lear im königlichen Richteramt: „Dem schenk' ichs Leben: was war sein Vergehn? Ehbruch!" Bei dieser Vorstellung des Ehebruchs hält sich der Kranke lange auf. Es ist mit Recht bemerkt worden, dass in Erregungszuständen Geisteskranker derartige Vorstellungen, die im gesunden Zustande unterdrückt oder verschwiegen würden, häufig eine hervorragende Rolle spielten. Hier ist — ganz abgesehen davon, dass die Ausdrücke nicht stärker gewählt sind, als auch Gesunde in Stücken jener Zeit gebrauchen, ohne als lüstern gelten zu sollen — doch wohl noch ein weiterer Grund vorhanden. Wir haben gesehen, dass Lear an wirkliche Wahrnehmungen anknüpft. Eben hat er auf Glosters Frage geantwortet. Jetzt, wo er sich in Ausübung seines königlichen Richteramts vorstellt, sieht er denselben Gloster vor sich: „Blick' ich so starr, sieh, bebt der Unterthan." Dieser Unterthan hat also gefrevelt — natürlich, so reihen sich die Gedanken an, er hat ja einen Sohn im Ehebruch gezeugt — aber dafür sterben? nein, jenes Vergehn ist so alltäglich, die einzige wahre Sünde ist kindliche Undankbarkeit. Drum „lasst der Vermehrung Lauf! denn Glosters Bastard liebte den Vater mehr als meine Töchter, erzeugt im echten Bett." Diese Erinnerung an seine Töchter bringt ihn später auf die weibliche Verstellung und zwar — diese Färbung ist durch das Vorhergehende bedingt — die Verstellung in Bezug auf Keuschheit, und er steigert seine Ausdrücke immer mehr. Beim Worte „Verwesung" empfindet er den entsprechenden Geruch und will Bisam von Gloster kaufen, den er jetzt für einen Apotheker nimmt; der Bisamgeruch soll die Einbildungskraft versüssen und über den widerwärtigen Geruch hinwegtäuschen. Auch als Gloster die Hand, die ihm Gold reicht, küssen will, wirkt die Empfindung des üblen Geruchs noch immer, jetzt ist es die eigne Hand, auf die sie bezogen wird: „lass mich sie erst abwischen, sie riecht nach dem Grabe."

Glosters Frage, ob der König ihn kenne, bringt diesen dazu, den Fragenden näher zu betrachten. Da fesseln dessen Augen seinen Blick. Wo hat er doch solche Augen schon gesehen? Cupido wird blind dargestellt; aber er, der König, will nicht lieben, er hat andres vor: „Lies einmal diese Herausforderung, sieh nur die Schriftzüge! . . . Lies!" Da Glosters Antwort ihm sagt, dass derselbe wirklich nichts zu sehen vermag, reisst er Witze darüber und macht ihm klar, dass man auch ohne Augen sehen kann, wie es in der Welt zugeht, wo die Gerechtigkeit nur scheinbar herrscht, in der That aber Macht und Reichtum. Dies Leben voll Heuchelei und Verstellung soll aber aufhören, deshalb erklärt er, dass niemand sündigt, denn er erlaube es als König, der die Lippen des Klägers versiegeln könne. Der Mensch soll sich also fortan zeigen, wie er ist, ohne durch die Furcht vor Strafe zur Bemäntelung getrieben zu werden. Dieser Gegensatz zwischen der Wirklichkeit und dem einhüllenden Schein liegt auch dem folgenden zu Grunde, wenn Lear dem blinden Gloster den Rat giebt, Glasaugen zu brauchen und gleich einem gemeinen Politiker zu thun, als säh' er Dinge, die er doch nicht sieht. Auch das Ausziehen der Stiefeln gerade an dieser Stelle wird offenbar durch dieselbe Vorstellung angeregt. Wenigstens ging dem Aufknöpfen des Mantels während des Unwetters auf der Haide auch der Gedanke des Gegensatzes zwischen Natur und Künstelei vorher. Wie dort Lear sich entkleiden wollte, um das Ding an sich, der Mensch ohne Zuthaten zu sein, so zieht er jetzt die Stiefel aus, um sich der Natur zu nähern. Die Betrachtung über die Macht des Reichtums, die sich mit dem Schein der Gerechtigkeit umgiebt, hatte den Widerspruch hervorgerufen und Lear veranlasst, die Sünde für straflos zu erklären, um so die Heuchelei zu vernichten. Als nun sein Blick auf Glosters blinde Augen fällt und die Vorstellung anregt, dass jener Glasaugen bedürfe, was ist da natürlicher als die Aufforderung an Gloster, nun auch zu heucheln wie alle übrigen, und im Gegensatz dazu der Wunsch, selbst nichts Falsches an sich zu dulden: „Zieht mir die Stiefel ab!“

Lear bemerkt dann, dass Edgar über ihn jammert, und bietet Gloster seine gesunden Augen an, damit dieser sich am Weinen beteiligen könne. Vielleicht durch eine Bewegung desselben veranlasst, fügt er die Worte ein: „ich kenne dich recht gut, dein Nam' ist Gloster, gedulde dich,“ und fährt dann in Betrachtungen über das Weinen fort: darüber will er predigen. Aber ein Blick auf seinen Hut, den er in der Hand hält, wie die Prediger zu Shakespeares Zeit zu thun pflegten, und daran vorbei auf seine unbeschuhten Füsse führt neue Vorstellungen herauf: „eine schöne Hutform (block)! O feine Kriegslist, einen Pferdetrupp mit Filz so zu beschuh'n: ich will's versuchen; und überschleich' ich so die Schwiegersöhne, dann schlagt sie tot, tot, tot, tot, tot!“ So lautet wenigstens die gangbare Erklärung. Wahrscheinlicher ist mir, dass er beim Predigen plötzlich den Bauernhut Glosters erblickt oder noch besser mit dem Fusse daran stösst —, da der Hut bei dem Sprunge Glosters von der vermeintlichen Klippe doch wohl heruntergefallen war —, und dass so der Übergang vom Hut zu einem herumliegenden Hufeisen leicht vor sich geht. Dies dürfte wenigstens für den Zuschauer klarer sein, namentlich wenn Lear in den Hut hineintritt.

Während Lear so gegen die Schwiegersöhne zu streiten glaubt, erscheinen die zu seiner Verfolgung ausgesandten Leute und halten ihn. Er fühlt sich als Gefangenen: „Verpflegt mich wohl, ich geb' euch Lösegeld. Schafft mir 'nen Wundarzt; ich bin bis aufs Hirn gehau'n." Diese wehmütige Stimmung setzt sich in der Vorstellung fort, dass er ohne Hilfe und allein in feindlicher Gewalt sei — „da könnte wohl der Mensch in salz'ge Thränen vergeh'n, wie Kannen seine Augen brauchend, des Herbstes Staub zu löschen." Aber im raschen Wechsel kommt Mut und Kraftbewusstsein: „Brav will ich sterben, wie ein schmucker Bräutigam; was? will lustig sein; kommt, kommt, ich bin ein König, ihr Herren, wisst ihr das?" Und als die Frage bejaht wird, ruft er: „dann ist noch Hoffnung auf Leben. Nein, wenn ihr das kriegt, so sollt ihrs durchs Laufen kriegen. Sa sa sa sa!" So enteilt er der vermeintlichen Gefangenschaft im Vollgefühl seiner Überlegenheit.

Die nächste Scene zeigt die Besserung der Krankheit. Aus langem und tiefem Schlafe, der nach der früheren Bemerkung des Arztes wohl auf heilkräftige Pflanzenmittel zurückzuführen ist, wird Lear durch Musik und den Kuss Cordelias geweckt. Noch halb im Traume spricht er die ersten Wort:

S'ist Unrecht, dass ihr aus dem Grab mich nehmt.
Du bist ein sel'ger Geist, ich bin gebunden
Auf einem Feuerrad, das meine Thränen
Durchglüh'n, wie flüssig Blei . . . .
Du bist ein Geist, das weiss ich wohl — wann starbst du? —

Er weiss nicht, wo er war und wo er ist. Wohl sieht er, dass es heller Tag ist, aber er glaubt sich noch in der Geisterwelt; was er erblickt, muss Täuschung sein. Auch dass er Nadelstiche fühlt, macht ihn nicht sicher. Von Cordelia um seinen Segen gebeten, kniet er nieder:

Spottet meiner nicht! —
Ich bin ein schwacher, kind'scher, alter Mann,
Achtzig und drüber, keine Stunde mehr
Noch weniger; und — gerad heraus,
Ich fürchte fast, ich bin nicht recht bei Sinnen.

Wie unklar er noch ist, zeigt der Zusatz zu der unbestimmten Altersangabe: „keine Stunde mehr noch weniger." Das Gefühl der

Schwäche und völliger Unsicherheit über Gegenwart und Vergangenheit erfüllt ihn. Er versucht sich zurechtzufinden, und es gelingt ihm allmählich; er erkennt seine Umgebung, wenn er auch noch zweifelt, und müht nun vergebens sein Gedächtnis, um herauszufinden, wie er hierher und in diese Kleider gekommen sei, wo er geschlafen habe. Aber Cordelia steht wirklich vor ihm, ihre Thränen sind nass; da kommt die Erinnerung etwas deutlicher:

Weine nicht!
Wenn du Gift für mich hast, so will ichs trinken.
Ich weiss, du liebst mich nicht; denn deine Schwestern,
So viel ich mich erinn're, kränkten mich;
Du hattest Grund, sie nicht.

„So viel ich mich erinnre“, klar ist ihm das alles nicht. Seine Vermutung, dass er in Frankreich sei, wird von Cordelia berichtigt, aber ihrer Versicherung, dass er in seinem eigenen Königreiche sei, kann er nur die Bitte entgegensetzen, ihn nicht zu betrügen. Weiter lässt der Arzt seine Fragen nicht kommen, denn gefährlich wär' es, die verlor'ne Zeit ihm zu erklären. Ungestört soll er bleiben, bis er sich mehr erholt. Seine letzten Worte, während er fortgeführt wird, enthalten die Bitte um Geduld und Vergebung, denn er sei alt und kindisch.

Wir sehen dann Lear wieder, wie er in der Mitte der französischen Truppen zur Schlacht auszieht, gewiss nicht um zu fechten oder anzuordnen, sondern nur, um vor aller Welt Cordelias Wort als wahr zu bewähren:

Nicht luft'ger Ehrgeiz treibt uns zum Gefecht,
Nur brünst'ge Lieb' und unsres Vaters Recht.

Dies deutet auch die alte Bühnenanweisung an, dass Cordelia ihren Vater an der Hand führt. Dass derselbe aber auch nur hierzu schon im stande ist, beweist den günstigen Fortschritt seiner Kur.

In den nächsten Scenen hören wir Lear auch reden. Er und Cordelia sind gefangen genommen. Er will seine unnatürlichen Töchter nicht sehen, sondern drängt rasch fort ins Gefängnis, das ihn vor den Verwicklungen der Welt schützen und ihm in Gemeinschaft mit Cordelia ein friedliches, märchenhaft glückliches Leben gewähren soll. Der Gedanke und das Haften an Macht ist völlig geschwunden, aber auch das Verlangen nach Gerechtigkeit und nach Bestrafung der Frevler untergegangen in Liebe zu Cordelia und zufriedenem Behagen an stillem Glück. Dass dies im Kerker erblühen soll, stört ihn nicht; die Möglichkeit, dass seine Gegner, deren Willkür er doch schwer genug empfunden, dies geträumte Paradies vernichten könnten, kommt ihm wohl flüchtig in den Sinn, aber er findet leichten Trost in Cordelias Umarmung, deren Thränen ihm wichtiger sind als alles, was die Zukunft bringen kann.

Die gleiche Umwandlung der Persönlichkeit, die gleiche Unfähigkeit, sich in weiterem Umkreis zurechtzufinden, tritt uns an Lear entgegen, als er in der letzten Scene, Cordelias Leiche in den Armen, hereinstürmt. Nur bewirkt die Erregung infolge des grauenvollen Erlebnisses, dass jener Umkreis noch kleiner ist, und dass die körperliche und geistige Schwäche rascher sich bemerkbar macht. Jene Erregung hat seine Kräfte aufs äusserste angespannt, er hat den Mörder Cordelias erschlagen und ist mit deren Leiche geflohen; wohl ohne es zu wissen, hat er denselben Weg genommen, den er vor Kurzem in entgegengesetzter Richtung gewandert ist. Hier fühlt er sich sicherer, die Füsse tragen ihn wohl auch kaum noch, so legt er denn den Leichnam nieder und prüft unter schmerzlichem Wehklagen mit zitternder Hand, ob nicht noch Leben im Körper ist. Die Unruhe und der heisse Wunsch lassen ihn das Gehoffte sehen, die Feder vor ihren Lippen scheint sich zu bewegen. Da stört ihn Kent, der vor ihm niederkniet, in seiner Aufmerksamkeit, und als auch Edgar hinzutritt und ihn darüber aufklären will, dass es sein Freund Kent sei, den er fortstösst, da glaubt sich Lear von Mördern und Verrätern umgeben, aber sein Fluch auf die vermeintlichen Feinde geht sofort in das Leid um die tote Tochter über. Er spricht abgebrochen von den Umständen ihrer Ermordung, er glaubt ihre Stimme zu vernehmen, sanft und leise, wie sie immer gesprochen, aber die Kräfte lassen nach. Die Bestätigung seiner Worte durch den Offizier nimmt er beifällig auf, aber er erkennt die Umstehenden kaum, das Sehen wird schwer. Mühsam und mit Anstrengung der Augen und des Geistes wird es ihm klar, dass er den treuen Kent vor sich hat. Als dieser nach dem Diener fragt, der er selbst gewesen und der dem König im Unglück gefolgt ist, da erinnert Lear sich desselben, aber meint, der sei tot und verfault. Von da an erwidert er zwar mechanisch, aber, wie Albanien bemerkt, er weiss nicht, was er sagt. Verständnislos, so dürfen wir annehmen, starrt er die Sprechenden an, bis sein Blick wieder auf die Leiche der Tochter fällt und er seine vergeblichen Bemühungen an ihr wieder aufnimmt. Endlich sieht er, dass alles umsonst ist, und indem er darüber klagt, nimmt seine Schwäche rasch zu; Atembeklemmungen veranlassen die Bitte, die beengenden Kleider aufzuknöpfen, und rasch tritt der Tod ein. Die letzte Vorstellung aber ist freundlicher Art, der Sterbende glaubt Lebenszeichen an Cordelia wahrzunehmen:

> Seht ihr dies? Seht sie an! — Seht ihre Lippen,
> Seht hier, seht hier! —

Wollen wir das Leiden Lears unsrer heutigen Anschauung anpassen, so werden wir es als „akute Verwirrtheit“ bezeichnen müssen. So nennen wir eine im Anschluss an schwere Gehirnerschöpfung auftretende Erkrankung, in welcher der Kranke sich infolge von Trugwahrnehmungen und unrichtiger Verarbeitung an sich richtiger Eindrücke in der Umgebung nicht zurechtfinden kann, von einer Vorstellung rasch und oft ohne unmittelbaren Zusammenhang zur andern abschweift, den gleichen Wechsel meist auch in Stimmung und Affecten durchmacht, aber nur in den höchsten Graden der Krankheit von der Umgebung ganz losgelöst ist. Für gewöhnlich nimmt er von dieser soviel wahr, dass er davon berührt wird und in seinen Worten und Handlungen darauf antwortet, wenn auch in krankhaft veränderter Weise. Die Erkrankung ist insofern günstig, als sie nach einigen Monaten in der Mehrzahl der Fälle bei geeigneter Behandlung zur Genesung führt.

Die Gehirnerschöpfung ist bei Lear offenbar vorhanden. Zunächst ist das Gehirn von vorn herein nicht ganz rüstig und steht nicht auf der Höhe der Kraft. Lears leidenschaftliches Naturell, das in der langen, unbeschränkten Herrschaft des Königs über ein mächtiges Reich sich fessellos hat auswachsen können, wird ihm jetzt, wo der Verstand dem Greisenalter den schuldigen Tribut zahlt, gefährlicher als früher. Die Ausbrüche leidenschaftlichen Zornes sind hier nicht ein Zeichen der Kraft, sondern der Schwäche. Die Kraft, die hinter ihnen steckt, beschränkt sich auf den rüstigen Körper, der sich den Anstrengungen der Jagd und der Tafel vollauf gewachsen zeigt und nach all den erschöpfenden Einflüssen, denen wir ihn ausgesetzt sehen, noch hinreicht zu der letzten, freilich auch das Ende herbeiführenden Leistung, die Leiche Cordelias in eiligem Laufe zu tragen. Im übrigen aber stützt sich das Gefühl der Überlegenheit, die jedes Hemmnis bewältigen, jeden Feind zerschmettern zu können meint, nur auf die äussere Stellung des Königs und auf die Gewohnheit eines langen Lebens. Die Kraft des Geistes, die von den Machtmitteln erst den rechten Gebrauch macht, ist im Abnehmen. Lear sieht jetzt das, was sein Denken beschäftigt, nur von der nächsten Seite. Er will sich der Herrschaft entledigen, er überlegt sich dies auch genau, aber fasst nur die Nebenfrage ins

Auge, wie die Teilung im einzelnen zu gestalten sei. Die Hauptsache jedoch bleibt ungestreift, ob eine solche Verteilung bei Lebzeiten ohne Wahrung jeder Macht auch nützlich für ihn, für die Familienangehörigen und für das Reich sei. Das Schwergewicht ist dabei nicht auf die Teilung des Reichs zu legen — diese können wir uns als hergebracht denken —, vielmehr auf die völlige und zwar nicht nur thatsächlich, sondern auch rechtlich vollzogene Entblössung von jeder Macht. Dass diese unter den gegenwärtigen Verhältnissen sehr bedenklich ist, wäre auch Lear wohl bei allseitiger Erwägung klar geworden, aber diese bleibt eben aus. Höchstens kann dem Umstand, dass er für Cordelien ein reicheres Erbe bestimmt als für ihre Schwestern, ausser der besonderen Zuneigung zu dieser Tochter, die der Inhalt seines Lobs, Balsam des Alters, sein bestes, teuerstes ist, die Überlegung zu grunde liegen, dass er auch bei etwaigem Fehlschlag der übrigen Hoffnungen auf Trost von ihrer sanften Pflege rechnen kann. Dann aber tritt die Unfähigkeit, sich in neuen Verhältnissen zurechtzufinden, um so greller hervor, da er trotz der Enterbung dieser Tochter bei Massnahmen bleibt, die vorwiegend auf ihre Person begründet waren. Gewiss macht der Zorn blind, aber man beachte, dass Lear erst nach der Verstossung Cordelias sich völlig in die Hand der Kinder giebt. Vorher hatte er wohl die Gebietsteile bestimmt, aber erst, als er sich von Cordelia losgesagt hat, kleidet er die älteren Töchter in seine Macht, Vorrang der Würd' und allerhöchsten Glanz, der Majestät umgiebt, indem er nur den Namen und des Königs Ehrenrecht bewahrt, die Macht, Verwaltung, Rent' und alle Staatsgewalt aber abgiebt. Die Absicht, Cordelia durch Steigerung der Gaben, die er auf die andren häuft, noch tiefer zu treffen, und der Reiz, den der Widerstand der Unterthanen auf ihn ausübt, wirken hierbei gewiss mit, zudem muss er eine Stimme im eignen Innern durch gewaltigen Ausbruch nach aussen betäuben, aber zu Grunde liegt doch das Gefühl, dass die Königsmacht trotz allem an seiner Person hafte. Er hat eben den wichtigen Schritt nicht allseitig, sondern nur von einer und noch dazu einer minder wichtigen Seite überlegt. Das gleiche zeigt sich dann, wie schon oben ausgeführt ward, in der Art, wie er seinen Plan in der Reichsversammlung ankündigt. Mit dieser Einseitigkeit steht durchaus im Einklang die Richtung seiner Gefühle, für die auch das Haften an der Oberfläche charakteristisch ist. Alle diese durch das Alter gesteigerten Schwächen wirken bei ihm aber deshalb so ungewöhnlich, weil die Hingabe an die jäh aufsteigenden Leidenschaften und Triebe, verbunden mit dem Nachdruck, der diesen aus dem kräftigen Körper und der langen Machtgewöhnung erwächst, die Schwäche mit dem Schein der Stärke umkleidet.

Mit dem Alter ist auch die Auffassung und die Verwertung äusserer Eindrücke mangelhafter und damit die Berichtigung von Anschauungen und Vorurteilen schwieriger geworden. Auch hierdurch erklärt sich die falsche Beurteilung der Verhältnisse und Personen. Diese hat sicher früher in solchem Grade nicht bestanden. Die schlimmen Töchter bemerken wohl, dass Lear sich von jeher nur obenhin gekannt hat, dass er aber auch die Umgebung nur obenhin gekannt hat, sagen sie ihm nicht nach. Und in der That erscheint die Machtfülle und Hoheit, die der König besitzt, unerklärlich, wenn er im Urteil über Personen und Verhältnisse von jeher so blind gewesen wäre. Sein Gesichtskreis ist erst im natürlichen Verlauf der Jahre kleiner geworden, seine mächtige und gross angelegte Persönlichkeit erst durch die eignen Fehler, durch Schicksal und Alter eingeengt, das zeigen die Reste des Früheren, die überall hindurchglänzen und zu dem gegenwärtigen Bilde nicht mehr recht passen.

Dieser durch das Alter bedingte Nachlass der seelischen Kräfte muss besonders bei einem so leidenschaftlichen und selbstbewussten Herrscher bedenklich werden. Die Leidenschaften gehen eben, wie sie leichter entfesselt werden, so auch weniger spurlos vorüber, und die Ausübung des Herrscherberufs ist weniger leicht und giebt weniger Befriedigung als in der Vollkraft der Jahre. Dass es nicht körperliche Gebrechen des Alters sind, die ihn zur Abdankung bewegen, braucht kaum hervorgehoben zu werden: die Mühen, die er von seinem Alter schütteln will, liegen auf dem Gebiete geistiger Bethätigung.

Zu der Grundlage, die in dem leidenschaftlichen und selbstbewussten Charakter des Königs und in seinem Alter gegeben ist, treten nun besondere Einwirkungen, die das Nervensystem weiter für die Erkrankung vorbereiten. Zunächst Cordelias Verstossung, die er nachträglich als ungerechtfertigt empfindet, und die deshalb nicht nur in seinem Vaterherzen, sondern auch in seinem Überlegenheitsbewusstsein eine Wunde zurücklässt. Die Unsicherheit, die Lear in der Scene an Gonerils Hofe — nur vierzehn Tage später — erkennen lässt, zeigt deutlich, wie sehr inzwischen das Gefühl ungeschwächter Urteilskraft gelitten hat. Aber er, mit dessen Selbstbewusstsein so ganz das Bewusstsein seiner Überlegenheit verknüpft ist, muss sich um so mehr an die äussere Macht und Hoheit klammern, je mehr er fühlt, dass die Kraft des Geistes nachgelassen hat, und, hat er jene äussere Macht fortgeworfen, so muss er doch den Schein, den eignen Glauben an sie vor sich selbst retten. Hier gähnt ein Abgrund, der nur mühsam durch Selbsttäuschung verdeckt wird. Durch die Verstossung Cordelias hat Lear den festen Boden unter seinen Füssen sich selbst entzogen, durch die Folgen der That, die ihm die Unsicherheit des Urteils fühlbar gemacht hat, ist ihm auch das Gefühl der äusseren Macht zum Wanken gebracht worden. Aber der Zweifel an der inneren Leistungsfähigkeit ist tiefer; so muss er sich auf den Schein der äusseren Macht beschränken. Daher setzt er lieber das eigne Urteil herab, als dass er die geringschätzende Behandlung an Gonerils Hofe sich selbst eingesteht, und redet mit halb scherzhaftem Vorwurf die Tochter an, deren umwölkte Stirn nach dem, was vorhergegangen, ihn früher in hellen Zorn versetzt hätte. Welche Qualen müssen still in ihm gearbeitet haben, um solche Wandlung hervorzubringen! Und sie wirkten um so mächtiger, als er mit aller Kraft bemüht war, sie nicht nur vor Andren, sondern auch vor sich selbst zu verbergen.

Dem langsamen Gift gemütlicher Unlust und inneren Kampfes gesellt sich der Ausbruch heftiger Affekte, als Goneril dem wehrlosen Vater den Fehdehandschuh hinwirft. Zorn und grimmiges Weh, um so qualvoller, als sie vom Gefühl der Ohnmacht begleitet sind, erschüttern Lears Gemüt, dessen Widerstandsfähigkeit bereits so erheblich gelitten hat. Sein Verstand quält sich umsonst ab, einen Weg der Rache ausfindig zu machen, und doch muss er sich rächen, will er nicht in Verzweiflung vergehen.

Als nun hierzu noch die körperliche Ermattung durch Anstrengung bei mangelhafter Ernährung und fehlendem Schlaf tritt, und zugleich die Gemütsbewegungen auf die äusserste Höhe gesteigert werden, da ist die Erschöpfung des Gehirns vollendet, sind die Bedingungen für eine Geistesstörung gegeben. Dieselbe tritt, durchaus den Ursachen entsprechend, unter dem Bilde der akuten Verwirrtheit ein. Die allmähliche Steigerung der Erkrankung deckt sich mit unsren Erfahrungen. Erst wird es Lear nur auf Augenblicke unmöglich, die Gedanken festzuhalten, und er klagt, dass er rasend werde, dass sein Geist zu schwindeln beginne, aber im Ungewitter durch die Haide irrend und die Elemente anrufend, verliert er trotz der hochgradigen Erregung nicht den inneren Zusammenhang. Der Sturm im Geist raubt seinen Sinnen jegliches Gefühl, aber treibt die Vorstellungen nicht durcheinander. Wohl empfindet er, dass auf dem Wege des Nachsinnens über sein Geschick Wahnsinn liege, aber er versucht mehrmals andere Gedankenreihen heraufzubeschwören. Erst als Edgar mit seinen wüsten Reden den König betäubt und doch fesselt, beginnt sein Geist zu schwärmen, und als sodann der Narr ihn rücksichtslos auf das Erlebte zurückstösst, dem er entfliehen wollte, wächst die Verwirrtheit rasch. Er kann sich in der Meierei nicht mehr in der Umgebung zurechtfinden, sondern vermischt Wahrnehmungen und innere Vorstellungen zu Personenverkennung und flüchtigen Wahnideen. Weniger eigentliche Hallucinationen beherrschen ihn als falsche Deutung des Gesehenen und Gehörten, er trägt Erinnerungen aus der Vergangenheit in die Gegenwart hinein und bringt die Aussenwelt dadurch in ganz verkehrte Beziehung zu dem, was ihn innerlich beschäftigt. Aber erst kurz vor dem Einschlafen verlieren seine Vorstellungen jeden erkennbaren Zusammenhang unter einander, ein Zeichen, dass die Ermüdung aufs Höchste gestiegen ist. Doch ist auch da nicht jede Anlehnung an wirkliche Wahrnehmungen aufgehoben; der König bemerkt, was um ihn vorgeht, und zieht nur falsche Schlüsse daraus, seine Gedanken können von aussen auf Ruhe und Schlaf gelenkt werden.

Auf der Höhe der Krankheit wird uns Lear in der späteren Scene vorgeführt, die mindestens einige Tage, schwerlich über eine Woche nach der Sturmnacht spielt. Der König ist seinen Hütern entlaufen und irrt, mit Feldblumen bekränzt, durch die Gefilde. Auch da ist die Anlehnung seiner Vorstellungen an sinnliche Wahrnehmungen grösstenteils gewahrt: wie weit eigentliche Hallucinationen sich dazwischendrängen, ist nicht immer sicher zu entscheiden. Jedenfalls aber mischt er mit dem, was die Aussenwelt ihm bietet, Vorstellungen, die aus seinem Innern aufsteigen. So weit wiederholen sich die Krankheitserscheinungen, die wir von früher her kennen: neu dagegen tritt uns als Zeichen, dass die Krankheit sich gesteigert hat, deutliche Ideenflucht entgegen. Der Gedankengang ist zusammenhanglos geworden. Zwar bewegen sich die Vorstellungen um gewisse gemeinsame Mittelpunkte, aber sie lassen vielfach den leitenden Faden vermissen: auch wenn die Rede auf das Frühere zurückkehrt, schieben sich Sätze dazwischen, die einem andren Zusammenhang angehören. Dem raschen Wechsel im Inhalt der Vorstellungen entspricht ein häufigerer Wechsel der Stimmung. Auch ein vermehrter Bewegungsdrang deutet auf den Fortschritt der Krankheit hin. Lear ist fortgelaufen, und man hat ihn nicht einholen können; man hat ihn in Wut, wie das empörte Meer, laut singend, getroffen; er hat sich mit Blumen geschmückt; er zieht sich die Stiefel aus, und er enteilt am Schluss der Scene aufs Neue. In seinen Reden wendet er sich rasch von einem Anwesenden zum andren, und diese Reden selbst sind gegen die der früheren Scene nicht nur loser und abschweifender, sondern auch umfangreicher im

Verhältnis zu denen der übrigen Personen; auch sie bekunden demnach, dass sich die inneren Regungen leichter nach aussen werfen.

Auffallend ist dagegen die frühe Erwähnung besserer Stimmung, in der es dem König manchmal klar wird, warum er in Dover sei. Dann überwältigt ihn die Scham. — „sein harter Sinn, der seinen Segen ihr entzog, sie preisgab dem fremden Zufall und ihr teures Erbrecht den hünd'schen Schwestern lieh — das alles sticht so giftig ihm das Herz, dass glüh'nde Scham ihn von Cordelien fern hält". In Wirklichkeit pflegen solche Schwankungen bis zu anscheinender Klarheit erst später beim Abklingen der Krankheit vorzukommen. Aber es hindert uns nichts, anzunehmen, dass Kent, der von jenen freien Zwischenräumen berichtet, die Vorstellungen des Königs für klarer genommen hat, als sie wirklich waren. Findet man sich doch unwillkürlich veranlasst, die erwähnte „bessere Stimmung" mit dem Zustande zu vergleichen, in dem sich Lear später befindet, als er von Cordelia aus tiefem Schlafe geweckt wird. Auch da erinnert er sich, nachdem er die anfängliche Unklarheit über Zeit, Ort und Beziehungen zur Umgebung etwas überwunden hat, an sein Verhältnis zu den Töchtern; er weiss, Cordelia liebt ihn nicht, er will Gift trinken, wenn sie es ihm reicht, denn ihre Schwestern kränkten ihn, sie hatten keinen Grund, wohl aber Cordelia. Aber er traut seinem Gedächtnis doch nicht recht, und es sind nur die allgemeinsten Züge, die ihm zum Bewusstsein kommen. Wirkliche Klarheit liegt ihm noch fern.

Inhaltlich decken sich Lears Vorstellungen hier mit denen, die Kent aus den früheren freien Zeiten berichtet hat. Wir sehen hier, wie verschwommen dieselben sind, und es ist daher ein Rückschluss von jetzt auf damals nicht so ganz zu verwerfen, wodurch zwar Kents psychiatrische Beobachtungsgabe herabgesetzt, die Wahrscheinlichkeit im Ablauf der Krankheit Lears aber erhöht würde.

Vorzüglich ist in der Scene, die uns Lear beim Erwachen zeigt, die grosse Schwäche geschildert, die auf die hinter ihm liegende schwere Zeit der Krankheit hindeutet, ebenso das allmähliche Zurechtfinden, das doch nicht recht gelingen will, die Abhängigkeit von der Umgebung und das Bewusstsein der eignen Hilflosigkeit. Hierdurch zeigt diese Scene entschieden eine Wendung zum besseren an, wenngleich sie die Genesung nicht bedeutet. Der Arzt hat sehr recht, wenn er die Widerstandsfähigkeit Lears als sehr gering ansieht und jede Auseinandersetzung verhindert. In dem späteren Auftritt zeigt es sich ja, wie viel krankhafte Züge noch vorhanden sind. Tritt auch stärkere Verwirrtheit nicht wieder auf, so weist doch die Einschränkung der Vorstellungen auf das nächstliegende, die rührende, aber den wirklichen Verhältnissen so gar nicht entsprechende Sorglosigkeit, die glückliche Hingabe an die Wonne, mit Cordelia vereinigt zu sein, sehr bestimmt hin auf die noch fortbestehende Unfähigkeit zu richtigem Urteil und die Schwierigkeit, sich in den Eindrücken zurechtzufinden. Wir sehen einen Genesenden, keinen Genesenen.

Der Tod Lears ist auf die zugleich körperliche und gemütliche Überanstrengung zurückzuführen. Nachdem der Greis durch Cordelias Ermordung gerade am verwundbarsten Punkte der Seele getroffen ist und durch das Tragen der Leiche seine Kräfte aufs äusserste angespannt hat, ist die Möglichkeit des Todes vollauf begründet, und man kann sogar schwanken, ob er durch Herzlähmung oder durch langsam eintretenden Gehirnschlag erfolgt.

So hat die nähere Betrachtung ergeben, dass König Lear ein getreues Bild der akuten Verwirrtheit bietet, in welchem alle wesentlichen Züge vertreten sind. Ursache, Erscheinungen und Verlauf, alles ist naturgemäss gezeichnet, nichts Störendes eingemischt und viele Einzelseiten in solcher Wahrheit ausgearbeitet, dass wir uns nicht wundern können, wenn ärztliche Schriftsteller der Jetztzeit gern auf diese meisterhafte, vor fast drei Jahrhunderten gelieferte Schilderung jener Krankheit Bezug nehmen.

Ophelia.

Von König Lear wenden wir uns zu Ophelia. Ein liebliches, unschuldiges Mädchen „in der Früh und frischem Thau der Jugend“ geniesst in stiller, gelassener Heiterkeit die Wonne zu lieben und sich geliebt zu wissen. Dass ihre Neigung einem Königssohne gilt, ficht sie nicht an, die Zukunft quält sie überhaupt nicht, die Welt hat ihr noch keinen Zwiespalt geweckt; nicht stürmisches Glücksverlangen beseelt sie, sondern das ruhige Gefühl, dem Geliebten zuzugehören. Ihre sanfte Natur, die zum Ausgleich, nicht zum Kampf bestimmt scheint, die in fügsamem Gehorsam und ausharrender Liebe das höchste leisten, aber einem Angriff nur rührende Geduld entgegensetzen kann, ergänzt in glücklichster Weise den Charakter Hamlets, so dass die beglückende Ahnung, diesem notwendig zu sein, bei ihr wohl aufsteigen mag und jedenfalls berechtigt wäre. Da erheben sich Schwierigkeiten. Zunächst warnt der Bruder davor, die Absichten des Prinzen als beständig und aussichtsvoll zu betrachten und der eigenen Tugend zu sehr zu trauen. Durch diese Mahnung wird Ophelia, die sich der Reinheit ihrer Liebe bewusst ist, nicht beirrt, sie will den Sinn so guter Lehre als Wächter ihrer Brust bewahren und wünscht nur, dass auch der Bruder in gleicher Weise gegen sich selbst streng sei. Aber dem leichten Angriff des Bruders folgt der schwerere und plumpere des Vaters. Seinen Verdächtigungen des Geliebten kann Ophelia ihren Glauben an dessen Wort entgegensetzen, aber seinem Befehl, kein Gespräch mehr mit Prinz Hamlet zu pflegen, muss sie in kindlichem Pflichtbewusstsein gehorchen. So weist sie Briefe des Geliebten ab und weigert ihm den Zutritt.

Es vergehen zwei Monate. Gewiss hat Ophelia inzwischen von der Umwandlung in Hamlets Verhalten gehört und den Grund zu dieser auffallenden Veränderung nur in ihrem eigenen Benehmen finden können. Aber ihren Gram um das schwere Loos, den Geliebten kränken und sich ihm im falschen Lichte zeigen zu müssen, trägt sie in ihrer stillen Art. Kein Wort erfährt der Vater von ihren Schmerzen, und dass sie in ihren Briefen an den fernen Bruder sich darüber aussprechen sollte, ist nicht anzunehmen. Andrerseits muss ihr Kummer dadurch verschärft werden, dass sie an demselben Hofe mit Hamlet lebt und daher Bemerkungen über sein verändertes Verhalten, das so interessanten Gesprächsstoff liefert, wohl auch hin und wieder Begegnungen mit ihm nicht ausweichen kann. So wird die geheime Wunde immer wieder gereizt, und wenn auch die wachsende Gewissheit, wie tief sie geliebt wird, und die Hoffnung, dass auch der Vater allmählich sich davon überzeugen werde und alles gut enden könne, etwas Balsam spenden mag, so wiegt doch das Leid und das nagende Gefühl der Ungewissheit über den Ausgang vor. Da tritt Hamlet unerwartet in ihr Zimmer. Seine nachlässige Kleidung, seine blasse Gesichtsfarbe und sein trauriger Blick zeigen den gequälten Liebhaber an. Sein wortloses Verhalten, das Verzweiflung und Abschied für immer ausdrückt, erschreckt sie aufs heftigste, sie stürzt entsetzt zu ihrem Vater und berichtet ihm das Erlebte. Da muss sie hören, ihre Weigerung, Hamlet zu empfangen, habe diesen verrückt gemacht. Nun, da es zu spät ist, sieht der Vater ein, dass er zu argwöhnisch gewesen. Aber vielleicht lässt diese Übereilung sich wieder gut machen, vielleicht kann die Wunde, die sie gezwungen dem Geliebten geschlagen hat, noch heilen. Sie hört, dass die Ankunft der Schauspieler ihm eine Art von Freude bereitet hat, und dass er dieselben vor sich spielen lassen will; sie hört weiter von der Königin die Hoffnung aussprechen, dass sie selbst, Ophelia, den Geliebten auf den gewohnten Weg zurückbringen werde. Doch der Heilung muss die Untersuchung vorhergehen, und dazu soll sie helfen, So nimmt sie der väterlichen Weisung entsprechend das Gebetbuch in die Hand und wartet, dass der eintretende Geliebte sich zu ihr wendet. Welch heisse Gebete mag sie zum Himmel schicken, während Hamlet von ihr abgewandt mit sich selbst redet. Endlich sieht er sie. Ihre erste Frage gilt der langen Trennungszeit, da sie ja erforschen soll, ob ihre Weigerung, ihn zu empfangen, die Ursache seiner Verstörung sei: „Mein Prinz, wie geht es euch seit so viel Tagen?“ Er erwidert höflich, jedoch abweisend. Aber sie muss, so schwer es ihr wird, bei diesem Punkt beharren, wenn sie Gewissheit über den Grund seines Leidens erreichen will. So bietet sie ihm die Zurückgabe seiner Geschenke an. Er weigert sich, dieselben zu nehmen, er gab ihr niemals was. Und als sie fortfährt, davon zu reden, als sie in der Hoffnung, die Versicherung des Gegenteils zu vernehmen, vom Aufhören seiner Liebe spricht, da hört sie höhnende und beleidigende Worte. Erst erwidert sie sanft und geduldig, aber als er erklärt, sie nie geliebt zu haben, und in seiner ihr unverständlichen Erregung Spott und Kränkung steigert, da verstummt sie allmählich. Nur seine Frage, wo ihr Vater sei, beantwortet sie noch mit einer unvermeidlichen Unwahrheit, denn dass Polonius als Lauscher anwesend ist, kann und darf sie ihm nicht gestehen, und geschickt auszuweichen gestattet ihre Angst nicht. Hat sie doch von Anfang an nur ihren Zweck im Auge gehabt, im übrigen aber aufs Geratewohl gesprochen, was ihr in den Sinn kam, weil sie zur Verstellung so gar nicht geeignet ist. Gleich das erste Wort war ja im Grunde eine conventionelle Lüge, da sie gestern erst Hamlet auf ihrem Zimmer gesehen hatte und sein Ergehen als recht schlecht kannte. Ebenso das folgende, dass sie sich lange danach gesehnt habe, die Geschenke zurückzugeben, und dass Hamlets Unfreundlichkeit sie zu diesem Entschlusse gebracht habe. Aber ihr fällt etwas andres nicht ein, um ihre Absicht auszuführen und Gelegenheit zur Rettung Hamlets zu geben: zudem kommt die Verwirrtheit durch den Gedanken an die Horcher erschwerend hinzu. Einen Vorwurf kann man also unmöglich gegen Ophelia aus diesen Abweichungen von der Wahrheit ableiten, sondern nur ihre Ungeübtheit in der Erforschung eines krankhaften Geisteszustandes. Überwältigt von Leid und Angst vermag sie endlich nur noch den Himmel um Hilfe und Herstellung für Hamlet anzuflehen und bricht nach dessen Abgang in erschütternde Klage aus, nicht um sich und ihr zerstörtes Glück, sondern um ihn, der ihr rettungslos verloren scheint. In das Gespräch des Königs mit Polonius mischt sie sich nicht ein, es ist wohl fraglich, ob sie überhaupt etwas davon vernimmt.

Am selben Abend findet das Schauspiel statt. Hamlet scheint weniger verwirrt, er macht gewagte Scherze, die aber, soweit Ophelia sie versteht, die durch den Hofton gezogenen Grenzen nicht überschreiten. Sie antwortet bei aller Freundlichkeit kurz und sucht, sobald sich die Möglichkeit bietet, durch Fragen nach dem Stück auf ein gleichgültiges Gebiet abzulenken. Dann wird plötzlich das Schauspiel abgebrochen. In derselben Nacht ersticht Hamlet Opheliens Vater.

Nun vergeht längere Zeit, jedenfalls einige Wochen, bis wir etwas über Ophelia erfahren. Wir finden sie geisteskrank wieder. Wie die Krankheit entstanden ist, hören wir nicht. Horatio berichtet nur über den gegenwärt'gen Zustand. Danach spricht Ophelia viel von ihrem Vater, sie sagt, sie höre von betrügerischen Streichen in der Welt, und seufzt und schlägt die Brust, ein Strohhalm ärgert sie, ihre Worte sind verworren und enthalten nur halben Sinn, aber aus den Mienen, dem Winken und Nicken der Kranken ist man versucht, auf schlimme Dinge zu schliessen, so dass sie in argwöhnischen Gemütern gefährliche Mutmassungen hervorrufen kann. Dann tritt Ophelia selbst auf. Sie nimmt wahr, was um sie vorgeht, vermischt aber damit Vorstellungen aus früherer Zeit. Dieselben werden ungeordnet geäussert, wie sie sich gerade an einander reihen und die Erinnerungen ihr zufliessen. Zuerst fragt sie nach der schönen Majestät von Dänemark und singt dann ein Lied von einem Geliebten, der als Pilger fortgezogen und in der Ferne gestorben ist, so dass sein Leichentuch von den Thränen seines Treuliebchens nicht benetzt werden konnte. Offenbar gehen Ophelias Gedanken von der Königin zu Hamlet über, der ja nach England fortgereist ist. Dann spricht sie von der Bäckerstochter, die in eine Eule verwandelt wurde. Da nach der Legende die Bäckerstochter diese Strafe erlitt, weil sie dem Heiland ein Brot missgönnt hatte, liegt hierin wohl die Beziehung auf die eigene Hartherzigkeit, die Hamlet jede Freundlichkeit verweigert und ihn dadurch ins Verderben getrieben hat. Solche Strafe gebührt also auch hier: „Ach Herr, wir wissen wohl, was wir sind, aber nicht, was wir werden können.“ Der König bezieht diese Worte auf den gemordeten Polonius, aber Ophelia wehrt dies ab und singt an Stelle einer Erklärung das Lied vom betörten Mädchen. Auf die Frage des Königs, wie lange Ophelia schon in diesem Zustande sei, erwidert diese: „Ich hoffe, alles wird gut geh'n. Wir müssen geduldig sein: aber ich kann nicht umhin zu weinen, wenn ich denke, dass sie ihn in den kalten Boden gelegt haben. Mein Bruder soll davon wissen, und so dank' ich euch für euren guten Rat.“ Diese Worte enthalten die richtige Antwort trotz der Unordnung und dem seltsamen Ausdruck der Gedanken, die nur flüchtig über die Oberfläche streifen: Ophelia fühlt sich nicht wohl seit dem Tode des Vaters. Dies bringt sie darauf, dass man ihr wohl damals geraten hat, dem Bruder Mitteilung zu machen. So dankt sie für diesen guten Rat und nimmt höflich Abschied, indem sie nach ihrer Kutsche ruft.

Als Ophelia später zurückkommt, singt sie einige Zeilen aus einem Liede vom Tode des ungetreuen Verwalters, der seines Herren Tochter stahl. Hierauf verteilt sie Blumen an die Anwesenden, wobei es zweifelhaft bleibt, ob sie wirkliche Blumen giebt. Das wahrscheinliche ist, dass sie nimmt, was ihr gerade in die Hand kommt, und dass sie die vermeintlichen Blumen nicht nach ihrer Bedeutung den Empfängern anpasst. Letzteres schon deshalb nicht, weil sie von einer Totenfeier ausgeht und zum Schluss wieder darauf zurückkommt. Sie hatte vom Leichenbegängnis des Verwalters gesprochen und verteilt Blumen zur Erinnerung und Trauer, nimmt auch solche, die keine derartige Bedeutung haben, aber stellt dann doch wieder die Beziehung her zum Vater, der ein gutes Ende hatte. Eine Anspielung auf den König bei Fenchel und Aglei als Sinnbildern der Schmeichelei und Untreue ist jedenfalls ausgeschlossen, da Ophelia von einer Untreue des Königs nichts weiss. Vom Vater springt sie in ihrer Vorstellung auf den Geliebten über: „Denn traut lieb Fränzel ist all meine Lust", um dann im letzten Liede wieder auf den Verstorbenen zurückzukommen, dessen Bart wie Schnee so weiss war. Dann geht sie leise betend hinweg: „Gott sei mit euch!"

Damit verschwindet Ophelia von der Scene; wir hören nur noch von ihrem Ende. Blumenkränze will sie an einer Weide am Bach aufhängen, aber ein Zweig bricht, und sie fällt ins Wasser. Kurze Zeit schwimmt sie, Lieder singend und die Gefahr nicht ahnend, bald aber tränken die Kleiderstoffe sich mit Wasser, und die Kranke sinkt unter.

Fassen wir zusammen, was uns der Dichter über Ophelias Geisteskrankheit berichtet. Als Ursache sehen wir stummen Gram, der längere Zeit — etwa 2 Monate — einwirkt, und hierauf Schrecken und Verzweiflung. Die Krankheit selbst äussert sich ähnlich wie bei Lear in einer Vermischung von Erinnerungen und oberflächlichen Wahrnehmungen, in einem Aneinanderreihen der Vorstellungen nicht nach Auswahl, sondern anscheinend nach zufälligen Beziehungen, so dass die Gedanken nicht weiter verfolgt, sondern nur gleichsam lose gestreift werden. Die erleichterte Auslösung von Bewegungen wird in dem Winken und Nicken und den Mienen, von denen Horatio spricht, hinreichend hervorgehoben und verrät sich in dem vielen und ungescheuten Sprechen und Singen der sonst so stillen Ophelia. Hier macht sich zugleich der Unterschied zwischen dem zarten Mädchen und dem rüstigen Greise geltend: bei Ophelia Winken und Nicken, Mienenwechsel und Singen von Liebesliedern, alles voll Anmut und Artigkeit, wie Laertes bekundet, bei Lear rasches Laufen, Stiefelausziehen und bei Erwähnung seines Singens zugleich die Angabe „in Wut, wie das empörte Meer, laut singend". Auch bei Ophelia wird ihre Reizbarkeit erwähnt; jeder Strohhalm ärgert sie, aber diese Reizbarkeit tritt für gewöhnlich ganz zurück, während sie bei Lear zu den stärksten Ausbrüchen führt. Lear und Ophelia kommen mit Blumen geschmückt, aber wenn diese ihre Blumen verteilt, schwelgt jener in kriegerischen Vorstellungen von Macht und Rache. Bei beiden wechselt mit den Vorstellungen rasch die Stimmung, aber im Ausdruck der Heiterkeit und des Schmerzes welch gewaltiger Unterschied. Genug, wir finden bei beiden die gleichen Krankheitserscheinungen, aber sorgfältig abgestuft nach Charakter, Lebensalter und Gewohnheiten.

Die Erkrankung Lears konnten wir derjenigen Gruppe von Geistesstörungen einreihen, die man heute mit dem Namen der akuten Verwirrtheit zu bezeichnen pflegt; eben dahin gehört auch die der Ophelia. Vielleicht möchte man wünschen, dass bei ihr noch greifbarere Veranlassungen zur Erschöpfung des Gehirns erwähnt würden. Wir wissen aber, dass andauernder Gram auch den Körper angreift, und dass alsdann heftige Gemütsbewegungen wohl ähnliche Wirkung hervorbringen können. Ausserdem steht Ophelia in dem gefährlichen Alter des Reifens und Wachsens, wo schon geringere Anlässe als zu andrer Zeit grosse Wirkungen haben können.

Hamlet.

Hamlets Alter wird in der Totengräberscene des 5. Aktes auf 30 Jahre bestimmt. Der erste Totengräber hat sein Amt gerade an dem Tage angetreten, an dem der verstorbene König Hamlet den Fortinbras überwand, und das war derselbe Tag, an dem der junge Hamlet geboren wurde. Wie lange dies her ist, wird nicht gleich gesagt, da Hamlet andere Fragen dazwischenwirft. Später aber kommt der Totengräber darauf zurück mit den Worten: „ich bin hier 30 Jahre Kirchenbeamter (sexton) gewesen, als Mann und als Knabe". Freilich liegt gerade diese Stelle auch in andren Lesarten vor, und zudem hat man daran gedacht, dass der Mann ein andres Kirchenamt bekleidet haben könne, ehe er das Totengräberamt erhielt, so dass dann Hamlet allerdings erheblich jünger sein könnte als dreissigjährig. Diese Vermutung ist aber mit dem Zusammenhang schwer vereinbar. Der Totengräber will die Frage beantworten, aus welchem Grunde (upon what ground) Hamlet seinen Verstand verloren habe, missversteht aber den Sinn, wie dies nach den englischen Worten möglich ist, und meint, er solle angeben, auf welchem Grund und Boden Hamlet seinen Verstand verloren habe. So erwidert er: „nun, hier in Dänemark" und greift dann mit den oben angegebenen Worten auf die frühere Frage zurück, wie lange er Totengräber sei. Dem Totengräber könnte man ja gewiss zutrauen, dass er inzwischen den Wortlaut derselben vergessen habe oder aber einfach durch die Erwähnung Dänemarks darauf komme, wie lange er daselbst schon Kirchenbeamter sei. Für uns handelt es sich jedoch darum, ob wir dem Dichter zutrauen, dass er uns durch jene Worte ein Rätsel aufgeben oder gar zwecklos in die Irre führen wolle. Dass in der That das Alter Hamlets angedeutet werden soll, zeigt sich ausserdem kurz darauf, als Yoriks Schädel aufgegraben wird, der 23 Jahre in der Erde gelegen hat. Hamlet erinnert sich daraufhin, dass er diesen Yorik gekannt habe, er nennt ihn einen Burschen von unendlichem Humor, der durch Schwänke, Sprünge, Lieder und Blitze von Lustigkeit die ganze Tafel zum Lachen brachte, der ihn, den kleinen Hamlet, tausendmal auf dem Rücken getragen habe. Ist Yorik gestorben, als Hamlet sieben Jahr alt war, so passt dies zu der verhältnismässig deutlichen Erinnerung recht gut. Endlich würde das Schauspiel, mit welchem Hamlet im 3. Akt den König entlarven will, den wirklichen Verhältnissen um einen, noch dazu bedeutungsvoll in der ersten Zeile erwähnten Zug ähnlicher sein, wenn der alte Hamlet und seine Königin gleichfalls 30 Jahre durch Hymens Bande vereint waren, als der Mord geschah. Allerdings müssen wir uns dann die Königin in der zweiten Hälfte der Vierziger denken, aber einerseits wissen wir nicht, wie weit ihr Einverständnis mit Klaudius zurückreicht, andrerseits spricht Hamlet ihr ins Angesicht von ihrem Alter als einem solchen, wo der Tumult im Blute zahm sei, und von ihrer Leidenschaft als einer wilden Hölle, die in einer Matrone Gliedern sich empöre. Auch der Umstand, dass Hamlet mit 29 Jahren in Wittenberg studiert haben müsste, ist kein Grund, die Altersangabe des 5. Akts für eingeschoben zu halten. Einmal besuchten im Reformationszeitalter auch gereifte Männer häufiger die Universität, sodann aber handelt es sich bei dem Königssohn ja nicht um ein Brotstudium, sondern um eine würdige Ausfüllung der Musse zu einer Zeit, die einen Thronwechsel noch auf lange nicht voraussehen lässt. Zudem ist es gar nicht notwendig, ein jahrelanges Studium anzunehmen. Denn spricht auch alles für eine längere Abwesenheit Hamlets, so kann diese doch durch einen Aufenthalt an verschiedenen Orten bedingt gewesen sein; Wittenberg wäre dann nur zuletzt von dem Prinzen aufgesucht worden und hätte ihn bei seiner Vorliebe für geistige Beschäftigung länger festgehalten.

Ein wirklicher Einwand gegen die Annahme eines dreissigjährigen Hamlet lässt sich nur aus Laertes Bemerkungen zu Ophelia herleiten (I, 3). Da wird die Liebe des Prinzen eine Mode und ein Spiel des Blutes genannt, ein Veilchen in der Jugend der Frühlingsnatur, vorzeitig, nicht beständig, süss, nicht dauernd, nur Duft und Labsal eines Augenblicks. Und Laertes begründet diese Auffassung folgendermassen: Denn die Natur im Wachsen dehnt nicht nur die Sehnen und den Körper aus, sondern, wie dieser Tempel wächst, wird zugleich der inwendige Dienst von Geist und Seele weit. Bei den letzten Worten wird sicher jeder zunächst an einen sehr jungen Hamlet denken. Aber da dem im fünften Akt direkt widersprochen wird, so müssen wir schon dem Laertes in seinem Bemühen, die Liebe des Prinzen als möglichst flüchtig und vorzeitig darzustellen, einige Übertreibungen zugute halten. Und dies wird uns durch die Erwägung erleichtert, dass Hamlet in andrer Beziehung, nämlich als künftiger Herrscher, das Ziel seines Wachstums ja wirklich noch nicht erreicht hat. Dass Polonius später den Prinzen als jung bezeichnet, kann nicht weiter in Betracht kommen; ein alter Mann mag einen dreissigjährigen Liebhaber seiner Tochter wohl jung nennen und damit dem Zweifel an dessen Beständigkeit das Verletzende nehmen, zumal wenn jener Liebhaber zugleich der Kronprinz des Landes ist.

Zu der Annahme, dass Hamlet dreissig Jahre alt sei, stimmt viel besser die Äusserung seiner Mutter, dass er fett sei und leicht den Atem verliere, falls man nicht diese doch mehrfach überlieferte Lesart ändern will. Einem Dreissigjährigen kommt erheblich grössere Fülle zu als einem Zwanzigjährigen, und Hamlet soll gewiss nicht durch Korpulenz auffallen. Rühmt doch Ophelia an ihm die unvergleichliche Gestalt und Bildung erblühter Jugend. Im Alter von dreissig Jahren ist leichter Fettansatz, der auch das Herz betrifft und daher bei Anstrengungen Kurzatmigkeit hervorruft, nichts so Ungewöhnliches und beeinträchtigt die Gestalt nicht, während man von einem schönen Jüngling unter zwanzig Jahren schlanke Formen verlangt. Führt man aber die Erwähnung der Kurzatmigkeit darauf zurück, dass Shakespeare die Rolle des Hamlet dem wohlbeleibten Schauspieler Burbadge angepasst habe, so würde auch dies der Annahme des dreissigjährigen Hamlet zugute kommen, denn wenn ein Dichter bei einem Geschöpfe seiner Einbildung einen Schauspieler im Auge hat, der für jugendliche Rollen nicht geeignet ist, so wird er um so mehr ganz unwillkürlich einen älteren Helden bilden.

Dass Hamlet, um nicht zu stark zu werden, mit regelmässigen Fechtübungen eine Art selbstverordneter Kur gebrauche, scheint mir recht unwahrscheinlich. Dieselben haben in seinem mehr geistiger Beschäftigung gewidmeten Leben für gewöhnlich gewiss nur geringe Bedeutung. Wie alles, was er betreibt, hat er auch die Fechtkunst mit Eifer ergriffen und es in ihr zu hoher Vollendung gebracht, dann aber sie wohl kaum in erheblichem Masse fortgesetzt. Darauf deutet wenigstens seine Bemerkung zu Horatio (V, 2), er hoffe, im Zweikampf mit Laertes zu gewinnen, da er seit dessen Abreise nach Frankreich in beständiger Übung geblieben sei. Bis dahin, muss man doch wohl annehmen, hat er diese Beständigkeit nicht gezeigt. Wenn wir uns nun erinnern, dass die Abreise des Laertes mit der Erscheinung des Geistes zusammenfällt, so wird der Grund klar, weshalb für Hamlet von jener Zeit an die Fechtkunst erhöhte Bedeutung gewonnen hat. War er auch über die Art der Rache im Zweifel, soviel musste er sich sagen, dass die Handhabung der Waffen unter allen Umständen wichtig werden konnte. Dem widerspricht freilich auf den ersten Anschein Hamlets Äusserung Rosenkranz und Güldenstern gegenüber (II, 2), er habe seit kurzem seine gewohnten Übungen (custom of exercises) aufgegeben. Dass sich dies auf andre Beschäftigungen, etwa wissenschaftliche Studien, beziehe, ist nicht wahrscheinlich, ebensowenig, dass diese Äusserung vollkommen aus der Luft gegriffen sei. Es bleibt also nur die Annahme, dass Hamlet durch die Heirat der Mutter zunächst zu sehr aus aller Stimmung gebracht war, um die bis dahin vielleicht nur nachlässig, der Sitte halber betriebenen Fechtübungen fortzusetzen, dass er aber dieselben nach der Erscheinung des Geistes mit erhöhtem Fleiss wieder aufnahm, vielleicht um so eifriger, weil er in der Hauptsache nichts vollbrachte und auf diese Weise sich wenigstens vorübergehend das Gefühl verschaffen konnte, etwas Zweckentsprechendes zu thun. Ist diese Annahme schon deshalb zu machen, weil sonst ein Widerspruch, wenn auch in einer Nebensache, vorhanden wäre, so gewinnt sie sehr an Wahrscheinlichkeit dadurch, dass Hamlet im Gespräch mit Rosenkranz und Güldenstern das Aufgeben der gewohnten Übungen mit dem Verlust seiner Heiterkeit zusammenbringt, dieser Verlust aller Heiterkeit aber doch nicht erst von der Erscheinung des Geistes herstammt. Man denke an das erste Auftreten Hamlets und an seinen ersten Monolog, in welchem er seiner Verstimmung in ganz ähnlichen Bildern und Bemerkungen Luft macht, wie er sie später Rosenkranz und Güldenstern gegenüber gebraucht. Dass er diesen den Grund seiner Veränderung, die Heirat der Mutter, nicht nennt, ist ebenso verständlich wie sein Schweigen darüber, dass er später, nach der Enthüllung des Geistes, die aufgegebenen Fechtübungen wieder aufgenommen hat.

Noch weniger aber als diese Fechtübungen kann man Hamlets mehrmals erwähnte Spaziergänge als Mittel gegen überhandnehmende Korpulenz deuten. Wenn von Polonius (II, 2) gesagt wird, dass der Prinz manchmal 4 Stunden in der Gallerie umhergehe, und dass Ophelia ihn in solcher Zeit daselbst treffen könne, so spricht dies sicher nicht für eine regelmässige Bewegung zur Erhaltung der Gesundheit, vier Stunden wären hierfür doch wohl etwas reichlich; vielmehr liegt es viel näher, die quälende Unruhe, in die Hamlet durch die Enthüllung des Geistes versetzt ist, als Ursache anzusehen. Und wenn Hamlet (V, 2) zu Osrick sagt, er wolle in der Halle spazieren gehen, es sei die Tageszeit für ihn, frische Luft zu schöpfen (it is the breathing-time of day with me), er sei aber bereit zu fechten, wenn man die Sache in Gang setzen wolle, so ist hier wohl ebensowenig an eine regelmässige Gesundheitsmassregel zu denken, sondern Hamlet kleidet seine Geringschätzung des Königs, der zu ihm kommen kann, wenn er etwas von ihm will, in das durchsichtige Vorgeben einer nützlichen Gewohnheit. Mit der Spaziergangszeit ist es ihm Spott, nicht Ernst. Nicht von Gewohnheit und Pedanterie ist sein Thun abhängig, sondern viel mehr von Stimmungen und Launen. —

Die Grundstimmung Hamlets, die gleich bei seinem ersten Auftreten nachdrücklich hervorgehoben wird, ist Traurigkeit und Ungenügen. Dass nicht der Tod seines Vaters an sich die Ursache dieses tiefen Grams ist, sagt Hamlet deutlich. Der Tod ist etwas allgemeines, das giebt er der Mutter gern zu, aber auf ihre Frage, weshalb es ihm in diesem Falle so besonders scheint, erwidert er: „scheint, gnäd'ge Frau? Nein, ist; mir gilt kein scheint“ und legt nun dar, dass der Gram, den er in sich trägt, weit über die äusseren Trauerzeichen hinausgeht, ohne aber seinen Vater auch nur mit einem Worte zu erwähnen. Nicht das allgemeine Schicksal, der Verlust des Vaters, drückt ihn so, sondern das Besondre, das in seinem Falle mit jenem Verlust verbunden ist. Und was das Besondre ist, lehrt der sich anschliessende Monolog. Es ist die rasche Vermählung der Witwe mit ihrem Schwager. Dass seine Mutter, die den Verstorbenen so innig geliebt zu haben schien, sich so schnell dem von Hamlet verabscheuten Oheim hingeben konnte, dünkt ihn so widersinnig und steht mit seiner ganzen Empfindung in so schneidendem Widerspruch, dass er gar nicht Worte genug finden kann, diesen Frevel zu brandmarken.

Um diese schmerzliche Empörung, die bis zum Lebensüberdruss geht, uns zu erklären, müssen wir auf die Vergangenheit zurückgreifen. Mit den schönsten Aussichten für die Zukunft hat Hamlet der Heimat Lebewohl gesagt, einen hochverehrten Vater, eine geliebte und zärtlich liebende Mutter hat er verlassen, um lange Zeit ausserhalb des Reiches zu verbringen, dessen Erbe er infolge seiner Abstammung und der Liebe des Volkes nach menschlichem Ermessen war. Er denkt hoch von sich und vom Königtum, seine stolze, an Gaben des Geistes und Gemüts reich ausgestattete Natur ist fern von niedrem Ehrgeiz, aber er weiss, was ihm gebührt, und dass er der Mann dazu ist, sich auf dem Throne höchst königlich zu bewähren, wie Fortinbras später sich ausdrückt. Die Jahre, die für einen begabten und selbstbewussten Thronfolger oft zu schwerer Bürde werden, da ihm in der Vollkraft des Lebens neben dem rüstigen und thatkräftigen Herrscher ein selbständiger Wirkungskreis versagt ist, erleichtert sich Hamlet, indem er das Reich verlässt und seinen Neigungen lebt, deren Ertrag doch auch dem Vaterlande zu gute kommen kann. Dem kriegerischen Monarchen, der die Grenzen erweitert, die Nachbarvölker unterworfen hat, darf ein friedlicher Fürst folgen, ein Beschützer der Wissenschaften und Künste. Im fernen Wittenberg trifft Hamlet die Nachricht vom plötzlichen Tode des Vaters. Sofort reist er heim, um der Leichenfeier beizuwohnen und bei seiner Erwählung zum König zugegen zu sein. Gewiss ist sein Schmerz über den Verlust seines Vaters tief, aber seine Zukunft ist hoffnungsreich, er wird den Schmerz überwinden. Doch als er in der Heimat anlangt, ist die ganze Lage verändert, und diese Veränderung geht von derjenigen aus, die ihm die Liebste auf Erden ist. Seine Mutter ist im Begriff, seinem Ohm sich zu vermählen. Das ist ein doppelter Schlag. Nicht nur wird Hamlet in seinen heiligsten Gefühlen, in seiner kindlichen Liebe, schwer getroffen, sondern zugleich sind alle Aussichten auf eine Zukunft dahin, die er als sicher hatte ansehen müssen, und mit der er von Kindheit an verwachsen war. Und dass ein so unwürdiger und von ihm so verachteter Mensch, der ihm nie gefährlich erschienen ist, sich zwischen ihn und seine Hoffnungen gedrängt hat, drückt den Stachel noch tiefer in sein Gemüt.

Ein lebhaft empfindender und mit Recht Hohes von sich erwartender Mann wird sich von einem noch so schweren und unerwarteten Fehlschlag der Hoffnungen nicht so beugen lassen, er wird auch eine sittlich und ästhetisch gleich quälende Kränkung von liebster Seite überwinden. Kommt aber beides zusammen über ihn in einem Erlebnis, so ist es, sollte ich meinen, nicht so verwunderlich, wenn ihm auf Monate hinaus das ganze Treiben dieser Welt ekel, schaal und flach und unerspriesslich scheint, zumal wenn die Erinnerung an sein Leid von aussen immer wieder wie mit Nadelstichen angefrischt wird. Das geschieht aber hier, solange Hamlet in Helsingör weilt, wo jeder Blick, jedes Gespräch ihm die veränderte Lage zu Gemüte führt. Und wäre das Ganze nur abscheulich, so könnte der Tiefgekränkte wohl eher zur Ruhe kommen, aber das Lächerliche und Ekelhafte, das zugleich daran haftet, dass er, Hamlet, einem Beutelschneider von Gewalt und Reich weichen musste, und dass dieser geduns'ne Lumpenkönig seine doch verehrte Mutter küsst, das lässt sich nicht überwinden, das treibt bis nahe an den Selbstmord. Aus diesem widerlichen Schmutz und aus der hohlen und heuchlerischen Umgebung, die den Erfolg als Götzen anbetet und für das Grosse, sobald es untergegangen ist, kein Gedächtnis hat, rettet sich die gemarterte Seele dahin, wo allein noch ungetrübte

Reinheit und unbefleckte Hingebung zu finden ist. Einen Freund hat Hamlet am Hofe nicht, auch den ruhigen und anhänglichen Horatio, der ihm ein solcher werden könnte, hat er seit der raschen Abreise von Wittenberg nicht wiedergesehen; so sucht er in der rasch aufkeimenden Liebe zu Ophelien Zuflucht vor den ihn verfolgenden Gedanken. Ob es wirklich von seiner Seite echte Liebe ist und nicht nur der Drang eines tiefverwundeten und friedebedürftigen Herzens nach wahrer Empfindung, nach reinem Glück? Jedenfalls ist der Prinz überzeugt von der Tiefe seiner Liebe.

Nun wundern wir uns nicht mehr über Hamlets Verhalten. Er, der einzig Trauernde an dem hochzeitlich gestimmten Hofe, der diese Trauer als Heiligtum hegt und sie in der Empörung über die Gleichgültigkeit der Umgebung, die nur zum Schein trauert, sogar herausfordernd und gegenüber den Versuchen, sie ihm auszureden, nur um so nachdrücklicher betont, kommt sich wie ein Fremdling vor in dieser leichtfertigen Welt, diesem wüsten Garten, der auf in Samen schiesst. Wie die Wandlung in allem, was ihm teuer war, hat eintreten können, ist ihm ein unheimliches Geheimnis, aber er fühlt, dass noch etwas andres dahinter stecken muss, dass das Unbegreifliche nicht mit rechten Dingen zugegangen ist: „es ist nicht und es wird auch nimmer gut". Dass er den Wunsch, nach Wittenberg zurückzukehren, wo er hoffen darf, sich selbst wieder zu finden und vom Druck, der ihn hier auch in Opheliens Nähe nicht frei wie sonst aufatmen lässt, sich in andrer Umgebung zu erholen, dass er diesen so natürlichen Wunsch auf die Bitte seiner Mutter sofort aufgiebt, das macht wohl nicht nur die Gleichgültigkeit gegen alles, was nach solcher Zertrümmerung jeden Glücks noch kommen kann, das Darniederliegen der Lebenslust und damit der Fähigkeit zu handeln, sondern im Geheimen wirkt auch die Anziehungskraft, die das schauerliche Geheimnis ausübt, das er ahnt, und an das er doch nicht rühren darf. „Brich, mein Herz, denn schweigen muss mein Mund", Hamlet darf nicht nach der Ursache jener schnöden Hast forschen, denn sie, die so rasch in ein blutschänderisches Bett stürzte, ist Hamlets Mutter. Dies ist der Sinn jener Worte, nicht aber der, dass Hamlets Herz breche, weil er sich der Folgen halber aus Bequemlichkeit den Zwang auferlege, die Zunge zu halten und dem König und der Königin das Anstössige ihrer raschen Heirat nicht direkt ins Gesicht zu sagen.

Dass Hamlets Gedanken sich leidenschaftlich mit der Frage beschäftigen: wie konnte meine Mutter mir das anthun? zeigt der erste Monolog. Dass sie sich in der Richtung bewegen, eine Schandthat müsse geschehen und dieselbe müsse vom Oheim ausgegangen sein, lehrt sein Verhalten bei den kommenden Enthüllungen. Da er am Hofe bleibt, sieht er sich wieder ganz in diesen Rätselbann verstrickt, an dem sich seine Seele vergeblich abarbeitet, und so gewinnt nach dem Monolog, in dem er Vater und Oheim sich lebhaft vergegenwärtigt hat, das Bild des Verstorbenen eine solche Macht und Deutlichkeit in seiner Anschauung, dass er gleich darauf, nachdem er Horatio begrüsst hat, bei der ersten Erwähnung des Vaters diesen selbst leibhaftig vor sich zu sehen glaubt. Es ist keine völlig ausgeprägte Sinnestäuschung, sonst würde er nicht sagen: „mich dünkt, ich sehe meinen Vater“, wohl aber gewinnt das, was er in seines Geistes Auge sieht, schon halb körperliche Gestalt. Da hört er, dass der Geist seines Vaters bereits von andren gesehen sei, und die Antworten auf seine eindringlichen Fragen nach den näheren Umständen verscheuchen jeden Zweifel daran. Der Entschluss, den Geist anzusprechen, ist damit gegeben. Hamlet fordert von seinen Genossen das Versprechen, alles zu verschweigen, was sich des Nachts ereignen mag, und entlässt sie mit der Zusage, sich abends auf der Terrasse einzufinden. In dem kurzen Monolog, der sich hieran schliesst, folgert er aus der Erscheinung des Geistes, dass nicht alles taugt, und vermutet was von argen Ränken und zwar von Ränken, die bereits geschehen sind; das zeigt der Schluss seiner Rede: „schnöde Thaten, birgt sie die Erd' auch, müssen sich verraten“. Man beachte, dass Hamlet sofort die Erscheinung seines Vaters mit einem Frevel in Verbindung bringt, welcher der Vergangenheit angehört. Horatio und Marcellus, die sich ausführlich über die Bedeutung derselben Erscheinung besprachen, kamen nur darauf, dass sie eine Vorbedeutung kommenden Unheils für den Staat sei, und dachten an die eifrigen Rüstungen gegen Fortinbras. Hamlet, dessen Gedanken rastlos um das düstre Geheimnis kreisen, das den ihm sonst unfassbaren Schritt seiner Mutter erklären könnte, der in diesem Grübeln den Vater sich leibhaftig vor des Geistes Auge gestellt hat, zweifelt keinen Augenblick, dass der Geist nicht zur Warnung oder Vorbedeutung für die Zukunft erschienen ist, sondern um eine schnöde That ans Licht zu bringen.

Zugleich sei die Veränderung hervorgehoben, die die Nachricht von der Erscheinung des Geistes in Hamlet bewirkt. Vorher voll Gram und Bitterkeit, überzeugt, dass er dem von ihm geahnten Geheimnis nicht nachforschen könne und dürfe, ob ihm auch das Herz darüber breche; jetzt, wo ein neuer Weg sich ihm aufthut, ein schauriger, unerhörter, aber doch ein Weg, den er gehen kann, auf einmal lebhaft und doch besonnen, ungeduldig und doch alles beachtend. Er, dem die Zukunft verschüttet war, hat wieder ein Ziel, das er mit aller Kraft verfolgt. Nicht in überstürzender Hast; nimmt er doch nachts auf der Terrasse die Kälte der Luft sogleich wahr und spricht sich anscheinend sehr ruhig über das Trinken des Königs und der Dänen aus, Betrachtungen allgemeiner Art daran knüpfend. Dass er damit sich selbst zur Fassung zwingen und die innere Spannung bewältigen kann, zeugt sicher von grosser Selbstbeherrschung und Besonnenheit. Endlich, man muss annehmen, als die Uhr eins schlägt, wie dies von der früheren Erscheinung angegeben wird, tritt der Geist auf. Sehr rasch weicht der erste Schreck, den Hamlet empfindet — „Engel und Boten Gottes, steht uns bei!“ — und in längerer, immer dringenderer Rede beschwört er die Erscheinung, ihm zu sagen, was ihr Kommen bedeute. Er kennt keine Furcht, sein Leben achtet er keine Nadel wert, und in der Überzeugung, dass sein Schicksal ruft, reisst er sich von den besorgten Freunden los und folgt dem Winken des Geistes.

Die Einbildungskraft bringt ihn ausser sich, meint Horatio, so dass er blind sich in die Gefahr stürzt. In der That, Hamlets Einbildungskraft, die um das eine Rätsel bisher vergebens sich abmühte, ist aufs Höchste erregt, da nun die Hoffnung auf Lösung winkt. Und jetzt, allein mit ihm, spricht der Geist; Hamlet erfährt als Thatsache, was sein prophetisches Gemüt bisher nur ahnte: sein Oheim hat ihm den Vater gemordet. Noch ehe der Geist den Namen des Verbrechers genannt hatte, war Hamlet bereit, auf Schwingen, rasch wie Andacht und des Liebenden Gedanken, zur Rache zu stürmen. Jetzt wird diese Rache als Pflicht auf seine Seele gelegt. Er soll den Vater rächen und nicht dulden, dass Dän'marks königliches Bett ein Lager für Blutschand' und verruchte Wollust sei, bei dieser That aber seine Mutter schonen und sie dem Himmel und den Dornen überlassen, die im Busen ihr stechend wohnen.

Man hat es auffallend gefunden, dass Hamlet nach dem Verschwinden der Erscheinung nichts von Rachegedanken enthüllt, sondern nur, an die letzte Mahnung des Geistes anknüpfend, sein zu gedenken verspricht. Gewiss ist dies bemerkenswert, aber doch nicht in dem Sinne, als wenn Hamlet sich an das Gedenken klammerte, um die Rachepflicht nicht sehen zu müssen. Als der Geist später im Zimmer der Mutter nochmals erscheint, entspricht seine erste Mahnung „vergiss nicht“ gerade diesem Abschiedswort „gedenke mein“, und wie es sich dort auf den Racheschwur bezieht, so umschliesst auch hier das Gedenken die Rachepflicht. Aber einmal tönen die letzten Worte seines Vaters noch so deutlich in Hamlets Ohren, dass er seinen Schwur in diese Form kleidet, und sodann ist ja zunächst sein dringendstes Verlangen gestillt. Dies ging nach einer Erklärung des Rätsels, wie seine Mutter den ihn ganz unmöglich dünkenden Schritt habe thun können. Dies Geheimnis ist enthüllt und, was das Wichtigste ist, in einer Weise enthüllt, welche die Hauptschuld auf den verhassten Oheim abwälzt. Dieser wird vom Geiste ausdrücklich als blutschänderischer Ehebrecher gebrandmarkt, und wenn auch die Lust der scheinbar tugendhaften Königin mit rechtem Namen genannt wird, so fällt doch eine gewisse Entschuldigung auf diese, wenn des Witzes Zauber und die Verrätergaben des Königs — o arger Witz und Gaben, die im Stand' so zu verführen sind! — als eigentliche Ursache angeklagt werden. Hamlet hat erfahren, dass seine Mutter unter dem übermächtigen Einfluss eines fremden Zaubers (dieser Zauber wird im Englischen stärker hervorgehoben: with witchcraft of his wit) gehandelt hat, und so streifen denn auch jetzt im Gegensatz zu dem ersten Monolog seine Gedanken nur kurz das „höchst verderbliche Weib“, um mit allem Nachdruck auf dem lächelnden Schurken zu verweilen. Dass ein solcher lächelnder Schurke überhaupt möglich ist, scheint dem erregten Prinzen in diesem Augenblick so wichtig, dass er die Schreibtafel hervorzieht, um dies als Thatsache sichtbar festzuheften, es könnte ihm ja sonst als Trugbild seiner Einbildungskraft erscheinen, die mit ähnlichen Vorstellungen schon oft ihr Spiel getrieben, um nachher deren Nichtigkeit zu erkennen. „Da steht ihr, Oheim. Jetzt zu meiner Losung! Sie heisst: Ade, ade! gedenke mein. — Ich hab's geschworen.“

Dass der aufs tiefste erschütterte und aufgeregte Hamlet, dessen Sehnen ihn kaum tragen, jetzt unfähig ist, diesen Schwur, der zugleich ein Racheschwur ist, zur Ausführung zu bringen, dass er ihn zunächst nur ganz im allgemeinen ins Auge fasst, aber jede nähere Überlegung auf ruhigere Stunden verschiebt, kann eigentlich kaum Wunder nehmen. Wer wochenlang in tiefer Selbstqual nach Aufhellung eines Dunkels gerungen hat und nun plötzlich das Geahnte in grellem, schmerzendem Lichte vor sich sieht, der ist zunächst geblendet und zur thatkräftigen Verwertung seiner Entdeckung unfähig, wie sehr er auch hierzu die Pflicht in sich fühlt. Ein kurzer, rascher Entschluss, sofort ans Werk zu gehen, wie man ihn von Hamlet verlangt hat, ist zudem unmöglich; zur Ausführung müsste doch mindestens der Morgen abgewartet werden. Dass der Prinz sich daher seinen Begleitern nicht eröffnet, sondern im Gegenteil sie feierlich zum Stillschweigen verpflichtet, geschieht nicht, um einer lästigen Verrichtung zunächst auszuweichen, sondern ist das

Natürlichste und Klügste, was jeder thun würde, dem der Sturm der widersprechendsten Gefühle in solchem Augenblick etwas Besonnenheit gelassen hat. Einen mächtigen und dabei sehr klugen und vorsichtigen König zu töten, ist doch auch für einen Prinzen eine Aufgabe, die klare Überlegung erfordert und durch jede voreilige Mitteilung gefährdet werden kann. Dass dies auch von Shakespeare so aufgefasst wird, zeigt zudem der Beistand, den der Geist unter der Erde dem Verlangen Hamlets leistet. Würde der wohl die Freunde zum Schwure treiben, wenn er darin den ersten Schritt zum Aufschub der Rache sähe und nicht vielmehr eine höchst notwendige Massregel zur Sicherung derselben?

Dass also Hamlet den Fragen der herbeieilenden Gefährten ausweicht, ist das Gebot der einfachsten Klugheit. Dass er, dessen Seele aufs Tiefste ergriffen und von ungeordneten Vorstellungen und leidenschaftlichen Gefühlen bewegt ist, zunächst nur in „wirblichten und irren Worten" Ausflüchte vorbringen kann, einmal sich sogar fast zum Geständnis hinreissen lässt, obwohl er kurz vorher mit den Worten „so sei es!" die Absicht ausgesprochen hat, nichts zu verraten, dürfte gleichfalls ohne weiteres erklärlich sein. Dann aber, als er mit dem Entschluss, die Freunde durch Schwur zum Schweigen zu verpflichten, zunächst wieder festen Boden unter den Füssen fühlt, und als die Stimme des Geistes ihm zeigt, dass er das Richtige getroffen, erwacht eine wilde Lustigkeit in ihm. Während die Gefährten vor dem aus der Erde tönenden Rufe zurückprallen, ruft Hamlet: „ha, ha, Bursch! sagst du das, bist du da, Grundehrlich? Wohlan (come on) — ihr hört im Keller den Gesellen — bequemet euch zu schwören." Aber die Gefährten treten nicht zu ihm, bestürzt verharren sie an dem Ort, wohin die schreckliche Stimme aus der Unterwelt sie gescheucht hat. Ihre Bestürzung zeigt sich auch darin, dass Horatio, der furchtlose Horatio, nur die Worte vorbringt: „sagt den Eid," obwohl Hamlet diesen schon gesagt hat und jetzt nur die Bekräftigung desselben auf sein Schwert verlangt. Der Prinz wiederholt den Inhalt des Schwurs, indem er auf die Freunde zugeht und ihnen den Schwertgriff entgegenhält, aber als er mit den Worten endet: „schwört auf mein Schwert," erklingt zum zweitenmale aus der Tiefe die Stimme: „schwört!" Wieder macht die Bestürzung die Gefährten unfähig zum Schwur, sie starren zur Erde, aus der die Mahnung kam, statt die Finger auf das Schwert zu legen. Hamlet, der sich zuerst selbst überrascht an den Geist gewendet — „hic et ubique," bist du denn hier und überall? — erkennt wieder aufblickend die übergrosse Wirkung der unterirdischen Töne, und da er nicht erklären will, sondern zum Schwure drängt, lässt er aufs neue den Platz wechseln und ebenso zum drittenmal, als der „treffliche Minierer“ ihnen wiederum gefolgt ist. Aber damit will Hamlet nicht zeigen, dass den Geist die ganze Sache nichts angehe — dass es den sehr wohl angeht, zeigten die Worte; „kommt her, ihr hört im Keller den Gesellen, bequemet euch zu schwören.“ Unmöglich kann er die Unterstützung des Geistes lahm legen wollen, die für seinen Zweck, den Eid feierlicher zu machen, wie gerufen kommt, nur das Entsetzen will er mildern, das Hand und Zunge der Freunde fesselt, und dazu ist die Ortsentfernung das beste Mittel, das noch dazu an die Hand gegeben ist, wenn die Freunde beim ersten Ruf des Geistes zur Seite sprangen. Und es wirkt in der That, da wenigstens Horatio jetzt Worte findet, um sein Befremden auszudrücken.

Die hier gegebene Begründung des Ortswechsels erscheint mir so naheliegend, dass ich bei Gelegenheit einer Aufführung des Hamlet erstaunt war, sie auf der Bühne nicht zu finden. Horatio und Marcellus blieben ruhig stehen, der Ruf aus der Tiefe schien sie nicht übermässig zu schrecken, und sie gingen erst auf eine andre Stelle, als Hamlet sie später dazu aufforderte. Da konnte man in der That zu der Annahme geführt werden, als wenn es dem Prinzen nur auf den Versuch ankomme, ob der Geist auch wirklich unter der Erde seinen Ort wechseln könne. Aber es ging dadurch auch die ganze Gewalt der Scene verloren. Man denke sich doch in die Lage hinein. Würde nicht jeder von uns, dem unter den geschilderten Umständen eine schaurige Stimme unter den Füssen ertönte, unwillkürlich zurückprallen? Und ist dies auf der Bühne nicht schon deshalb wünschenswert, weil hierdurch dem Zuschauer deutlicher wird, woher der Geisterruf kommt? Hamlet ist durch die Unterredung mit dem Geiste an das Wunderbare so gewöhnt, dass die unterirdische Mahnung, die seinen eignen Willen so wirksam unterstützt, in ihm nur eine mit Grausen gemischte Freude, eine überreizte Lustigkeit entfesselt; mit wildem Lachen beugt er sich nieder: „Bursch, sagst du das, bist du da, Grundehrlich?“ Dann sieht er erst, dass die andren nicht mehr an seiner Seite stehen, und ruft sie zurück: „kommt her, ihr hört im Keller den Gesellen, bequemet euch zu schwören.“ Er beruft sich also in seiner Aufforderung zum Schwur auf das Wort des Geistes. Dass ein Ortswechsel Hamlets und der Freunde schon stattgefunden hat, bevor der Prinz ausdrücklich dazu auffordert, zeigt auch nachher sein Ausruf: „hic et ubique,“ der keinen Sinn hätte, wenn der Geist noch von derselben Stelle aus spräche. Da liegt es doch gewiss näher, dass die Freunde vor Entsetzen beiseite getaumelt sind, als dass Hamlet des Experiments wegen oder in innerem Schauder den Ort gewechselt hat.

In seiner Erregung war Hamlet bisher nur darauf bedacht, den Schwur der Geheimhaltung in bindendster Weise zu erlangen. Durch Horatios Wort wird er aufmerksam darauf, wie Schweres er damit fordert. Erstaunlich fremd erscheint dem sonst so besonnenen und klugen Freunde, was den erregten Prinzen vertraut und klar anmutet. Es giebt für diesen eben mehr Ding' im Himmel und auf Erden, als Horatios Schulweisheit sich träumt. Geht aber Hamlet von Voraussetzungen aus, die ausserhalb der Schulweisheit der Freunde liegen, so wird auch sein Benehmen und Handeln ihnen wunderlich vorkommen müssen. So wenig wie sie den Grund seiner wirblichten und irren Worte fassen und dann seine triumphierende Ausgelassenheit begreifen konnten, wird er ihnen in Zukunft verständlich sein. Musste er ihnen jetzt eben fremd und seltsam, ja närrisch erscheinen, so wird fortan ihnen und andren gewiss noch manches an ihm auffallen, denn nach so ungeheuren Erlebnissen kann niemand, wenigstens sicher nicht er, Hamlet, sich verstellen und thun, als läge nichts zwischen heute und gestern. Jede Abweichung vom gewöhnlichen Verhalten aber, die er zeigt, muss die Freunde wieder an das Abenteuer dieser Nacht erinnern und damit die Gefahr heraufbeschwören, dass sie ihr halbes Wissen, wenn auch nur durch Blicke und Mienen, andren verraten. So giebt denn Hamlet jetzt dem verlangten Eid die folgende Form:

Hier, wie vorhin, schwört mir, so Gott euch helfe,
Wie fremd und seltsam ich mich nehmen mag,
Da mir's vielleicht in Zukunft dienlich scheint,
Ein wunderliches Wesen anzulegen,
Ihr wollet nie, wenn ihr alsdann mich seht,
Die Arme so verschlingend, noch die Köpfe
So schüttelnd, noch durch zweifelhafte Reden
Als: „Nun, nun, wir wissen“ — oder: „wir könnten, wenn wir wollten“
— oder: „Ja, wenn wir reden möchten;“ oder: „Es giebt ihrer, wenn sie nur dürften“ —
Und solch verstohl'nes Deuten mehr, verraten,
Dass ihr von mir was wisset.

Was er thun, wie er sich verhalten wird, ist ihm noch völlig unklar; sicher ist ihm nur, dass er eine Aufgabe übernommen hat, die alle Kraft beansprucht, und die nur unter dem Schutze tiefsten Geheimnisses durchgeführt werden kann. Die erste Vorbedingung, dass die Freunde ihn nicht verraten, auch wenn sie durch sein wunderliches

Wesen an ihm irre werden sollten, sichert er sich durch feierlichen Eid. Dabei mag ihm schon der Gedanke kommen, das fremde und seltsame Benehmen, das er voraussichtlich zeigen werde, könne ihn, wie vorhin bei den Freunden, später bei andren in den Verdacht des Wahnsinns bringen; darum sei es vielleicht ratsam, seinen Gefühlen keinen Zwang aufzuerlegen, und so jenen Verdacht zu bestärken, um jedem Argwohn zu entgehen. Sicher aber ist dies noch kein fester Plan, sondern schiesst ihm höchstens, da er sein künftiges Verhältnis zu den Freunden ins Auge fasst, nebenher als Möglichkeit durch den Kopf.

Noch einmal ertönt die Stimme des Geistes, als die Freunde die Schwurfinger auf das Schwert gelegt haben, und erstickt die Worte des Gelöbnisses auf ihren Lippen, aber Hamlet weiss sie auch durch ihren stummen Eid gefesselt. Er ist ruhiger geworden, da er bei aller Ungewissheit über die Zukunft das Nächstliegende klarer überschaut und sich durch die genauere Ausführung dessen, was er von den Freunden verlangt, nach dieser Seite gesichert fühlt. Dies drückt sich in der natürlicheren Stimmung aus, in der er den Geist und dann die Freunde anredet. Die Rache hat er nicht aufgegeben oder ins Weite zu schieben beschlossen — der verstörte Geist darf ruhen! — aber allerdings ist das Ungestüm, mit dem er auf raschen Schwingen zur Rache fliegen wollte, mit der Erregung verschwunden. Die Aufgabe, die auf ihn gelegt ist, stellt sich ihm schwer vor die Seele, vielleicht schwerer, als sie wirklich ist. Noch ist ihm die Art der Ausführung dunkel, er fühlt jetzt nicht die Kraft, weiter darüber nachzudenken, und seufzt, da mit der grösseren Ruhe auch der tiefe Kummer über das Vernommene in ihm die Oberhand gewinnt:

Die Zeit ist ausgerenkt; Fluch und Verdruss,
Dass ich, sie einzurenken, leben muss!

Diese Worte bedeuten nicht, dass Hamlet die mit der Rache verbundene, wie er sich vorstellt, übergrosse Mühe und Anstrengung scheut, sondern dass mit dem Nachlass der leidenschaftlichen Erregung und übergrossen Anspannung der tiefe Gram über die schnöden Thaten, die, bisher nur geahnt, sich ihm jetzt verraten haben, ihn mit vermehrter Stärke packt. Der Rachepflicht sucht er sich auch jetzt nicht zu entziehen, aber dass die Rache nötig ist, dass durch den Frevel des Oheims und die Schwäche der Mutter die Zeit ausgerenkt ist, dass er, Hamlet, all dies Widerwärtige erleben muss, das drückt ihn jetzt so nieder, dass er seine Aufgabe nicht mit Freudigkeit ergreifen kann, sondern sie als schwere Last empfindet. Nicht die Mühe, die mit der Einrenkung der Zeit verbunden ist, bereitet ihm Verdruss, sondern jemals geboren zu sein, leben zu müssen in dieser ausgerenkten Zeit, das verdriesst ihn und das verflucht er; aber selbstverständlich ist es für ihn auch jetzt, dass er, weil er nun einmal auf der Welt ist, die ihm auferlegte Pflicht erfüllen muss und wird.

Der zweite Akt spielt etwa zwei Monate später; dies folgt daraus, dass Hamlet in seinem ersten Monolog den Tod seines Vaters zwei Monate zurückverlegt, während Ophelia vor der Aufführung des Stücks im dritten Akte zweimal zwei Monate seit jenem Ereignis rechnet. Aus der Zwischenzeit erfahren wir durch Ophelia, dass sie Briefe Hamlets abgewiesen und ihm den Zutritt verweigert hat, und der König spricht zu Rosenkranz und Güldenstern von Hamlets Umwandlung, da weder dessen äusserer noch innerer Mensch dem gleiche, was er gewesen: auch die Königin nennt ihren Sohn sehr verändert, und Polonius redet ohne weiteres von Hamlets Wahnsinn als einer des Beweises nicht bedürftigen Thatsache. Derselbe Polonius schildert später die Entwicklung dieser Erkrankung so, dass Hamlet zuerst in Traurigkeit, dann in ein Fasten, dann in ein Wachen, dann in eine Schwäche, dann in Zerstreuung (lightness), und, durch solche Stufen, in den Wahnsinn verfallen sei, in dem er jetzt rase. Die Raserei, von der hier die Rede ist, bezeichnete Polonius vorher seiner Tochter gegenüber als wahre Schwärmerei (ecstacy) der Liebe, die, ungestüm von Art, sich selbst zerstört und leitet zu verzweifelten Entschlüssen; es ist das Verhalten Hamlets auf Ophelias Zimmer gemeint.

Wir entnehmen hieraus, dass Hamlet nach der Erscheinung des Geistes zunächst dem Hofe wortkarger und trauriger erschienen ist als vorher. Die beissenden und witzigen Bemerkungen, die er trotz seinem offen zur Schau getragenen Schmerze bis dahin bei Gelegenheit ausstreute, haben aufgehört, noch teilnahmloser erscheint er dem Hofleben gegenüber. Bald fällt dann auch sein Appetitmangel auf, die Schlaflosigkeit mag sich in nächtlichen Wanderungen verraten haben, und allmählich bildet sich so ein Schwächezustand aus, der sich weniger in sichtbarer Abmagerung, als in Langsamkeit und Mattheit der Bewegungen kundgethan haben wird. Auf diese Schwäche und Mattigkeit folgt grössere Unruhe, der Prinz geht unstät umher, bisweilen 4 Stunden hintereinander, wie uns später erzählt wird, und er bleibt im Gespräch nicht bei der Sache. So kommt es, dass der ganze Hof immer mehr zur Überzeugung gelangt, Hamlet sei wahnsinnig. Wir, die wir den Grund der Umwandlung aus eigner Anschauung kennen, hegen diese Meinung nicht, so wenig wie Horatio, dem der Prinz sich inzwischen offenbart hat. Wann dies geschehen, wird nicht gesagt; jedenfalls weiss Horatio vor dem Schauspiel im 3. Akt um Hamlets Geheimnis. Vielleicht hat dieser sich ihm anvertraut, als seine Versuche, mit Ophelia zu verkehren, abgewiesen wurden. Seine Liebe hatte ihm Zuflucht geboten, wenn die Qual in ihm zu gross geworden war. Dass er auch bald nach der Erscheinung des Geistes sich in diese reine Luft hat retten wollen, wird durch die Angaben des Stückes wenigstens sehr wahrscheinlich gemacht. Führt doch Polonius in gutem Glauben Hamlets „Traurigkeit" auf die Zurückweisung durch seine Tochter zurück, und auch Ophelia, die die Zeit dieser Zurückweisung doch am besten wissen muss, ist der gleichen Ansicht. Zu der Annahme aber, dass Hamlet damals nur habe Abschied nehmen wollen, scheint mir wenig Grund vorzuliegen. Sein Verhältnis zu Ophelia blieb durch die Berufung zur Rache zunächst unberührt, und zu der Furcht, dass sie ihn ausforschen würde, bot die kindliche Art Ophelias am wenigsten Anlass. Zu den thörichten Geschichten, die der Prinz nach dem Verschwinden des Geistes von der Tafel des Gedächtnisses weglöschen will, gehört seine Liebe zu Ophelien nicht, wie die nähere Anführung zeigt: aus Büchern alle Sprüche, alle Bilder, die Spuren des Vergang'nen, welche da die Jugend einschrieb und Beobachtung (all saws of books, all forms, all pressures past, that youth and observation copied there). Die Formen und die Eindrücke der Vergangenheit, die Hamlet von der Tafel des Gedächtnisses wegwischen will, sind also durch die jugendliche Beobachtung dort aufgezeichnet — wird man die Geliebte in dieser Verbindung unter die Gegenstände der Beobachtung einbegreifen? Gemeint ist die geistige Nahrung, welche die Wissenschaft und das Leben dem Verstande geboten haben. Dies wird auch durch die Fortsetzung bestätigt: „Und dein Gebot soll leben ganz allein im Buche meines Hirnes, unvermischt mit minder würd'gen Dingen!" Man hat mit Recht bemerkt, dass nach Shakespeare'scher Anschauung und auch nach unsrem Sprachgebrauch die Liebe nicht im Gehirne, sondern im Herzen zu sitzen pflegt. Hamlet könnte also nur das Nachdenken über Ophelia oder die verstandesmässige Erinnerung an sie meinen, in der That „minder würd'ge Dinge", die das Gefühl der Liebe nicht einschliessen. Sollte auch dieses getilgt werden, so müsste es doch wohl in erster Reihe genannt werden, oder man würde wenigstens einen Ausdruck erwarten, der unmittelbarer darauf Bezug hätte. Ich glaube, dass Hamlet in jenem Augenblick, wo er noch ganz unter dem Eindruck der Erscheinung und deren Enthüllung steht, unfähig ist, etwas Bestimmtes aus der Vergangenheit herauszugreifen, und daher auf Ophelien gar nicht kommt, sondern nur im Anschluss an sein Versprechen, des Geistes zu gedenken, allen andren Gedächtnisstoff als überflüssigen und Platz wegnehmenden Ballast aus dem Gehirn herauswerfen will.

Am Ende des 1. Akts hatten wir Hamlet verlassen, als er sich körperlich und geistig in einem Zustande höchster Erschöpfung befand. Die Erregung, in die ihn die Enthüllung des Geistes versetzt hatte, war allmählich gewichen, als ihm die erste notwendige Massregel, die Verpflichtung der Freunde zum Stillschweigen, aus dem Chaos der Vorstellungen klarer entgegengetreten war, und er an der Zustimmung des verstorbenen Vaters mit wilder Freude erkannt hatte, damit auf rechtem Wege zu sein. Die geistige Erschöpfung hatte ihm die übernommene Aufgabe, wie sehr er auch an ihr festhielt, an Lebhaftigkeit zunächst hinter den niederdrückenden Gedanken an die enthüllten Gräuel und dem im Anschluss daran aufs neue sich regenden Überdruss am Leben zurücktreten lassen. Ob er dann Schlaf gefunden hat, der ihn erquickte und seinem Gehirn, dem „zerstörten Ball“, die Fähigkeit gab, geordnet zu überlegen und aus den tausend hin und her zuckenden Möglichkeiten einen ausführbaren Plan zu wählen, müssen wir nach dem, was wir vorher gesehen haben und nachher sehen, füglich bezweifeln. Kummer und Sorgen, dazu ein so nervenzerrüttendes Ereignis, wie die letzte Nacht gebracht, sind wenig dazu angethan, dem übermüdeten Geiste Vergessen der Pein im ersehnten Schlummer heraufzuführen. So lange aber Hamlet unfähig ist, einen festen Plan zu fassen, könnte er zur Ruhe nur kommen, indem er entweder den Entschluss zur Rache aufgäbe oder in jäher That den Stahl, sei es gegen den König, sei es gegen das eigene Leben, richtete. Die Rache kann er nicht aufgeben, abgesehen vom Schwur, des Vaters zu gedenken, fühlt er zu tief die Notwendigkeit der Sühne; den Selbstmord kann er nicht wählen nach seiner religiösen Überzeugung und der Empfindung, dass derselbe eine unedle Flucht vor den Pfeilen des Geschicks darstelle; ein rascher, unvorbereiteter Mordversuch gegen den König kann leicht fehlschlagen und damit die Rache ganz unmöglich machen — so bleibt denn nichts übrig, als das erschöpfte Gehirn immer aufs neue zu martern und so immer aufs neue der eignen Unfähigkeit gewahr zu werden. Dass in dieser unerträglichen Lage seine Nerven nur erschöpfter und reizbarer werden und damit noch untauglicher, ihm zu einem richtigen Vorgehen den Grund zu ebnen, das liegt, meine ich, auf der Hand. Wohl versucht er — so scheint es mir wenigstens am wahrscheinlichsten — dem Gewirr der quälenden Vorstellungen zu entfliehen und, wie früher, in Ophelias Gegenwart einen Ruhepunkt zu erlangen, der ihm vielleicht

Erholung und Rettung bringen könnte, aber er wird abgewiesen. Wie sehr Hamlet die Notwendigkeit dieser Ablenkung empfindet, und wie sehr er sich gegen früher geändert hat, wird daran recht deutlich, dass er den Versuch trotz jener Abweisung noch wenigstens zweimal wiederholt, er, der bei völliger Gesundheit nach solcher Kränkung zu mehrmaliger Bitte sich kaum verstanden hätte. Aber sein Selbstgefühl ist jetzt gebrochen, sein fürstlicher Stolz in Hilfsbedürftigkeit zerschmolzen. Wenn Hamlet in dieser Lage, in der er nirgends Rettung sah, die Besonnenheit gehabt hat, sich von selbst Horatio anzuvertrauen, so ist dies gewiss die höchste Leistung, deren er fähig war. Ich möchte glauben, dass der besorgte Freund sich ihm genähert und in seiner ruhigen Sicherheit ihn durch wohlthuende Teilnahme, ohne Fragen zu stellen, zur erleichternden Aussprache vermocht hat. Im ersten Akt kennt Hamlet den Horatio wohl und schätzt ihn hoch, aber ein näheres und zumal so inniges Verhältnis, wie es später zwischen ihnen besteht, vereinigt sie offenbar noch nicht; Hamlet bleibt auch Horatio gegenüber der Prinz, der jenen wohl seinen guten Freund nennt und ihm grosses Wohlwollen zeigt, aber nicht als seines Gleichen ansieht. Dies zeigt sich auch darin, dass er in seiner Bitterkeit über den erlebten Glücksumschwung übertreibend den Namen des armen Dieners mit Horatio tauschen will. Später dagegen behandelt er ihn wirklich als Freund, den er im Herzensgrund, ja, in des Herzens Herzen hegt, und an dem er bewundernd hinaufsieht. Nicht in Hamlets, sondern in Horatios Verhalten tritt von da an die Rücksicht auf den Unterschied der Geburt noch hervor, denn Horatios Blut und Urteil ist zu gut gemischt, als dass er in Versuchung käme, die gegebenen Schranken zu überspringen und dadurch die Freundschaft mit dem geliebten und verehrten Königssohne zu gefährden. Zu dieser Wandlung gehörte eine solche Beugung des prinzlichen Stolzes und eine solche Ratlosigkeit, wie wir sie bei Hamlet in jener schrecklichen Zeit voraussetzen müssen, in der er weder sich noch andren trauen konnte und nirgends einen Ausweg sah. Seit seine teure Seele Herrin war von ihrer Wahl und Menschen unterschied, hat sie Horatio auserkoren, oder, genauer übersetzt, hat ihre Wahl ihn für sich gesiegelt (her election hath seal'd thee for herself III, 2), von früh an also hat Hamlet den Horatio für sich bestimmt, ihn als Freund in Aussicht genommen, aber erst in der jetzigen Not hat sich ein so vertrautes Verhältnis bilden können, wie es später besteht, weil jetzt erst der Unterschied der Geburt aufgewogen ward durch Horatio's männliche Ruhe, die dem leidenschaftlich bewegten Prinzen den rettenden Halt bot.

Es ist als ein Fehler in der Charakterzeichnung Horatio's getadelt worden, dass derselbe niemals seine Meinung über die Mitteilungen seines prinzlichen Freundes ausspreche, geschweige denn ein Wort, durch welches er Hamlet in der einen oder andren Richtung zu beeinflussen suche. Wenn Hamlet ein so wichtiges Geheimnis, wie das, was ihm der Geist enthüllt, einem andren mitteile, so könne das nicht ohne jede Wirkung auf diesen und auf die weitere Handlung bleiben. Als ein wirklicher, auf eigenen Füssen stehender Mensch erscheine Horatio nur im ersten Akt; späterhin sei er nicht mehr als ein blosser Name. Aber gerade ein solcher ruhiger und fester Charakter, der bei aller Teilnahme mit Fragen zurückhält und nicht ungebeten Rat giebt, kann am ehesten einem innerlich gebrochenen und leidenden Menschen, wie Hamlet es in jener Zeit ist, Vertrauen einflössen, die Aussprache erleichtern und schon dadurch in etwas helfen. Und wie, wenn Horatio sich nun überzeugt hätte, dass er seinen prinzlichen Freund in dessen jetzigem Zustand unmöglich zur Rachethat anspornen könne, um ihn nicht zu verderben, während er, ohne zu lügen, die Verpflichtung dazu nicht leugnen darf? Wenn er demgemäss, da er nicht eingreifen kann, sich nur die Aufgabe gestellt hätte, dem seiner bedürftigen Freund treu zur Seite zu bleiben und ihn, soweit angängig, vor Schlimmerem zu schützen? War dies seine Absicht, so konnte er dem aufbrausenden und leicht verletzbaren Hamlet nicht besser dienen als in der Rolle des stummen, stets bereiten Vertrauten, der zu jeder Aussprache, wie zu jeder Hilfe bereit, sich doch deutlicher Beeinflussung und direkten Widerspruchs enthält. Das Geheimnis, das Hamlet ihm mitgeteilt, wäre dann deshalb ohne äussere Wirkung auf Horatio geblieben, weil der Seelenzustand, in dem Hamlet es mitteilte, eine noch viel tiefere und nachhaltigere Wirkung hinterlassen hätte, und die Wirkung jener Mitteilung auf die weitere Handlung bestände eben darin, dass Hamlet sich an Horatios Freundschaft aus der tiefen Zerrüttung wieder aufrichtete und auch später immer von neuem an seiner Hingebung und reinen Anhänglichkeit stärken könnte, dass ihm von dieser Seite also die Fähigkeit käme, auszuhalten und die Handlung überhaupt weiterzuführen. Es wären dieselben Züge, die Hamlet früher an Ophelia entzückt hatten: selbstlose Hingabe und geduldiges Tragen ohne den Versuch, Antriebe zu geben oder durch Einfälle zu glänzen, aber vermehrt durch ruhige Kraft und Unerschütterlichkeit, die gerade den schwankenden, reizbaren Prinzen so unendlich fesseln mussten. Die nüchterne Charakterfestigkeit Horatio's, die dem unvergleichlich reicher veranlagten, aber aus den Fugen geratenen und hin und her geworfenen

Prinzen die einzige Stütze in schwerster Zeit wurde, konnte und wollte auch später in dienender Bescheidenheit nur stützen, nicht schieben.

Trotz der wirksamen Hilfe, die Hamlet an seinem Freunde findet, gewinnt er nicht die volle Herrschaft über sich selbst wieder. Aus der Traurigkeit und der Nervenschwäche kann er sich nicht so weit erheben, dass er der frühere Hamlet wird, des Staates Blume und Hoffnung. Wahnsinnig zwar erscheint er nur den Fernerstehenden, die den Grund seiner Umwandlung nicht kennen, aber auch uns, die wir mit dieser Ursache vertraut sind, bleibt zunächst manches rätselhaft, sonst könnten so verschiedene Urteile nicht gefällt werden, wie sie nun einmal vorliegen. Zunächst macht der Umstand stutzig, dass Hamlet in den verflossenen zwei Monaten den Weg zur Rache nicht gefunden hat, sondern zu Anfang des zweiten Aktes genau auf demselben Punkte zu stehen scheint, wie am Ende des ersten. Sodann hat vielfach der Bericht über Hamlets Eindringen in Ophelias Zimmer Befremden hervorgerufen, sogar in solchem Masse, dass der ganze zeitliche Zusammenhang des Stückes über den Haufen geworfen und jene Begebenheit gleich hinter die Erscheinung des Geistes verlegt worden ist. Aber dies geht unmöglich an. Selbst wenn man es für ungereimt hält, uns vorrechnen zu wollen, dass zwei Monate zwischen beiden Vorgängen liegen, so enthalten Ophelias Worte, die unmittelbar auf ihren Bericht folgen, gewisses Zeugnis darüber, dass der Dichter eine längere Zwischenzeit angenommen wissen will. Wann soll sich der Zuschauer denn die Zurückweisung der Briefe und des Besuchs denken? Auch die Sendung Reynolds nach Paris, die mit der eigentlichen Handlung nichts zu thun hat, scheint gerade zu dem Zwecke eingefügt, um im Zuschauer die Meinung nicht aufkommen zu lassen, als habe der gleich darauf erzählte stumme Abschied Hamlets von Ophelia sich so bald nach der Erscheinung des Geistes zugetragen. Ich meine, indem der Dichter die Erzählung von Hamlets unvermutetem Eindringen in Ophelias Zimmer zwischen diese Sendung Reynolds und die Erwähnung jener Abweisung stellte, hat er alles gethan, was er konnte, um uns die Vorstellung aufzudrängen, als sei ein längerer Zwischenraum verflossen.

Wir müssen demnach als gegeben hinnehmen, dass Hamlet, obwohl mehrmals abgewiesen, nach zwei Monaten, die ohne Förderung seines Unternehmens verstrichen sind, jenen sonderbaren Einbruch in Ophelias Zimmer ausführt. Die Erklärung dieses Einbruchs muss leichter werden, wenn wir den Grund ausfindig machen, der Hamlet zu dem Aufschub der Rache veranlasst hat, weil dann sein seelischer Zustand vor jenem Auftritt deutlicher vor uns liegt. Zunächst können wir eine Abneigung gegen die ihm auferlegte That ebenso sicher ausschliessen, wie äussere Hindernisse. Grund und Willen und Kraft und Mittel zur That schreibt Hamlet sich in einem späteren Selbstgespräch (IV, 4) ausdrücklich zu. Ein peinlich genaues Rechtsgefühl könnte vielleicht eher das Zögern Hamlets erklären; derselbe würde, eine vereinzelte Schurkerei verfolgend, auf die Verderbtheit der Zeit überhaupt stossen und ihren verwickelten Tücken gegenüber zu feinfühlend und gewissenszart sein, um sie, wie Herkules, mit der Keule zu durchhauen. Aber wo bleibt dies peinlich genaue Rechtsgefühl, diese Gewissenhaftigkeit, wenn Hamlet Polonius ersticht und Rosenkranz und Güldenstern in den Tod schickt? Gewiss sind alle drei Opportunisten, gefügige Werkzeuge des Königs und für ideale Regungen blind, aber Polonius weiss nicht, dass er einem verbrecherischen König dient, und den Jugendfreunden wirft Hamlet nur vor, dass sie sich zwischen die entbrannten Degenspitzen von mächt'gen Gegnern stellen. Zeugt es etwa von peinlich genauem Rechtsgefühl, das Werkzeug zu vernichten, das nicht einmal bei dem zu bestrafenden Verbrechen mitgewirkt hat, und dies für recht zu halten, dem eigentlichen Frevler aber, auf dessen Bestrafung es ankommt, immer wieder Zeit zu lassen zu neuen Schandthaten?

Eine andre, auf den ersten Blick sehr einleuchtende Erklärung sagt: Rachelust ist Thatenlust, die als solche in der Lebenslust wurzelt, und eben diese ist in der Seele Hamlets abgestorben oder im Sterben; dieselben Motive, welche die Rachelust entzünden, löschen die Lebenslust aus; wie soll aus dem Ekel an der Welt die Lust zur Rache aufspriessen und gedeihen können? — Aber ist nicht die Rachelust in Hamlet beständig vorhanden, obwohl die Lebenslust fehlt? Zeigt sich die Rachelust doch stets von neuem, nur kommt sie nicht zur That; sie führt auf Abwege, zum Quälen des Königs auf die Gefahr hin, ihn leben zu lassen, aber sie macht die Triebkraft in Hamlet aus. Und doch dürfte sie nach jener Theorie eigentlich gar nicht aufflammen oder wenigstens nicht fortbrennen. Nicht an der Stärke der Rachelust liegt es, wie diese Erklärung verlangt, wenn Hamlet so lange nicht zur Rachethat kommt, sondern die voll entbrannte Rachelust ergiesst sich in falscher Richtung oder wird in ihrer Wirkung gehindert. Was ist der Grund hierfür?

Hamlet selbst erklärt (IV, 4), nicht zu wissen, weswegen er noch lebe, um zu sagen: „Dies muss gescheh'n"; es möge wohl viehisches Vergessen sein oder ein banger Zweifel, welcher zu genau bedenkt den Ausgang — ein Gedanke, der, zerlegt man ihn, ein Viertel Weisheit nur und stets drei Viertel Feigheit hat. In ganz ähnlicher Weise wird in dem Monologe (III, 1), der die Frage des Selbstmordes behandelt, die Überlegung, die den Willen nicht zur Ausführung kommen lässt, als Feigheit bezeichnet:

Wer trüge Lasten
Und stöhnt' und schwitzte unter Lebensmüh'?
Nur dass die Furcht vor etwas nach dem Tod —
Das unentdeckte Land, von dess' Bezirk
Kein Wandrer wiederkehrt, den Willen irrt,
Dass wir die Übel, die wir haben, lieber
Ertragen, als zu unbekannten flieh'n.
So macht Gewissen (conscience) Feige aus uns allen;
Der angebor'nen Farbe der Entschliessung
Wird des Gedankens Blässe angekränkelt;
Und Unternehmungen voll Mark und Nachdruck,
Durch diese Rücksicht aus der Bahn gelenkt,
Verlieren so der Handlung Namen.

Dass diese allgemeine Betrachtung auf eigener Erfahrung beruht, und dass zu den Unternehmungen voll Mark und Nachdruck, die durch Bedenken aus der Bahn gelenkt werden und so der Handlung Namen verlieren, auch Hamlets Unternehmen gegen den König gehört, dürfte durch Gegenüberstellung der vorher angeführten Worte über „den bangen Zweifel, welcher zu genau bedenkt den Ausgang“, an Wahrscheinlichkeit gewinnen; dass der ganze Monolog Betrachtungen allgemeiner, theoretischer Natur enthält, vielleicht in Anknüpfung an Gelesenes, hindert doch nicht, dass unter der Decke derselben sehr persönliche Empfindungen und Erfahrungen verhüllt sind. Hamlets Neigung zum Selbstmord wird auch anderwärts ausgesprochen, ebenso das Scheitern grosser Thaten an zu viel Überlegung, wie wir sahen, auch anderswo als Feigheit bezeichnet, der Unterschied liegt nur darin, dass hier im Gewande allgemeiner Wahrheit auftritt, was sonst unmittelbar auf das eigne Schicksal bezogen wird.

An einer dritten Stelle (II, 2) führt Hamlet Taubenmut und Mangel an Galle als Grund dafür an, dass er trotz aller Gründe den König noch nicht getötet habe, also, wie der Zusammenhang zeigt, innere Unfähigkeit zu thätlicher Vergeltung. Nicht gerade Feigheit, denn die Galle wird sofort in ihrer Wirkung näher dahin bestimmt, dass sie Bedrückung bitter macht, d. h. dass sie die Bedrückung als Reiz wirken lässt. Der Mangel an Galle zeigt sich also hiernach nur darin, dass eine Bedrückung nicht die entsprechende Gegenhandlung auszulösen vermag. Hierbei braucht Furcht nicht im Spiele zu sein. Dies tritt noch klarer hervor, wenn Hamlet im folgenden sich anklagt, dass er, von Höll' und Himmel angespornt, mit Worten nur sein Herz entladen und sich aufs Fluchen legen müsse wie ein Weibsbild, wie eine Küchenmagd. Das Schelten einer Küchenmagd pflegt man nicht gerade auf Feigheit zurückzuführen. Hamlet sagt also, dass das Verbrechen seines Oheims ihn, statt zur Rachethat, nur zum Reden veranlasst, dass er sein volles Herz in Worten entladen muss, weil ihm etwas fehlt, das zu Thaten führt. Dass dies Fehlende der Mut nicht sein kann, zeigt die Unerschrockenheit und Todesverachtung, die Hamlet jederzeit an den Tag legt, und so oft er trotzdem Feigheit mit dem Thatenmangel in Verbindung bringt, geschieht dies nicht auf dem Wege unmittelbarer Empfindung, sondern auf dem suchender Grübelei. Aber auch Trägheit und Scheu vor den mit dem Werke verbundenen Anstrengungen ist es nicht, wenigstens giebt Hamlet in seinen Selbstvorwürfen zu dieser Annahme keine Veranlassung und widerspricht ihr sogar, indem er neben der Kraft auch den Willen zur That hervorhebt. Das Sprichwort „wo ein Wille, da ist auch ein Weg“ gilt doch nicht ohne Ausnahme. Nach der Enthüllung des Geistes war der Wille zur Rache in Hamlet zweifellos vorhanden, aber es fehlte der Weg, nemlich der Plan und die Fähigkeit, solchen zu schaffen. War nun Hamlets Seelenzustand in den nächsten Wochen geeignet, dieser Fähigkeit aufzuhelfen? Traurigkeit, Mangel an Appetit und Schlaf, Schwäche und Unruhe wird ihm von Polonius zugeschrieben, körperlich und geistig erscheint er dem König als ein andrer Mensch; klingt das nicht alles, als wenn Hamlet sich innerlich vergebens abquält, um einen Weg zu dem Ziele zu finden, nach welchem sein Wille ihn treibt? Und stimmt hiermit nicht ganz das Urteil des Königs überein: „Ihm ist was im Gemüt, worüber seine Schwermut brütend sitzt; und wie ich sorge, wird die Ausgeburt gefährlich sein?“ Das heisst doch, wenn wir es aus der Sprache des Königs in die unsere übersetzen: Hamlet sucht im bedrückten Geiste einen Plan zu gestalten, ist aber bisher zu einem Abschluss nicht gekommen. Hier setzt nun Hamlets Monolog (III, 1) ein, wenn er als das Hindernis des Entschlusses den Gedanken bezeichnet. Dass das Denken zu keinem Ziele kommt, in keinen Entschluss ausläuft, erscheint als etwas Unnatürliches, Krankhaftes, denn, wie das andre Selbstgespräch (IV, 4) es ausdrückt, „der uns mit solcher Denkkraft schuf, voraus zu schaun und rückwärts, gab uns nicht die Fähigkeit und göttliche Vernunft, um ungebraucht in uns zu schimmeln,“ wie es einmal im viehischen Vergessen, dann aber auch im ergebnislosen Denken, im „bangen Zweifel“ geschehen kann, „welcher zu genau bedenkt den Ausgang". Wenn jeder Plan deshalb verworfen wird, weil im beständigen Überdenken sich eine Schwierigkeit ergiebt, ein Zweifel entsteht, ob auch das Ziel auf diesem Wege zu erreichen ist, so kommt die Fähigkeit der göttlichen Vernunft in ihrem Endergebnis dem „viehischen Vergessen" gleich. Dass dies nicht die gewöhnliche, sondern eine krankhafte Folge des Denkens ist, deutet auch der Monolog des dritten Aktes (III, 1) an, wenn er die angeborene Hautfarbe der Entschliessung in ihrer gesunden Frische von dem blassen Farbenanwurf des Gedankens überkränkelt werden lässt. Wie man deshalb nicht zum Selbstmord schreitet, weil die Gedanken sich an das unbekannte Etwas heften, das hinter dem Tode uns erwartet, und weil so die Furcht geweckt wird, die That könne ihren Zweck, uns Ruhe zu geben, verfehlen und uns noch grössere Leiden schaffen, so biegt man auf der Bahn zu grossen Unternehmungen sofort ab, weil sich schon an den ersten Schritt Erwägungen und Bedenken knüpfen, ob man auf diesem Wege auch sein Ziel erreichen wird. So macht Gewissen Feige aus uns allen, d. h. hemmt durch furchtsame Erwägung unser Handeln. Ob man das Wort conscience hier mit „Gewissen" oder mit „betrachtender Vernunft" übersetzt, erscheint mir unwesentlich. Gemeint ist zunächst die Scheu vor Übertretung des Gebotes, das der Ewige gegen Selbstmord gerichtet hat; die betrachtende Vernunft ist also gewiss in diesem Falle dabei thätig, da die Erwägung der etwaigen künftigen Übel besonders hervorgehoben wird, aber doch auch das, was wir Gewissen nennen. Auch für das folgende passt sowohl „Gewissen" wie „betrachtende Vernunft", denn Unternehmungen voll Mark und Nachdruck können sowohl durch die Gedanken, die sich an die möglichen Folgen des ersten Schrittes knüpfen, also durch Thätigkeit der Vernunft aus ihrer Bahn gelenkt werden und ungethan bleiben, als auch durch Gewissensfurcht, nemlich dann, wenn sie dem Gebot des Ewigen widerstreben, ein Fall, der hier für Hamlet vorliegt, wenn er den Geist für einen Teufel hält, der ihn zum Verderben, d. h. zur Verdammnis verführen wollte (abuses me to damn me II, 2). Fasst Hamlet dies auch nur als Möglichkeit ins Auge, so hat er damit Gewissensbedenken heraufbeschworen, die jedes Thun lähmen. Zunächst ist jedoch der Satz, dass das Gewissen Feige aus uns macht, auf das Vorhergehende zu beziehen, schon deshalb, weil von allen Menschen die Rede ist. Das Gewissen hält, so meint Hamlet, seine jetzige Stimmung verallgemeinernd, uns alle in der angedeuteten Weise vom Selbstmord ab und macht uns zu Feiglingen, die lieber die gegenwärtigen Übel ertragen, als zu unbekannten flieh'n, und so wird der natürliche Entschluss durch den

Gedanken angekränkelt. Die gleiche Rücksicht, fährt er fort, lenkt auch grosse Unternehmungen aus ihrer Bahn. Hier spricht er nicht mehr von allen grossen Unternehmungen: dass solche ausgeführt werden, weiss er sehr wohl, aber er fühlt nur zu gut, dass bisweilen ein Bedenken der Folgen das Handeln lähmt, wie es in der Regel den Selbstmord verhindert.

Hamlet führt also als Grund, dass die Rachethat nicht gefördert wird, einmal den bangen Zweifel an, welcher zu genau bedenkt den Ausgang; er erläutert durch eine allgemeine Betrachtung diesen bangen Zweifel ein andermal dahin, dass eine Denkthätigkeit, die ihm ungesund erscheint, den Entschluss hemmt, indem sie das Unternehmen durch falsche Rücksicht aus der Bahn lenkt und nicht zur That werden lässt. Und als wenn er jedes Missverständnis ausschliessen wollte, sagt er uns an einer dritten Stelle, dass ihm etwas fehlt, was bei andren die thatkräftige Vergeltung einer Beleidigung herbeiführt, und dass er infolge dieses deutlich empfundenen Mangels dem tiefen Gefühl der Kränkung nur in Worten Luft machen kann.

So sieht denn Hamlet nach seinen eigenen Ausführungen die Ursache seiner Unthätigkeit in einer Entschlussunfähigkeit, die auf Zweifel und Bedenken am Erfolg der ins Auge gefassten Mittel beruht. Der König hat recht, Hamlets Schwermut brütet über einem gefährlichen Unternehmen; nur in einem Punkte irrt der schlaue Menschenkenner: zum Ausbrüten wird Hamlet nicht kommen, wenigstens so lange nicht, als sein jetziger Gemütszustand andauert.

Es leuchtet ein, wie gut diese Begründung von Hamlets Unthätigkeit zu dem überreizten Seelenzustand passt, den wir an ihm kennen gelernt haben. Er erscheint uns nicht geistesgestört im gewöhnlichen Sinne, denn sein Denken ist geordnet, und wenn seine Affekte auch zwischen Extremen hin und her schwanken, ebenso wie seine Betrachtungen sich vorzugsweise im Ungewöhnlichen bewegen, so ist die Veranlassung dazu doch dem Wissenden deutlich genug. Aber eine Überreizung der Nerven, die sich in dem leichten Ausbruch und der raschen Steigerung der Affekte, in der Abhängigkeit von der jeweiligen Stimmung, in der düstren Färbung seiner Gedanken kundthut, und die uns deutlich genug aus den oben besprochenen Schilderungen seiner vermeintlichen Geisteskrankheit durch andre entgegentritt, werden wir um so sicherer annehmen müssen, als in den gewaltigen Eindrücken, die nach längerer Traurigkeit auf ihn einwirkten, und in den körperlich schwächenden Einflüssen mangelhafter Nahrungsaufnahme und fehlenden Schlafes Gründe genug dafür vorliegen. Diese Nervenüberreizung äussert sich nun auch darin, dass trotz angestrengtem Denken der Plan zur Ausführung des Rachegelübdes nicht vorwärts rückt, weil an jeden Schritt, den er in dieser Sache thun könnte, sich die Last quälenden Zweifels hängt, weil überall die ungünstigen Möglichkeiten das Übergewicht erhalten und ein Entschluss hierdurch stets vereitelt wird. Dabei erstreckt sich der Zweifel nicht nur darauf, ob eine Massregel auch volle Sicherheit für das Gelingen der Aufgabe bietet und nicht, falls ein Hindernis dazwischen kommt, den Argwohn des Königs weckt oder auf andre Weise das Werk vereitelt, sondern auch darauf geht wenigstens zeitweis das selbstquälerische Denken, ob der blosse Tod des Königs auch zur Sühne des schnöden, unerhörten Mordes genüge, den sein Vater in der Sünden Maienblüte erlitten. Dies ergiebt sich deutlich, wie wir sehen werden, aus dem Selbstgespräch während des Gebetes des Königs. Schliesslich tastet der Zweifel selbst die Glaubwürdigkeit des Geistes an; derselbe kann ein Teufel sein, der Hamlet zum Verderben reizen will. Damit wankt dann die Grundlage, auf der das ganze Unternehmen ruht, und so hat alle Überlegung nur zur Lähmung, nicht zur Förderung des Unternehmens gedient.

In diesem Zusammenhang gewinnt aber auch die andere Vermutung, die Hamlet neben dem „bangen Zweifel“ als Grund für den Aufschub der Rache anführt, erhöhte Glaubwürdigkeit. Die Überreizung Hamlets wird auch darin zu Tage treten, dass nach den erfolglosen Anstrengungen, endlich einen unanfechtbaren Plan zu gewinnen und daran festzuhalten, oft ein Zustand dumpfer Erschöpfung jedes geordnete Denken unmöglich macht, und dass andrerseits durch die Leichtigkeit, mit der die Affekte erregt werden, Vorstellungen, die mit dem Unternehmen gar nichts zu thun haben, zeitweis über die Rachegedanken die Oberhand gewinnen. Das erscheint dann dem Prinzen als „viehisches Vergessen“. Jene Erschöpfung wird um so leichter sich einstellen, je mehr der Prinz durch schmerzliche Erfahrungen sich von der Vergeblichkeit seiner Anstrengungen überzeugt hat, und mit je weniger Hoffnung und stärkerer Anspannung er demgemäss in den inneren Kampf hineintritt.

Nachdem uns so Hamlets Zustand klarer geworden ist, können wir uns dem Vorgang in Ophelias Zimmer zuwenden. Hamlet muss nach der wiederholten Zurückweisung, die ihm geworden, nicht an Ophelias Liebe, wohl aber an der Stärke dieser Liebe zweifeln. Zwar fehlt ihm der Schlüssel zu der plötzlichen Änderung in ihrem Benehmen nicht, er durchschaut die Sachlage so weit, dass er in Ophelias Zurückhaltung den Einfluss ihres Vaters zu erkennen glaubt, aber er leidet deshalb nicht weniger darunter, dass der einzige Lichtblick, den er in der letzten Zeit gehabt hat, ihm gerade da genommen wird, wo er eines solchen Trostes am meisten bedarf. Auf welche Hilfsbedürftigkeit und Verzweiflung der Umstand schliessen lässt, dass der Prinz es zu wiederholter Abweisung kommen lässt, habe ich schon hervorgehoben. Dann aber muss die Erkenntnis, den Entschluss der Geliebten nicht ändern zu können, gerade in der jetzigen Lage den grössten Druck auf Hamlet ausüben. „Schwachheit, dein Nam' ist Weib,“ hatte er im Gedanken an seine Mutter ausgerufen, bevor er noch von deren grösster Schwäche wusste: jetzt muss diese Schwachheit des Weibes, das so leicht auf fremden Einfluss hin von seiner Liebe lässt, ihm an der Stelle entgegentreten, die ihm allein an diesem Hofe noch rein und tugendhaft erschienen war. Und, wie die Mutter durch den verhassten Oheim, so ist ihm Ophelia durch den von ihm geringgeschätzten Polonius entfremdet: wird er jene aus der Verstrickung befreien können wenn es ihm nicht einmal gelingt, Ophelias Herz trotz dem Verbot des schwachen, alten Polonius sich wiederzuerringen? Die Machtlosigkeit, die er seiner grossen Aufgabe gegenüber fühlt, kommt ihm auch von dieser Seite zum Bewusstsein, und zugleich steigert Ophelias Verlust ihren Wert in seiner Schätzung. Endlich erträgt er die Qual nicht länger. Nachlässig gekleidet in der Art, wie Shakespeare auch sonst unglücklich Liebende schildert, mit bleichem Antlitz, dringt er in Opheliens Zimmer ein, tritt mit jammervollem Blick und schlotternden Knieen an sie heran, ergreift ihre Hand, so dass sie sich nicht entfernen kann, lehnt sich zurück und betrachtet lange prüfend ihr Gesicht. Endlich, ihre Hand ein wenig schüttelnd und dreimal langsam mit dem Kopfe nickend, seufzt er tief auf. Dann lässt er die Hand los und geht langsam zur Thür, den Kopf über die Schulter zurückgewendet und bis zuletzt Ophelia anblickend.

Von ärztlicher Seite ist es für zweifellos erklärt worden, dass es sich hier um einen Fall von hysterischem Somnambulismus handle; die einleitende Attaque — die epileptoide Phase — sei als Vorfabel hinter der Scene zu denken, und nur der letzte Teil des Anfalls spiele sich in Ophelias Zimmer ab. Lässt denn aber das Zittern der Kniee, die Blässe des Gesichts und die Art des Abgangs nicht auch eine andre, minder gezwungene Deutung zu? Hamlet ist, dem übermächtigen Drange folgend, im vollen Schmerz aussichtsloser Liebe, der sich auch in der Blässe des Gesichts und bei seiner Nervenüberreizung in den schlotternden Knieen ausspricht, vor Ophelia getreten und umfasst mit einem langen Blick noch einmal das verlorene Glück. Diesen Verlust bestätigt er sich mit tiefem Seufzer und giebt dieser Bestätigung Ausdruck, indem er dreimal mit dem Kopfe nickt. Einen andren Zweck, als Ophelia nochmals zu sehen, hat er bei seinem Kommen nicht gehabt; ohne klaren Gedanken ist er der Übermacht des Triebes gefolgt. Reden darf er in diesem Augenblick nicht, auch wenn er dazu im stande wäre; was sollte er auch sagen? Liebesschwüre und Bitten wären gewiss nicht am Platze, und muss er nicht, wenn ihm diese Überlegung überhaupt kommt, im jetzigen Zustande fürchten, dass sein Gefühl, sobald es die Lippen überschreitet, auch sein furchtbares Geheimnis verraten wird? Hat er doch in den letzten schrecklichen Wochen erfahren, wie auch der feste Wille ihn nicht immer zum Ziele führt, und dadurch an Selbstvertrauen stark eingebüsst. Und soll er etwa nach dem Grunde ihrer Zurückhaltung fragen, nachdem die Schwachheit des Weibes für ihn auch diese kindlichen, geliebten Züge befleckt hat? Nein, er darf nicht klagen, nicht forschen; wie einst der Mutter, so gilt jetzt Ophelia gegenüber das Wort: brich, mein Herz, denn schweigen muss mein Mund. So geht er denn stumm zur Thür zurück; dass er dabei Ophelien mit den Blicken nicht loslässt, sondern über die Schulter zu ihr hinblickt, entspricht der Lage so völlig, dass ich gar nichts so Auffälliges darin sehen kann. Es ist ein wortloser, dem Seelenzustand Hamlets so angemessener Abschied von aller Liebeshoffnung, dass ich auch nichts von Verstellung oder gewollter Übertreibung darin finden kann, die Ophelia den Glauben hätte beibringen sollen, sein Wahnsinn habe seine Liebe zerstört. Wäre dies die Absicht gewesen, die Hamlet bewog, „ein wunderliches Wesen anzulegen,“ so würden die Schwierigkeiten der Erklärung nur wachsen. Soll Ophelia im Glauben an Hamlets Wahnsinn etwa Trost für ihr zerstörtes Lebensglück finden? Ophelia hat doch Hamlets Werbung zurückgewiesen; dass er trotzdem seine Bemühungen wiederholte, zeigte ihr, dass Untreue auf seiner Seite nicht im Spiel ist. Das werden selbst diejenigen nicht leugnen können, die Hamlets Versuche, mit Ophelia in Verbindung zu treten, der Absicht zuschreiben, Lebewohl zu sagen — auch in diesem Falle konnte ja Ophelia, die von der Erscheinung des Geistes nichts wusste, diese Absicht unmöglich ahnen. Und dass ihr Gram um den Verlust ihrer Liebe durch den Glauben an den Wahnsinn des Geliebten nicht gemildert, sondern aufs höchste gesteigert wird, sehen nicht nur wir aus dem Folgenden, sondern muss auch Hamlet erkennen, dessen schwache Seite verstandesmässiges Erfassen ja keineswegs ist.

Die Frage, wen Hamlets wunderliches Wesen täuschen soll, lässt sich sicher nicht damit abthun, dass man annimmt, nur Ophelia und Polonius seien durch die Maske des Wahnsinns getäuscht worden, und schliesst, dieselbe sei nur Ophelias wegen angelegt worden. Hält denn nicht auch der König Hamlet für wahnsinnig bis zu dem Augenblick, wo er denselben ohne dessen Wissen beobachten kann, thut es die Königin nicht noch länger und ebenso der ganze Hof? Wenn man aber fragt, warum und wozu will Hamlet den Wahnsinnigen spielen, so ist darauf zu antworten: er spielt ihn überhaupt nicht: er lässt sich nur gehen im Gefühl, dass die Annahme der Umgebung, er sei wahnsinnig, ihn vor schlimmerer Entdeckung schützen kann. Gewiss ruft er dadurch den Verdacht des Königs hervor, der ihn ausforscht, seine Maske durchschaut und dahinter verborgene und gefährliche Zwecke wittert. Aber das geschieht erst nach zwei Monaten und dadurch, dass der König ungesehen Hamlet belauscht: noch dazu wäre ohne den Diensteifer des Polonius, der eine kluge Vermutung bewähren will, der König in diese günstige Lage gar nicht gekommen. Was hätte aber Hamlet anders thun sollen? Wäre es etwa zweckmässiger gewesen, wenn er dem Gerüchte, er sei wahnsinnig geworden, entgegengetreten wäre? Freilich wäre das Gescheiteste gewesen, nach der Erscheinung des Geistes ruhig weiter zu leben, als wenn gar nichts geschehen wäre. Wenn nur der aufs tiefste erregte Hamlet dazu im stande gewesen wäre! Er hätte eben nicht Hamlet sein, nicht dessen leicht erregbare Nerven haben müssen, um den Groll und Abscheu vor dem entlarvten Oheim, die widerspruchsvollen Empfindungen gegen die Mutter unter der gleichmässigen Trauermiene zu verbergen, die man bis dahin an ihm gesehen hatte. Dass der König, den sein schuldbeladenes Gewissen misstrauisch gegen des allbeliebten Hamlet fortgesetzten Gram machen musste, auch ohne dessen wunderliches Wesen zu Aufpassern und Spähern greifen würde, war wohl mit Sicherheit anzunehmen. Eher konnte dies ausbleiben, wenn der König ihn für wahnsinnig und deshalb zu kühnem Anschlag ungeeignet hielt. So konnte es Hamlet denn nur für vorteilhaft halten, den Schein des Wahnsinns bestehen zu lassen und vielleicht durch Nachgeben gegenüber den eigenen Launen und Stimmungen selbst zu nähren. Ob er dies letztere mit Absicht thut, ist nicht einmal so ohne weiteres sicher. Seine Bitte, ihn nicht zu verraten, wie fremd und seltsam er sich nehmen möge, da es ihm vielleicht in Zukunft dienlich scheine, ein wunderliches Wesen anzulegen, lässt auch eine andere Auslegung zu. Er fühlt, dass er der Umgebung, die von seinem Erlebnis nichts weiss und daher seine nicht zu verbergenden Stimmungen und sein verändertes Benehmen sich nicht erklären kann, oft seltsam erscheinen wird. Sollte dies eintreten, so sollen die Freunde schweigen. Dies Verlangen drückt er so aus: Schwört mir, so Gott euch helfe, wie fremd und seltsam ich mich nehmen mag...... Da fällt ihm ein, dass er den Freunden eine Erklärung schuldet, wie er zu solcher Voraussetzung komme, vielleicht glaubt er auch in ihren Mienen ein Erstaunen hierüber zu lesen; darum schneidet er alle etwaigen Fragen rasch damit ab, dass er erklärend mit ironischer Selbstverspottung fortfährt: da mir's vielleicht in Zukunft dienlich scheint, ein wunderliches Wesen anzulegen. Als ob dies in seiner Wahl stände! Aber soll er den Freunden erst auseinandersetzen, dass er den Schein des Wahnsinns, den er möglicherweise infolge des Eindrucks dieser Nacht nicht vermeiden könne, ohne Widerspruch auf sich nehmen wolle? Und das in diesem Augenblick auseinandersetzen, wo ihm alles darauf ankommt, die Freunde rasch durch einen Eid zu fesseln, um allein und ungestört aufzuatmen? Doch möge man meine Auffassung dieser Stelle teilen oder nicht, von Bedeutung ist allein, dass Hamlet sich nicht absichtlich wahnsinnig stellt — am wenigsten, um Ophelia zu täuschen —, sondern dass er den Schein des Wahnsinns, den sein überreiztes Wesen hervorruft, nur benutzt und höchstens gelegentlich verstärkt, indem er sich seinen Stimmungen zügelloser hingiebt und sich weniger zusammennimmt, als ihm möglich gewesen wäre.

Die Gespräche mit Polonius, Rosenkranz und Güldenstern (II, 2) bieten uns sofort erwünschte Gelegenheit, zu untersuchen, ob Hamlet wirklich sich mehr als nötig gehen lässt, in der Absicht, den Anschein des Wahnsinns zu verstärken. Da Polonius seinen Geisteszustand gleich anfangs prüfen will: „Kennt ihr mich, mein gnäd'ger Herr?“ so können wir es dem Prinzen wirklich nicht übel nehmen, wenn er diese vorwitzige und respektwidrige Frage damit beantwortet, dass er den alten Herrn für einen Fischhändler erklärt und in gleichem Spott das ihm aufgedrungene Gespräch fortsetzt. Denn da er den Polonius nicht nur wegen dessen Wichtigthuerei und Geschwätzigkeit lästig findet, sondern auch in ihm den argwöhnischen Vater sieht, der ihm Ophelia entfremdet hat — dies zeigt die ironische Warnung, er möge seine Tochter nicht in die Sonne gehen lassen, da sie empfangen könnte —, so lässt er seinem Unmut gegen den Störer seiner Musse freien Lauf und überschüttet ihn mit beissenden Bemerkungen. Doch stellt er sich so wenig wahnsinnig, dass selbst Polonius, der gewiss nicht ohne Vorurteil an die Prüfung seines Geisteszustandes herangegangen ist, die Methode in seinem Wahnsinn und das Treffende in seinen Antworten hervorhebt. Auch als Rosenkranz und Güldenstern kommen, giebt sich Hamlet keine Mühe, seine Stimmungen und die ihm aufsteigenden Gedanken zu verbergen, aber eine gewollte Übertreibung ist nirgends zu entdecken.

Wenn er den Jugendgefährten, die ihn auszuhorchen gesandt sind, als Ergebnis der langen sehr verständig und über die Theaterverhältnisse sehr eingehend geführten Unterhaltung aufbindet, er sei nur wahnsinnig bei Nordnordwest; bei Südwind könne er einen Falken, also einen Vogel, der auf fremden Befehl ausfliegt, von einem Reiher unterscheiden, so will er mit diesem offenbaren Hohn sie gewiss nicht von seinem Wahnsinn überzeugen. Die Abgesandten berichten zwar nachher (III, 1) dem König, dass Hamlet sich mit verstelltem Wahnsinn (with a crafty madness) ferngehalten habe, wenn sie ihn zum Geständnis seines wahren Zustandes bringen wollten. Wenn er aber sie, wie vorher den Polonius, mit dem Wahnsinn, den sie bei ihm suchen, in so durchsichtiger Weise aufzieht, so werden wir darin sicher nicht Verstellung erblicken können, die noch dazu so kläglich ausgefallen wäre, dass sie nicht einmal Rosenkranz und Güldenstern, die „mittelmäss'gen Söhne dieser Erde", täuschen konnte.

Diese Scenen dienen dazu, uns Hamlet in seinem gegenwärtigen Zustande vorzuführen. Die Traurigkeit, die er seit seiner Rückkehr nach Helsingör empfunden und deutlich zur Schau getragen, hat sich nicht verloren, die veränderte Anschauung und Schätzung, die ihm früher die Welt als wüsten Garten zeigte, von verworfnem Unkraut gänzlich erfüllt, drückt er jetzt, Rosenkranz und Güldenstern gegenüber, noch stärker, freilich auch objektiver aus, indem er den hohen Wert der Welt und des Menschen von dem verzerrten Spiegelbilde in seinem Geiste scharf unterscheidet. Die weltschmerzliche Stimmung, die er bereits vor der Enthüllung des Geistes in so starkem Masse empfand, hat eine Verschiebung erfahren, da er die eigne Gemütslage (disposition), nicht das Wesen der Dinge als Grund seiner veränderten Schätzung betont. Dass es an ihm, an seinem seelischen Zustande, nicht an den Verhältnissen liegt, wenn er die übernommene Aufgabe noch nicht weitergeführt hat, fühlt er sehr eindringlich, wie die späteren Selbstgespräche zeigen; das Nachsinnen hierüber musste ihn auch darauf führen, inwieweit der Gegensatz zwischen seiner früheren und seiner jetzigen Weltanschauung durch eine in ihm selbst vorgegangene Änderung bedingt sei. Ausser diesen Ergebnissen eingehenden Nachdenkens über den eignen Zustand sehen wir, wie Hamlet sich seinen Einfällen und Stimmungen unbedenklich überlässt und weder eine Bosheit noch eine sich ihm auf die Zunge drängende Bemerkung über sich oder andre so leicht zurückhält. Ob diese ihn verstehen oder nicht, ist ihm gleichgiltig, auch seine Witze sind nicht darauf berechnet, aufgefasst zu werden, sondern ihn zu erleichtern. Er selbst führt das Gespräch mit den Jugendfreunden, einmal gewiss als der Höherstehende, sodann aber auch, weil sich ihm von deren behaglicher Selbstzufriedenheit seine so völlig davon verschiedene Gemütslage um so deutlicher abhebt, und er diese Erwägungen unbekümmert um die Gegenwart der andren näher verfolgt. Die Nachricht von der Ankunft der Schauspieler dagegen fesselt seine Teilnahme. Angenehme Erinnerungen steigen in ihm auf, er spricht angeregt über die Theaterverhältnisse, und die hierdurch geweckte Stimmung bringt ihn rasch dazu, eine Stelle aus einem ihm lieben Trauerspiel vorzutragen und sich vortragen zu lassen. Während dessen ist ihm gewiss die Rachepflicht aus dem Gedächtnis geschwunden, sein leicht erregbares Gefühl hat ihn fortgerissen, und wir haben hier ein Beispiel des „viehischen Vergessens“, dessen er sich später anklagt. Dass dies aber nur vorübergehend ist, und dass im Grunde seines Herzens auch jetzt die Rachegedanken lauern, zeigt sich deutlich, indem die Ergriffenheit des Schauspielers ihm sofort den Plan eingiebt, das Schauspiel zur Schlinge für das Gewissen des Königs zu machen. Dass dieser Gedanke ihm nicht erst während des folgenden Monologs durch den Kopf schiesst, ersehen wir daraus, dass er den einen Schauspieler zurückhält und ihm im Geheimen aufträgt, ein bestimmtes Stück für den nächsten Abend vorzubereiten und zwar mit einer Einlage von zwölf bis sechzehn Versen, die er, Hamlet, selbst abfassen will. Nur kann er diesen Plan uns selbstverständlich erst dann enthüllen, als er allein ist. Sein Monolog enthält die Gedanken, die ihn zu dem raschen Entschluss bewogen haben, aber er führt nicht erst zu diesem Entschluss. Er geht von der Leidenschaft aus, in die der Schauspieler sich hineinzuzwingen vermochte. Hätte derselbe gar Hamlets Veranlassung zur Entfaltung der Leidenschaft, so würde er mit grausenerregenden Worten den Schuldigen zum Wahnwitz treiben. Hamlet selbst aber kann nichts sagen trotz der Nötigung dazu. Der Ausdruck „sagen“ ist hier durch das Vorhergehende bedingt, da so der Vergleich mit dem Schauspieler, dessen Leidenschaft im Reden sich äussert, kräftiger hervortritt, aber er schliesst, soweit er Hamlet betrifft, das Handeln ein. Das zeigt die Fortsetzung. Denn als Hamlet nun nach einem Beweggrund für sein Unterlassen sucht und die Frage, ob er ein Feigling sei, damit beantwortet, dass allerdings etwas in ihm fehlen müsse, was in andren zur Vergeltung einer Kränkung führt, sieht er diese Vergeltung nicht in Reden, sondern in der Ermordung des Königs. In Worten muss er sein Herz entladen, weil er nicht handeln kann. Dann aber geht er rasch auf seinen Plan ein. „Auf, mein Kopf!“ d. h. auf an die Verse, die die Rache fördern sollen! Diese Förderung sieht er in der Hebung eines Zweifels, der ihn bisher vom Handeln abgehalten hat. Er hat Grund zur Annahme, der König werde, wenn er das Abbild seines Frevels im Drama sieht, stutzen und auf diese Weise dem Zuschauer, der vom Morde weiss und genau aufpasst, die Unthat verraten. Damit wäre allerdings der Einwand abgethan, ob der Geist nicht etwa ein Teufel gewesen sei, der sich Hamlets Schwachheit und Melancholie zu Nutze gemacht hätte.

Dieser Zweifel an der Erscheinung des Geistes taucht sicher nicht plötzlich während des Monologs in Hamlet auf. Zwar hat man gemeint, er solle nur als Vorwand dienen, da Hamlet in Wahrheit mit dem Schauspiel nur den Zweck verfolge, dem König das ins Gesicht sagen zu lassen, was er aus Furcht vor den Folgen nicht selbst aussprechen möge. Aber liegt denn die Möglichkeit, dass die Erscheinung des Geistes auf Täuschung beruhe, wirklich so fern, dass Hamlet in den verflossenen zwei Monaten, wo sein Denken immer wieder auf das Gebot des Geistes zurückkam, gerade auf diesen Gedanken nie soll verfallen sein, der ihm doch, als er das Gespenst zuerst erblickte und beschwor, sofort auftauchte? Er ist doch nicht erst seit heute der Ansicht, dass der Teufel Gewalt hat, sich in lockende Gestalt zu verkleiden, und dass derselbe sehr mächtig ist bei schwachen und melancholischen Lebensgeistern, wie sie Hamlet bei seinem Gram um die Heirat der Mutter schon vor der Erscheinung des Geistes sich zuschreiben musste. Dass der Dichter uns jenen Zweifel erst jetzt kund thut, ist doch kein Grund, uns denselben erst jetzt entstanden zu denken. Wann hätten wir denn vor diesem Monolog davon erfahren sollen? Wir sind ja seit dem Schluss des ersten Aktes zum erstenmal allein mit Hamlet, der weder mit Polonius noch mit Rosenkranz und Güldenstern sich über jenes Erlebnis unterhalten konnte. Dass er für gewöhnlich an der Wahrhaftigkeit jener Erscheinung festhält, wird gewiss nicht bestritten; das schliesst aber nicht aus, dass Augenblicke kommen und sogar bei der Natur unsres Helden kommen müssen, wo der Zweifel auch in diese Form sich kleidet und damit die Entschliessung noch mehr lähmt. Wenn gesagt wird, der Dichter müsste uns Hamlet alsbald mit diesem Zweifel und dem Bemühen, ihn zu klären, vorgeführt haben, so ist darauf zu erwidern, dass uns der Dichter von dem Sturm, der Hamlets Seele in den zwei Monaten nach der Erscheinung des Geistes durchtobt hat, in den Monologen die sichtbaren Spuren, darunter auch diese, aufweist, im übrigen aber mit Recht die Zeit von der Bühne ausgeschlossen hat, in welcher Gedanke mit Gedanken erfolglos stritt, ohne einen Fortschritt der Handlung zu bewirken. Aber, so heisst es, auch die Anordnung des Schauspiels vor dem König hat, wenn wir genauer zusehen, einen solchen Zweifel nicht zum Grunde und zielt nicht darauf ab, einen Beweis zu erbringen. Erst, nachdem das Schauspiel angeordnet ist, spreche Hamlet zum erstenmal Zweifel an der Glaubwürdigkeit des Geistes aus. Bis dahin habe er an diesen geglaubt, sage er doch selbst vorher, dass er den Grund und das Stichwort zur Leidenschaft habe, und ergehe sich in den heftigsten Schmähungen gegen sich selbst, weil er nicht Rache übe: ein Zweifel am Geiste und an der Wahrheit seiner Enthüllung sei also schlechthin undenkbar. All dies ist richtig. Als Hamlet dem Schauspieler seine Anordnungen giebt in der Absicht, die Macht des Dramas zur Förderung der Rache zu benutzen, ist er gewiss der Überzeugung, dass der Geist ein ehrliches Gespenst war. Ebenso behandelt er in seinem Selbstgespräch die Ermordung seines Vaters als feststehende Thatsache. Aber hindert dies die gleichzeitige, auf Selbsterfahrung beruhende Überzeugung, dass ihm trotzdem, sobald er näher an die Ausführung der Rache gehen will, der gegen seinen Willen aufsteigende Zweifel das Vollbringen lähmen wird? Gerade dies peinigt ihn ja, dass er trotz wirklicher Veranlassung nicht vermag, seine Seele nach eignen Vorstellungen so zu zwingen, wie der Schauspieler bei einer blossen Dichtung, einem Traum der Leidenschaft, es vermochte. Von den vielen Zweifeln, die seine Unthätigkeit veranlassen, hofft er nun wenigstens einen und zwar einen sehr wesentlichen zu beseitigen. Wie sich später zeigt, ist damit der Bann nicht gebrochen, der Hamlet von der Erfüllung seiner Aufgabe abhält, aber jetzt erscheint ihm dieses Hindernis, dessen Hemmkraft er oft genug zu seiner Verzweiflung empfunden hat, als so schwerwiegend, dass er nach dessen Hebung seinen Weg zu wissen glaubt.

Die Veranstaltung des Schauspiels entspringt einer ähnlichen Empfindung, wie das Herausziehen der Schreibtafel nach dem Verschwinden des Geistes. Dass Jemand lächeln kann und immer lächeln und doch ein Schurke sein, weiss Hamlet, auch ohne es niederzuschreiben. Aber da seine Gedanken sich um die rasche Heirat der Mutter ohne festes Ergebnis gedreht haben und trotz aller Vermutung die Schuld des Oheims ihm immer wieder entschlüpft ist, so oft er sie zu streifen glaubte, fürchtet er auch nach der Enthüllung des Geistes ein Gleiches und will sich durch ein schriftliches Zeugnis, das nicht wie Worte und Gedanken verweht, vor künftigem Zweifel schützen. So, hofft er, wird das Gebot des Geistes ganz allein im Buche seines Hirnes leben, und alle Vorstellungen, die es beeinträchtigen könnten, werden vor diesem greifbaren Zeugnis verstummen müssen. Diese Hoffnung hat sich als Täuschung erwiesen. Wieder sucht Hamlet nach einem Augenzeugnis, weil er sich nicht traut, sondern weiss, dass der brennende Drang nach Rache zur Durchführung nicht genügt. Aus allen hemmenden Erwägungen heraus sehnt er sich nach Grund, der sichrer ist und jedes Bedenken ausschliesst. Das schlechte Gewissen des Königs, das er voraussetzt, das er durch das Schauspiel wie in einer Schlinge zu fangen gedenkt, will er mit Augen sehen, alsdann glaubt er seine Seele zu der eignen Vorstellung zwingen zu können.

Dass dasselbe Mittel, das ihm den Weg zum Handeln frei macht, dem lächelnden, verdammten Schurken das Lächeln verleiden, den Mörder in seiner behaglichen, sorglosen, lächelnden Sicherheit treffen und zu Boden werfen kann, mag ihm daneben vorgeschwebt und ihm das Schauspiel noch mehr empfohlen haben. Aber als seine Absicht spricht er nur aus, die Blicke des Oheims zu beobachten und ihn bis ins Leben zu prüfen, um sich so von der Wahrhaftigkeit des Geistes zu überzeugen und Grund zu erhalten, der sichrer ist. Wir aber thun am besten, uns die in den Monologen ausgesprochenen An- und Absichten zur Richtschnur zu nehmen; denn mit Recht hat man gesagt, dass jede Charakteristik Hamlets falsch ist, die Absichten in ihm erblickt, die mit seinen Monologen im Widerstreit sind, sei es, dass man ihm Motive zuschreibt, von denen seine Monologe nichts wissen, oder dass man ihm Motive abspricht, von denen seine Monologe erfüllt sind.

So ist denn der Zweifel Hamlets an der Wahrheit des Verbrechens weder durch eine momentane Situation eingegeben, noch zu einem momentanen Zweck von ihm festgehalten, sondern der Moment gestattet die Beseitigung des Zweifels und wird deshalb von Hamlet benutzt. Aber das ist richtig: ernstlich hält Hamlet den Zweifel nicht für begründet, das wird durch den ganzen Monolog bewiesen. Wenn er den Zweifel also doch ausspricht und nach dessen Beseitigung seinen Weg zu wissen glaubt, so muss derselbe ihm bisher das Betreten dieses Weges unmöglich gemacht haben.

Der dritte Akt führt uns die Ereignisse des nächsten Tages vor. Zunächst wird versucht, durch Ophelia den Grund des vermeintlichen Wahnsinns aus Hamlet herauszulocken. Dieser weiss nicht, dass er von Polonius und dem König belauscht wird. Vor seiner Unterredung mit Ophelia erwägt er die Frage des Selbstmords. Seine Stimmung ist also wieder umgeschlagen, die Hoffnung, den einen Zweifel endgiltig loszuwerden, schützt ihn nicht vor Lebensüberdruss. Was hat diese Wandlung bewirkt? Mich dünkt, eine Erklärung ist nicht so schwierig. Hamlet hat uns verlassen, um in das bestellte Drama einige Zeilen einzufügen, welche die Ähnlichkeit der Fabel mit der Mordthat des Oheims vollenden sollen. Bei dieser Arbeit musste ihm die Vergangenheit ganz besonders lebendig werden, alle die unsagbar quälenden Empfindungen, die schon früher Selbstmordgedanken in ihm geweckt hatten, mussten in ihm aufsteigen und zwar jetzt mit doppelter Gewalt, da er inzwischen trotz der Klarheit, die er über das schreckliche Ereignis erlangt, nicht zur That kommen konnte, die Unmöglichkeit also, sich durch Handeln zu entlasten, aus der Aussenwelt in sein Inneres verlegt sieht. Das Misstrauen, das er aus der bisherigen Unthätigkeit gegen sich schöpft, mag zugleich seine Schatten auf den Erfolg des heutigen Abends vorauswerfen und ihm auch die hiervon erhoffte Sicherheit als fragwürdig erscheinen lassen. Hierauf weist die Überschwänglichkeit hin, mit welcher er später vor dem Beginn des Schauspiels die Festigkeit und den Gleichmut Horatios preist. Da der Augenblick zu solchem Lobeserguss sonst sehr wenig geeignet ist, kann man den Anlass dazu nur in Hamlets Bewusstsein seiner Unsicherheit sehen, in dem ahnenden Gefühl, trotz allem später vielleicht eines fremden Zeugnisses als Schutzwehr gegen neue Bedenken zu bedürfen.

Dass die allgemeinen Betrachtungen des Monologs mit den Erlebnissen und der Aufgabe Hamlets nicht nur durch dessen Stimmung in Zusammenhang stehen, sondern überall die persönliche Lage des Redenden widerspiegeln, habe ich teilweis schon früher ausgeführt, als es galt, die Unthätigkeit Hamlets zwischen dem ersten und zweiten Akt zu erklären. Hamlets jetzige Lage besteht darin, dass er trotz bestem Willen ein Unternehmen, das Mark und Nachdruck verlangt, nicht vorwärts bringen kann, weil sich zwischen Entschluss und Ausführung Bedenken drängen, die den Willen verwirren. Werden diese Bedenken auch als feig oder als krankhaft angesehen, sie üben trotzdem ihre lähmende Macht aus. So jetzt besonders das Bedenken, ob der Geist ein ehrliches Gespenst war oder ob der Teufel Hamlets Schwäche und Melancholie benutzt hat, um dessen Groll und uneingestandenes Rachegelüst gegen den Oheim zur That zu steigern. Dann führte die Aufgabe, die Hamlet auf sich genommen, zur Verdammnis. Gerade heute, wo das Schauspiel diesem Zweifel ein Ende machen soll, muss die Aufmerksamkeit auf ihn besonders gerichtet sein und er daher sich am stärksten dem Gemüt einprägen. Gilt doch das, was dem Tode folgt, als unentdecktes Land, von dess' Bezirk kein Wandrer wiederkehrt; aus dieser Erwägung schöpft der Zweifel, ob der anscheinende Wandrer aus jenem Lande nicht etwa der Teufel war, stets neue Kraft. Solche quälenden Gedanken, die trotz der Überzeugung von ihrer Unwahrheit sich auf die nicht ganz aus dem Buche des Hirns wegzulöschende gemeine Erfahrung berufen und so durch Lähmung des Entschlusses zwingen, die Pfeil' und Schleudern des wütenden Geschicks ohne die Möglichkeit des Widerstands zu erdulden, legen es nahe, die Art des Widerstands zu wechseln und, statt das Lebensschiff steuerlos einer See von Plagen zu überlassen, von vornherein sich gegen diese zu waffnen und dem Leben ein Ende zu machen. Dann wären der Spott und Hohn der Gegenwart, des Königs drückendes Unrecht, die Schmach, die in der Herrschaft dieses Mannes liegt, die Pein der von Ophelia verschmähten Liebe, der Aufschub der rechtmässigen Strafe für den Brudermord, die Unverschämtheit der Beamten (wie die Untersuchung von Hamlets Geisteszustand durch Polonius und das Nachspüren durch die Beauftragten des Königs, denen gegenüber der Prinz sich schon früher über sein abscheuliches Gefolge beklagt hat), kurz, die Fusstritte, die Hamlet, der sich der Krone würdig fühlt und dazu berufen schien, von den unwürdigen Inhabern der Macht schweigend hinnehmen muss, sie alle wären dann zu Ende, die Lebensmühe in Ruhe und Schlaf aufgelöst. Aber wer bürgt dafür, dass die quälenden Gedanken nicht auch in diesem Schlafe als böse Träume auftauchen? So ist auch hier das Gewissen die Ursache, dass Hamlet sich der See von Plagen waffenlos überlässt: wie es das Unternehmen gegen den König durch die unwillkürliche, wenn auch unbegründete Furcht vereitelt, der Teufel könne die bösen Gedanken Hamlets aufgestachelt haben zu einer That, die die Verdammnis herbeiführen soll, so hindert es den von dem Ewigen verbotenen Selbstmord durch die Erwägung, dass die gewaltsame Abschüttelung der Lebensqual nicht Ruhe, sondern neue, wenn auch unbekannte Qual eintauscht.

Dies ist Hamlets jetzige Lage, wie sie durch die allgemeinen Betrachtungen dieses Monologs deutlich hindurchscheint und die Frage aufwerfen lässt, ob Selbstmord oder Dulden edler sei. Denn nicht darum handelt es sich, was leichter oder bequemer, sondern darum, was einem edlen, aber gebrochenen und kampfunfähigen Gemüt angemessener ist. Die Entscheidung lautet: derselbe Grund, der mein Handeln oder, allgemein ausgedrückt, grosse Unternehmungen lähmt, verbietet auch den Selbstmord. Der Edle muss dem Gewissen folgen; dieses hindert in uns allen den sonst so naheliegenden Entschluss zum Selbstmord, wie es manchmal, d. h. im vorliegenden Falle, das Handeln für ein edles Gemüt unmöglich macht durch Einwürfe, die, im Grunde nichtig, sich auf die gemeine Erfahrung stützen und deshalb nicht durch Denken zu beseitigen sind. Fassen wir dies so auf, so verliert nicht nur die Erwähnung des unentdeckten Landes, von dess' Bezirk kein Wandrer wiederkehrt, das Befremdliche, sondern gerade die alltägliche Wahrheit, die darin ausgedrückt ist, leitet vorzüglich dazu über, dass dem Gewissen nachher die Vereitelung der grossen Unternehmungen zugeschrieben wird; verwirrt doch diese Wahrheit nicht nur den Willen zum Selbstmord, dessen Folgen sie in schauerliches Dunkel hüllt, sondern auch Hamlets Willen zur Rache, die sie nicht als gottgeboten, sondern als Teufelswerk erscheinen lässt. In beiden Fällen hebt sie den Willen nicht auf, aber sie verwirrt ihn, d. h. hindert seine Durchführung.

Hinfällig wäre der Einwand, dass in der ersten Ausgabe des Hamlet dieser Monolog nicht an seiner jetzigen Stelle, sondern vor der Unterredung Hamlets mit Polonius steht. Wohl mag Hamlet bei dieser Anordnung seine Betrachtungen an das Buch anknüpfen, in dem er bei jener Gelegenheit liest, und dies Buch mag auch vom Sein und Nichtsein handeln, aber dies ist kein Grund, dass nun der Inhalt des Monologs allein als Ausfluss der vorangehenden, Hamlets Stimmung entsprechenden Lektüre gedacht werden müsste, es kann höchstens als Grund dafür gelten, dass Hamlet die durchwegs auf seine eigene Lage und auf seinen eigenen Gemütszustand bezüglichen Erwägungen in der Form allgemeiner Betrachtung vorbringt. Denn die Vorgänge in seinem Innern, die er uns in dem Monologe enthüllt, kennt er ja nicht erst seit gestern, der Druck, der von aussen auf ihm lastet, seine Todessehnsucht, die Bedenken, die ihn von der gewollten Handlung immer von neuem ablenken, alles das hat ihn lange beschäftigt. Wohl aber darf man vielleicht eine Ursache für die Verlegung des Monologs an die jetzige Stelle gerade in der Erwähnung des Landes sehen, von dem kein Wandrer wiederkehrt. Vor der Unterredung mit Polonius im zweiten Akt hatte Hamlet seine Zweifel an der Glaubwürdigkeit des Geistes dem Zuschauer noch nicht geäussert: im dritten Akt sind wir damit vertraut und können daher in der allgemeinen Wahrheit, dass die Geister Verstorbener nicht wiederkehren, das Bedenken erkennen, womit Hamlets Gewissen das grosse Unternehmen aus seiner Bahn lenkt.

Dem Monologe folgt in unsrem jetzigen Texte das Gespräch mit Ophelia. Diese reizt unbewusst gleich anfangs Hamlets Unmut, indem sie seine Geschenke zurückliefern will und auf seine Abweisung eine Begründung jener Zurückgabe ausspricht, die ihn vor den Kopf stossen muss. Denn nicht er hat sich unfreundlich gezeigt, sondern sie hat seine fortgesetzten Annäherungsversuche zurückgewiesen, welches auch der Zweck derselben gewesen sein mag. Die von ihr harmlos gemeinte und ihrer Ratlosigkeit entschlüpfte Verdrehung dieses Thatbestandes muss ihm daher als bewusste Lüge, ja als Hohn erscheinen. Statt sich in eine Widerlegung ihrer Behauptung einzulassen, wie sie hofft, antwortet er mit scharfem Spott: denn er ist in seinem jetzigen Zustand nicht fähig, seine augenblicklichen Empfindungen zurückzuhalten, und gerade der Geliebten gegenüber, die ihn im Unglück verlassen hat und jetzt sich über ihn lustig zu machen scheint, wallt die Bitterkeit hoch auf, so dass er den vermeinten Hohn verschärft zurückgiebt. Als sie nun gar auf sein Geständnis, dass er sie einst geliebt habe, erwidert: „in der That, ihr machtet's mich glauben,“ kränkt ihn dies in seiner Verstimmung noch mehr. Er sieht darin einen Zweifel an seiner Liebe, wozu er keinen Grund gegeben hat, und das bei ihr, deren Verhalten in der That Zweifel an der Stärke ihrer Liebe wecken konnte. So höhnt er denn weiter, sie hätte ihm nicht glauben sollen, er sei ja nicht tugendhaft wie sie, in Wahrheit habe er sie gar nicht geliebt, und fährt dann im selben Ton fort, Ophelia gehöre in ein Kloster, nicht in diese Welt, wo auch die Tugendhafteste nur Sünder gebären könne. Die Fehler, die er demgegenüber an sich aufzählt, Stolz, Rachsucht und Ehrgeiz, sind nicht aus der Luft gegriffen: Hamlet übertreibt wohl seiner Stimmung entsprechend oder er sagt im Spott das Gegenteil von dem, was er meint, aber eine Beziehung zur Wirklichkeit hält er stets fest. Hier übertreibt er absichtlich, um damit das Misstrauen gegen ihn, das er der Ophelia nochmals anrät, spöttisch zu begründen. Auch hier folgt, wie oben, die Mahnung, in ein Kloster zu gehen. Dann fragt Hamlet nach Polonius, den er ja als den Urheber ihrer Sinnesänderung ansieht: der soll den Narren nur im eigenen Hause spielen. Dort hat er sich ja lächerlich genug gemacht, indem er Ophelia dem einen Hamlet abspenstig machte, während doch alle andren Männer ebenso ausgemachte Schurken sind, und es für einen so streng denkenden Vater also nur folgerichtig wäre, die tugendhafte Tochter gleich ins Kloster zu schicken. In der Ehe könnte sie der Verleumdung nicht entgehen, oder vielmehr, so steigert Hamlet seinen Unmut immer mehr, die Tugend selbst würde in der Ehe verloren gehen, er hat als Beispiel ja die eigene, früher auch tugendhafte Mutter und weiss — eine weitere Steigerung — damit Bescheid, dass alles am Weibe nur Schein und Verstellung ist. Das hat ihn toll gemacht. Wir sehen wieder, wie Hamlet überall seinen Hohn auf Wahrheit gründet. Die Veränderung in seinem Geiste, die er in der krankhaften Unfähigkeit, seinen Willen zur That durchzusetzen, nur zu gut fühlt, ist allerdings durch die

Doppelrolle seiner Mutter hervorgerufen und vielleicht durch die der Ophelia verschärft worden. So schliesst er denn mit einer Anspielung auf seine Aufgabe: „wer schon verheiratet ist, alle ausser einem, soll das Leben behalten,“ und mit der Folgerung aus dem Gesagten: „in ein Kloster, geh.“

Das Gespräch zeigt uns Hamlets Reizbarkeit; aus kleinem Anlass, der Verstellung Ophelias, als sei sie ganz unschuldig an seinem Fernbleiben, steigert sich sein Unmut zu immer grösserer Heftigkeit: er hört bald kaum noch Ophelias leise Antworten, sondern lässt Zorn und Spott immer ungezügelter herausbrechen. Aber wenn auch Ophelia Sinn und Klarheit vermissen und den Geliebten für wahnsinnig halten muss, wir können überall den Zusammenhang verfolgen, und wir wissen, dass Hamlet, wenn er davon spricht, dass die Verstellung des Weibes ihn wahnsinnig gemacht hat, eine ganz andre Art des Wahnsinns meint, als Ophelia. Er wirft nicht in anscheinend verwirrter Weise die Glieder des Gesprächs durcheinander, um den Eindruck von Geistesstörung hervorzurufen, sondern die Erregung geht mit ihm durch, und so wenig beabsichtigt er sich zu verstellen, dass er die Wirkung auf Ophelia gar nicht beachtet und sich in Hohn und Unmut nur ergeht, um in Worten sein Herz zu entladen. Hätte er dabei an Ophelia gedacht und sich ihren Gemütszustand bei seinen Worten vergegenwärtigt, so wäre sein Verhalten einige Stunden später beim Wiedersehen vor dem Schauspiel unbegreiflich. Gewiss ist er dort mit andren Dingen beschäftigt und achtet kaum auf Ophelia, aber dass er dies kann, beweist doch, dass er sich in die Seele der Geliebten in seiner Erregung gar nicht hineinversetzt hat und, ohne Ahnung von der notwendigen Wirkung seiner Worte, nur glaubt, Gleiches mit Gleichem vergolten zu haben.

Denn dies liegt allerdings in seiner Absicht. Die Aufforderung, in ein Kloster zu gehen, giebt sich schon durch ihre häufige Wiederholung als den treffendsten Ausdruck der Stimmung Hamlets kund. Man hat darin Eifersucht sehen wollen, die keinem andren die Geliebte gönnt, weltfeindliche Sorge, die in der Freistatt des Klosters allein auf dieser Erde Frieden erblickt, Liebe, welche Ophelien vor der nahen Umwälzung des Hoflebens bewahren will; alle diese Empfindungen mögen unbewusst mitspielen und Hamlet gerade auf jene Worte den Nachdruck legen lassen, im Vordergrunde steht aber das Gefühl der Kränkung über den unbegründeten Spott der Geliebten. Wissen wir doch alle, dass eine Kränkung von lieber Seite ganz anders schmerzt, als wenn die gleiche Beleidigung von gleichgiltigen Menschen ausgeht. Kann nun schon ein Gesunder eine vermeintliche Unvollkommenheit der Geliebten schwer mit Ruhe ertragen, wenn dieselbe ihn unerwartet trifft und eine leicht verletzliche Stelle berührt, wie viel mehr wird ein reizbarer Mensch wie Hamlet ausser sich geraten und in leidenschaftlichen Worten seinem Unmut Raum geben, wobei dann auch Gedanken, die ursprünglich von Liebe und Sorge eingegeben sind, sich in Bitterkeit und Hohn verkehren. Hier wird ja gerade Hamlets wundester Punkt gereizt. Die Heuchelei und Lüge, die ihm überall begegnet und der er überall nachdrücklichst entgegentritt, vor der er sich zu Ophelia zu flüchten gewohnt war, glaubt er nun auch bei ihr zu erkennen. Auch sie ist von dem Scheinwesen des Hofes angesteckt und kommt ihm mit einer Unwahrheit entgegen, um das unangenehme Bekenntnis ihrer Abweisung seiner Annäherungen zu vermeiden, Grund genug für ihn, um so mehr in Zorn zu geraten, je mehr er sie geliebt hat und von ihrer Reinheit und Wahrhaftigkeit überzeugt gewesen ist.

Dass die hier dargelegte Auffassung die richtige ist, wird durch das Urteil des Königs bestätigt. Dasselbe beweist einmal, wie schon von andrer Seite richtig hervorgehoben worden ist, dass in der ganzen Scene in Worten, Ton, Mienen, Bewegungen nichts enthalten ist, was auf Hamlets Liebe hindeutete, sodann aber auch, dass „was er sprach, obwohl ein wenig wüst, nicht wie Wahnsinn war“. Keineswegs also hat Hamlet es darauf abgesehen, den Eindruck von Geistesstörung hervorzurufen. Gewiss ist er über Ophelia aufgebracht, und dies Gefühl steigert sich bei ihm zur Leidenschaft, die formlos heraussprudelt, auch der Wille, zu strafen und zu kränken, ist gewiss bei Hamlet vorhanden, aber die weitere Wirkung seines Verhaltens überlegt er nicht. Das Austoben entlastet ihn, aber Wahnsinn zu heucheln, um auf diese Weise Ophelien noch tiefer zu treffen, liegt ihm fern, zu einer wirklichen Verstellung ist er zudem in seiner Erregung unfähig. Sollte er aber gar im Auge gehabt haben, das Gerücht von seinem Wahnsinn zu bekräftigen und durch Ophelia weitertragen zu lassen, so würde er die Drohung gegen den König gewiss nicht einmal versteckt ausgesprochen haben, sie hätte gerade bei Ophelias Unverständnis alsdann doch auch mitverbreitet werden müssen.

Des Königs Urteil lautet dahin, dass Hamlets Schwermut über einem gefährlichen Unternehmen brüte, und dass den wüsten, d. h. formlosen Erguss ein etwas bewirkt habe, was in seinem Herzen stecke, worauf sein Kopf beständig hinarbeitend ihn so sich selbst entziehe. Die Folge des rastlosen Arbeitens, d. h. die gemütliche Überreizung ist also auch nach der Ansicht eines genauen Beobachters schuld an der Erregbarkeit, die den Prinzen eben so ganz aus seiner gewohnten

Haltung gebracht hat. Dass der König zum Schluss sagt: „Wahnsinn bei Grossen darf nicht ohne Wache geh'n," drückt nicht eine Änderung seiner Auffassung aus, sondern bezeichnet nur den Vorwand, den er für die geplante Sendung Hamlets nach England bereit hält.

Nachdem Hamlet sich durch den Ausbruch von seinem Unmut befreit hat, treffen wir ihn am Abend desselben Tages in eifrigem, aber besonnenem Gespräch mit den Schauspielern. Er ist sich klar über das, was er erwartet. Die Entscheidung, ob der Geist sein Vater oder der Teufel war, sucht er durch das Schauspiel nicht in dem Sinne, als wenn sie für ihn noch fraglich wäre, sondern in der Absicht, jenen trotz der inneren Gewissheit immer wieder aufsteigenden und das Handeln lähmenden Zweifel durch den Augenschein für die Zukunft unmöglich zu machen. Die Überzeugung, dass der König den Mord begangen hat, die sichere Aussicht, diese Überzeugung sich selbst unanfechtbar zu erhärten, verleiht ihm die Ruhe, den Schauspielern genaue Vorschriften über ihr Spiel zu geben. Er thut dies sehr eindringlich, aber er schweift damit nicht von seiner Aufgabe ab. Damit der König getroffen werden kann, muss die Schauspielkunst ihren Zweck erfüllen, den Hamlet darin sieht, der Natur gleichsam den Spiegel vorzuhalten: der Tugend ihre eigenen Züge, der Schmach ihr eignes Bild, und dem Jahrhundert und Körper der Zeit den Abdruck seiner Gestalt zu zeigen. Wird dies nun übertrieben oder zu schwach vorgestellt, so kann es zwar den Unwissenden zum Lachen bringen, aber den Einsichtsvollen muss es verdriessen, und, was die Hauptsache ist, der Bösewicht, den die naturwahre Darstellung ausser Fassung bringen soll, wird nicht so sicher beeinflusst, wie es möglich und zu wünschen ist. Wenn die Menschheit so abscheulich nachgeahmt wird, wie Hamlet das sonst wohl gesehen hat, wenn die Zuschauer auf Nebendinge achten können, während zu derselben Zeit irgend ein notwendiger Punkt des Stückes zu erwägen ist, wie soll da der abgefeimte, in Heuchelei geübte König in der Schlinge gefangen werden? Hamlet muss, um die beabsichtigte Wirkung gewiss zu erreichen, sich auf die Schauspieler verlassen können, und er schärft ihnen die Regeln ihrer Kunst so nachdrücklich und in Einzelheiten ein, damit er sicher sein kann, die „Mausefalle" nicht umsonst aufgestellt zu haben.

Nachdem Hamlet diese Vorbereitungen vollendet, teilt er Horatio mit, was er von ihm erwartet. Das Lob, das er vorher Horatios Charakter zollt, klingt zwar überschwänglich, aber es kommt Hamlet von Herzen und hebt gerade diejenigen Eigenschaften hervor, die der Prinz an sich selbst schmerzlich vermisst. Ihn mag die Empfindung peinigen, dass er selbst nicht die Ruhe und Unerschütterlichkeit besitzt, die ihm später für die Richtigkeit seiner Beobachtung bürgen könnte. Dies scheint mir die Bedeutung dieses Gefühlsergusses zu sein, der sonst wenig Sinn hätte gerade in diesem Augenblick, wo der Hof jederzeit eintreten und die Unterredung abschneiden kann, bevor der Auftrag gegeben ist. Hamlet schmeichelt nicht, er hofft auch keine äussere Beförderung von dem mittellosen Horatio, wohl aber die Möglichkeit der Anlehnung an die Überzeugung, die der von Leidenschaften freie Freund aus dem Benehmen des Königs sich bilden und bewahren wird.

Doch man kommt zum Schauspiel; Hamlet muss müssig (idle) sein, d. h. nicht das zwecklose Herumtreiben des Blödsinnigen heucheln, sondern äusserlich unthätig, „unnütz“ sich verhalten und die innere Spannung, die sich Luft machen möchte, in sich verschliessen. Dem eintretenden König antwortet er auf die Frage nach seinem Befinden bitter, er lebe von der Luft, er werde mit Versprechungen gemästet. Rasch aber wendet er sich dann zu Polonius und macht seine Witze über ihn, um seine Erregung dem Könige nicht zu verraten. Seine Ungeduld drückt sich in der Frage aus, ob die Schauspieler fertig sind. Auf die Bitte der Königin, sich zu ihr zu setzen, erwidert er, Ophelia sei ein stärkerer Magnet, und setzt sich zu deren Füssen, wo er weniger der Beobachtung des Königs ausgesetzt ist und ihn besser beobachten kann. Ophelia ist ihm in diesem Augenblick Nebensache; er macht zweideutige Bemerkungen, gleichgiltig, was er spricht, wenn er nur dadurch die innere Erregung verbergen kann. Dass seine Bemerkungen für Ophelia gar nicht bestimmt sind, dass er diese nicht etwa beleidigen will, zeigt er dadurch, dass er das einemal auf ihre Frage, was er meine, antwortet: „nichts“. Aber trotzdem ist es ihm unmöglich, seine Gefühle ganz zu verbergen, er muss Anspielungen auf die rasche Heirat der Mutter machen, während der Pantomime auf deren unheilvolle Bedeutung hinweisen und dann sogar dem König das Stück als die Mausefalle bezeichnen. Alle diese Vorbemerkungen sind unzweckmässig, denn sie wecken den Argwohn des Königs und mahnen ihn, auf seiner Hut zu sein. Wäre Hamlet innerlich so ruhig, wie er seiner Sache gewiss ist, so würde er sich auch äusserlich ruhig verhalten und seinen Zweck verbergen, wie er sich anfangs vorgenommen, aber die Spannung, nicht ob der Geist die Wahrheit geredet, sondern ob und wie das Schauspiel das schuldige Gewissen des Königs rühren wird, sprengt die Selbstbeherrschung. Er vermag eben auch hier nicht die Seele zu der eignen Vorstellung zu zwingen, sondern trotz der Erkenntnis, dass er „müssig“ sein und den Schauspielern die Wirkung auf den König überlassen muss, wenn er den Fortgang seines grossen Unternehmens nicht vereiteln will, kann er dem inneren Reiz nicht widerstehen und gerät in wachsende Aufregung hinein, die ihn, seinem klugen Vorsatz zum Trotz, immer wieder zu Versuchen zwingt, der Wirkung des Dramas nachzuhelfen. Als die umgedichtete Scene aufgeführt wird und Lucianus auf der Bühne Gift in die Ohren des schlafenden Königs giesst, verstärkt er freilich auch durch seinen schneidenden Hohn den Eindruck des Schauspiels auf den Oheim und überrumpelt so doch trotz den vorhergehenden Bemerkungen das schuldbewusste Gewissen desselben. Denn der König sieht sich von Hamlet ausgespürt, dessen wilder Triumph raubt ihm alle Fassung, da er sein Bemühen, die innere Qual zu verdecken, erfolglos sieht, Erinnerung und Furcht überwältigen ihn, und so ist Hamlet doch in diesem Augenblick Sieger geblieben. Aber der Sieg hat zugleich den Feind gewarnt, auf dessen Seite die Übermacht ist. Nur schleunigste Ausnützung des Vorteils, ehe der Gegenschlag erfolgt, könnte jetzt nach menschlicher Berechnung zum Ziele führen, und diese Ausnützung erfolgt nicht. Die Ursache liegt nicht darin, dass der Prinz von dem stummen Bekenntnis des Königs überrascht würde. Hamlets ganzes Verhalten während des Schauspiels beweist deutlich, dass er an der Schuld des Oheims keinen Zweifel gehegt hat. Aber dass er nun in Zukunft sich durch kein Bedenken mehr von der Rache abgehalten glaubt, ja, dass diese bereits begonnen hat, dass der verhasste Gegner bis ins Herz getroffen ist und die vergeltende Pein im Busen fühlt, das erfüllt den Sieger mit solcher freudigen Erregung, dass er an weiter nichts denkt, sondern hüpft und lacht und reimt und nach Musik ruft. Sein Jubel kennt kein Mass, und er spricht so erregt, dass selbst Güldenstern ihn bittet, einige Ordnung in seine Reden zu bringen und nicht so wild abzuschweifen. Eine gesunde Antwort kann Hamlet nach eigenem Geständnis nicht geben, sein „Verstand ist krank“, er fühlt selbst, dass er die Herrschaft über sich verloren hat. Während er mit Rosenkranz und Güldenstern Scherz treibt, fasst er sich wohl etwas und kann ihnen seine Überlegenheit zeigen, auch Polonius fertigt er noch mit Spott, freilich recht wohlfeilem Spott ab, dann aber ist seine Kraft und Geduld zu Ende, die Gegenwart der andren wird ihm lästig, und er entlässt sie, um vom Zwange frei aufzuatmen. Rasch versucht er seine Gedanken zu ordnen; in dem wilden Kraftgefühl, das ihn durchströmt und ihn zu den schaudervollsten Blutthaten befähigt, hat er den Ruf der Mutter angenommen, die ihn zu sich beschieden, und glaubt sich fähig, dieselbe zur Reue und zur Trennung von ihrem jetzigen Gatten zu bewegen. So will er denn Dolche reden, keine brauchen.

In dieser Stimmung trifft er den betenden und wehrlosen König. Unzweifelhaft ist ihm hier Gelegenheit geboten, sein Unternehmen auszuführen. Aber er thut es nicht. Den Mörder im Gebet niederzustossen und ihn so zum Himmel zu senden, erscheint ihm nicht als hinreichende Vergeltung. Sein Vater ist unbussfertig, in der Sünden Maienblüte getötet, so soll auch der Mörder bei einem Thun, das keine Spur des Heiles an sich hat, sterben und zur Hölle fahren. Man hat diesen Grund, den Hamlet sich selbst angiebt, für Selbsttäuschung erklärt. In Wahrheit halte ihn die Empfindung zurück, die rasche Tötung des Königs könne schwere Mühsale im Gefolge haben, da nichts für die weitere Durchführung vorbereitet sei: die Rache erstrecke sich nicht auf das Schicksal nach dem Tode, daher auch nicht die Rachepflicht: Hamlet hätte sich sagen müssen, dass ein Verbrecher wie der König durch blosses Gebet, ohne innere Reue, sich den Himmel nicht verdienen, dass aber ernstliche Reue und Bussfertigkeit bei ihm, der alle Vorteile seines Verbrechens festhalte, trotz des Gebetes nicht vorhanden sein könne. Endlich stehe Hamlets Annahme, dass der im Gebet getötete König in den Himmel kommen werde, in vollem Widerspruch damit, dass er das Schicksal des Menschen nach dem Tode sonst im allgemeinen und hier wenigstens in Bezug auf seinen Vater als unbekannt behandle. Ich halte diese Bedenken für unbegründet. In dem erregten Zustande, in dem Hamlet sich befindet, ist er für genaue Überlegung überhaupt nicht empfänglich. Gerade bei der Vorbereitung zur heutigen Aufführung hat er sich die Umstände genau vergegenwärtigt, die ihm vom Geist auf der Terrasse mitgeteilt worden sind. Ihm tönt die Klage des Vaters im Ohr, dass er in seiner Sünden Blüte hingerafft sei, ohne Nachtmahl, ungebeichtet, ohne Ölung, die Rechnung nicht geschlossen, ins Gericht mit aller Schuld auf seinem Haupt gesandt. Hamlet soll den schnöden, unerhörten Mord rächen, dessen jeden sonstigen Mord an Unnatürlichkeit weit überbietende Umstände der Geist so geflissentlich hervorgehoben hat. Die Frage, ob als Vergeltung für solchen ganz besondren Mord ein einfaches Niederstossen genüge, muss einem grübelnden Menschen in Hamlets Lage nach jenen Ausführungen des Geistes von selbst kommen; ein andrer wird durch sie in seinem Thun nicht gehindert werden, für Hamlet wird sie zu einem der Bedenken, die die Rache nicht zu stande kommen lassen. Hier sieht er gar den Mörder im Gebet vor sich. Muss da jenes Bedenken, vorausgesetzt, dass es Hamlet schon vorher beschäftigt hat, nicht stärker als je aufsteigen und zumal in der jetzigen Erregung ohne Gegenvorstellungen wirksam sein? Aber selbst ein völlig ruhiger und unbeteiligter Beobachter würde ja im gegenwärtigen Augenblicke nicht entscheiden können, ob der König die Vorteile des Verbrechens auch jetzt festzuhalten gedenkt oder ob er von ernstlicher Reue und Bussfertigkeit erfüllt ist. Das kann doch erst die Zukunft dem offenbaren, der das Selbstgespräch des Königs nicht mitangehört hat. Und wenn Hamlet sonst das Schicksal nach dem Tode als unbekannt, als ein unentdecktes Land bezeichnet — übrigens ganz in Übereinstimmung mit den Worten des Geistes: diese Offenbarung fasst kein Ohr von Fleisch und Blut — und jetzt nur vermutet, dass es seinem Vater im Jenseits schlimm ergehe — wieder in Übereinstimmung mit dem, was er vor zwei Monaten vom Geist erfahren hat, der für eine unbestimmte Zeit verdammt war, Nachts zu wandern und Tags in ewge Feuersglut gebannt zu sein, bis die Verbrechen seiner Zeitlichkeit hinweggeläutert wären —, so hindert dies nicht den Glauben an die christliche Lehre, dass ein aufrichtiges Gebet in wahrer Reue auch den schwersten Sünder noch in letzter Stunde „bereitet und geschickt zum Übergange“ macht. Diese Überlegungen könnten also gegen die Wahrheit des Beweggrundes, den Hamlet selbst ausspricht, sogar dann nichts beweisen, wenn Hamlet zu eingehender Erwägung Zeit und Besonnenheit hätte. Das wiederholte und bei jeder Gelegenheit stattfindende Aufschieben aber weist wohl darauf hin, dass die Gründe dafür nicht in der Sache, sondern in Hamlet selbst liegen, nicht aber darauf, dass es ihm um das Aufschieben zu thun ist.

Ich halte also die Ursache des Racheaufschubs, die Hamlet sich selbst und durch ihn der Dichter uns ausspricht, für zutreffend. Der Auftritt veranschaulicht in lebendiger Handlung, was Hamlet in seinen Monologen so oft klargelegt hat: dass er die übernommene Aufgabe nicht ausführen kann, weil im gegebenen Augenblick Bedenken in ihm aufsteigen und ihm ein Handeln unmöglich machen. Dass diese Gegenvorstellung aber im vorliegenden Falle auftritt, obwohl Hamlet in solcher Erregung ist, dass er wohl heiss Blut tränke und schauderhafte Dinge thäte, hat der Dichter mit grosser Kunst vorbereitet. Voraus geht eine erneute eindringliche Beschäftigung mit den besondren Umständen des Mordes, hervorgerufen durch das Bestreben, das aufzuführende Drama der wirklichen Begebenheit möglichst anzupassen, und dann der Eindruck, den der im Gewissen getroffene Mörder auf Hamlet macht. Wir sehen die triumphierende Freude Hamlets, die nicht nur durch die Widerlegung der Möglichkeit, sich in der Person des Geistes getäuscht zu haben, sondern noch mehr durch den Anblick der Seelenqual des Mörders hervorgerufen ist. Die Rache hat begonnen, der Verbrecher fühlt bereits die Strafe, das ist der erste Gedanke, dem Hamlet nach dem Weggang des Königs Ausdruck giebt:

> Lasst weinen das Wild, getroffen vom Schuss (Why, let the strucken deer go weep),
> Und spielen den Hirsch, der wohlauf.
> Der schläft, wenn ein andrer wachen muss,
> So ist der Weltenlauf.

Er jubelt:

> Denn wenn der König von dem Stück nichts hält,
> Ei nun! vielleicht — dass es ihm nicht gefällt.

Die Unlust des Königs ist jetzt, wo jeder denkbare Zweifel an dessen Frevelthat endgültig beseitigt ist, der Hauptgrund von Hamlets krankhafter Lustigkeit, das getroffene Wild weint, das genügt für jetzt; nun fort zur Mutter, um Dänemarks königliches Bett von Blutschande und verruchter Wollust zu befreien. Und nun soll er dem getroffenen Wilde, in dessen Qual er den Beginn der Rache sieht, den Gnadenstoss versetzen, blos, weil sich ihm unerwartet die Möglichkeit dazu bietet? Mit seinen Gedanken ist er nicht mehr beim König, sondern bei der Mutter; ihr Gewissen muss er jetzt aufrütteln, das Gewissen des Königs ist wach und vernichtet denselben. So überlegt er rasch: er könnt' es thun, bequem, er will es auch thun — aber da kommt das Bedenken, das in der jetzigen Gemütsverfassung so begründete Bedenken, da er den Mörder betend und dem Anschein nach bereuend sieht: ist der Tod des Königs, der denselben aus der jetzigen Qual in Seligkeit versetzen könnte, genügende Sühne für den Mord des Vaters, der aus freudevollem Dasein in die Pein des Fegefeuers gerissen ward? In dieser Überlegung mag übermässige Grausamkeit liegen, aber sie ist durch die vorhergehenden äusseren und inneren Vorgänge erklärt; man mag, wenn man will, einen Übergriff in das göttliche Richteramt darin erblicken, aber wir sehen klar, wie er zu stande kommen musste.

Die wilde Erregung, in der Hamlet ebenso wenig zur Rache kommen kann, wie im ruhigen Zustande, zeigt sich auch in der Unterredung mit der Königin. Noch ehe er eintritt, hallt sein lauter Ruf durch die Gänge des Schlosses: „Mutter, Mutter, Mutter!" und seine ersten Worte gehen ohne Vorbereitung unmittelbar auf sein Vorhaben. Als die Königin andre holen will, die besser reden können als sie, verbietet er ihr, sich vom Fleck zu rühren, bis er ihr einen Spiegel ihres Inneren vorgehalten, und da sie erschreckt um Hilfe ruft, und Polonius aus seinem Versteck in den Hilferuf einstimmt, stösst Hamlet durch den Vorhang und tötet so den Lauscher. Eine Mausefalle hatte er vorher das Stück genannt, das den König fangen sollte; jetzt ruft er im Zustossen; „Was? Was? eine Ratte? Tot! S'gilt einen Dukaten, tot!“ Auf die entsetzte Frage der Königin, was er gethan, erwidert er: „Fürwahr, ich weiss es nicht, ist es der König?“ und als die Mutter nur die rasche, blut'ge That beklagt, sieht er darin eine Bestätigung seiner Annahme, aber seine Worte zeigen zugleich, dass er die vermeintlich vollzogene Tötung des Königs jetzt nur als Nebensache betrachtet. Wie vorhin gegenüber dem betenden, so jetzt gegenüber dem toten König sieht er die Strafe nicht im leiblichen Tode, sondern im quälenden Bewusstsein der Schuld, sei es in diesem oder jenem Leben. In seiner leidenschaftlichen Begier, nun auch der Mutter das Gewissen zu schärfen, achtet er des Königs Leben, wie früher sein eigenes, keine Nadel wert und geht deshalb, ohne seine That sonderlich zu würdigen, sofort auf sein jetziges Geschäft über: so schlimm beinah, als einen König töten und in die Eh' mit seinem Bruder treten. Diese Nichtachtung des blossen Todes ist auch der Grund, dass Hamlet sich so gar nicht enttäuscht fühlt, als er nun den toten Polonius statt des Königs hinter der Tapete hervorzieht:

Du kläglicher, vorwitz'ger Narr, fahr wohl!
Ich nahm dich für 'nen Höhern: nimm dein Loos.
Du siehst, zu viel Geschäftigkeit ist misslich.

Damit ist die Sache für Hamlet abgethan, und er wendet sich wieder dem Zwecke seines Kommens zu.

Man ist zweifelhaft darüber gewesen, ob Hamlet den Lauscher schon bei oder erst nach der That für den König gehalten habe. Für die zweite Ansicht hat man angeführt, dass Hamlet, der eben erst den König beim Gebet verlassen, denselben jetzt nicht schon hier im Zimmer der Königin versteckt vermuten könne. Dass in Hamlets Aufregung diese an sich richtige Erwägung keinen Platz hat, zeigt sich darin, dass nach dem Niederstossen und nach dem Weheruf der Königin jene Rücksicht ihn nicht im mindesten hindert, Polonius für einen Höheren zu nehmen, obwohl die Lage dieselbe geblieben ist. Auch Hamlets Geständnis, nicht zu wissen, was er gethan, ist kein Beweis dafür, dass er bei der That den Lauscher nicht für den König gehalten habe. Selbstverständlich kann Hamlet nicht wissen, wen er getötet, bevor er ihn gesehen hat, aber er kann geglaubt haben, den Oheim zu treffen; darauf deutet seine Frage, die sofort auf jenes Geständnis folgt: ist es der König?

Andrerseits scheint mir auch der Gedanke, dass Hamlet mit dem

Stosse ins Dunkle die Rache habe zum Austrag bringen wollen, gar zu viel Überlegung bei ihm vorauszusetzen. Als inbrünstig gehegter Plan, der scheitert, kann die Durchbohrung des Mannes hinter der Tapete vollends nicht gelten. Die Tötung des Königs und die Rachepflicht fallen für Hamlet in diesem Augenblick auseinander, wie sie schon in der Gebetsscene geschieden sich darstellten. Wenn der König nun wirklich gelauscht hätte, wäre dies denn unter den obwaltenden Umständen solch verdammungswürdiges Thun gewesen, das nicht die mindeste Aussicht des Heils liesse? Nicht solche Erwägungen lassen Hamlet das Schwert ziehen, sonst könnte er in der That das Scheitern seiner Absicht nicht so gleichmütig hinnehmen, sondern die Erregung, die ihm als nächste und wichtigste Aufgabe die Zerknirschung der Mutter hinstellt, hindert jedes weitere Überlegen. Genug, dass sein Wille auf diesem Weg, den er im Sinne seiner Aufgabe zu gehen glaubt, ein Hemmnis findet, dass jemand der Mutter, die sich so gerne rührte, bevor sie in den Gewissensspiegel gesehen, die Flucht vor der Selbsterkenntnis erleichtern will. Dies Hemmnis muss fallen, ohne Besinnen stösst Hamlet zu. Wer das Opfer ist, darauf kommt es ihm nicht an. Wahrscheinlich ist es der König, also die Ratte, der vorher die Mausefalle galt, aber was macht das jetzt ihm, der von höchster Leidenschaft getrieben wird, nicht etwa, Rache am König zu nehmen, sondern der Mutter das Gewissen zu wecken?

So macht denn die Erkenntnis des Irrtums auf Hamlet wenig Eindruck; rasch findet er sich mit dem Tode des „kläglichen, vorwitz'gen Narren“ ab. „Ringt nicht die Hände so! still! setzt euch nieder, lasst euer Herz mich ringen, denn das will ich.“ Und so thut er. Der ganze Schmerz und Groll, den er Monate lang in seinem Herzen verschlossen, quillt in gewaltsamem Erguss auf die Zunge, und die in grösster Erregung sich überstürzenden Worte dringen wie Dolche in das Herz der Mutter — die Absicht, in der Hamlet herkam, ist nach dieser Richtung erfüllt. Aber er redet fort, er muss sich noch mehr entladen, den Sturm der Gefühle vollends austoben lassen. Da tritt der Geist des alten Hamlet ein, und damit kehrt die Besinnung wieder:

> Kommt ihr nicht, euren trägen Sohn zu schelten,
> Der Zeit und Leidenschaft versäumt, zur grossen
> Vollführung eures furchtbaren Gebots (that, laps'd in time and passion,
> lets go by the important acting of your dread command)?

Diese Frage Hamlets zeigt allerdings, dass er kein gutes Gewissen hat; es wird ihm beim Anblick des Geistes sofort klar, dass er Zeit und Leidenschaft an unrechter Stelle verschwendet und darüber die eigentliche Aufgabe fahren lässt. Aber dies bezieht sich, wie die Worte zeigen, nicht etwa darauf, dass Hamlet im vorigen Auftritt den betenden König verschont hat, sondern auf die Gegenwart. Er sollte die Mutter dem Himmel und den Dornen überlassen, die im Busen ihr stechend wohnen, aber sein Amt ist es weder, ihr diese Dornen in den Busen zu setzen, zumal wenn dringendere Geschäfte zu erledigen sind, noch gar, ihr neue Dornen zu schaffen. Dass sie dem ersten Gatten die Treue gebrochen, hat Hamlet ihr in Ausdrücken vorgehalten, wie sie einem Sohn nur im Übermass der Erregung möglich sind. Sein anfänglicher Vorwurf des Königsmordes glitt unverstanden ab und ward von Hamlet nicht wiederholt. Jetzt aber spricht er vom Beutelschneider und vom Diebstahl der Krone, rührt also an ein Geheimnis, das neue Dornen für die Mutter birgt, und dessen Enthüllung der Aufgabe recht bedenklich werden könnte, da es der Königin auch beim besten Willen kaum gelingen dürfte, ihr Wissen hiervon vor dem Könige zu verstecken.

Indem die Gelegenheit, welche die Mutter durch ihre Bitte um eine Unterredung selbst an die Hand gab, mit seiner leidenschaftlichen Freude an den Gewissensbissen des Oheims zusammentraf, ist Hamlet demnach in Zeit und Leidenschaft ausgeglitten, hat sich auf einen Abweg begeben und darüber die wichtige, vom Geist gebotene Handlung ausser Acht gelassen. Denn ohne die starke Erregung hätte er schon nach der Unterbrechung des Schauspiels klar erkannt, dass jetzt jeder Aufschub die Rache gefährde. Der König war durch Hamlet selbst gewarnt, eindringlicher als durch das Gespräch mit Ophelia, das, wie Hamlet nicht wissen konnte, schon Gegenmassregeln veranlasst hatte. Hamlet hätte ferner bei ruhiger Überlegung nach der Tötung des Polonius erkannt, dass damit die Gefahr für ihn und für die Racheaufgabe noch erheblich gestiegen sei. Denn sobald diese That bekannt wurde, musste der König sie als gegen sich gerichtet ansehen und schon zum eigenen Schutze gegen seinen Neffen rasch vorgehen. Sollte es also für die grosse Vollführung des furchtbaren Gebots nicht zu spät werden, so musste Hamlet jetzt wenigstens der Gelegenheit und Leidenschaft widerstehen und schleunigst die Hauptthat besonnen vorbereiten. Aber eben die Besonnenheit fehlt, Gelegenheit und Leidenschaft sind noch immer übermächtig und treiben jetzt sogar zum Verrat des sonst sorgfältig gehüteten Geheimnisses. Damit wäre alles verloren. Denn der König schont Hamlet ja nicht zum wenigsten aus Rücksicht gegen seine Frau. Diese Rücksicht fällt fort, wenn Gertrud seinen Frevel erfährt, mag sie sich von ihm wenden, wie dies nach solchem „Ringen“ ihres Herzens als Folge jener Entdeckung wohl zu erwarten wäre, oder Unkenntnis heucheln. Denn auch dann würde sie ihr Entsetzen und ihren Abscheu ihm kaum völlig verstecken können. Der König sähe sich also der Gefahr Aug' in Auge gegenübergestellt und an verwundbarster Stelle getroffen. War er nach Hamlets Ausdruck durch den falschen Feuerlärm des Stücks geschreckt worden, der Brand in seinem eignen Hause fände ihn sicher thatbereit.

So mahnt denn der Geist:

> Vergiss nicht! Diese Heimsuchung
> Soll nur den abgestumpften (almost blunted) Vorsatz schärfen.
> Doch schau! Entsetzen liegt auf deiner Mutter;
> Tritt zwischen sie und ihre Seel' im Kampf,
> In Schwachen wirkt die Vorstellung (conceit) am stärksten:
> Sprich mit ihr, Hamlet!

Der Prinz hat also die Rachepflicht vergessen: sein Vorsatz war nahe daran, stumpf, d. h. unwirksam zu werden. Während Hamlet die Mutter nutzlos, wenigstens in Bezug auf die eigentliche Aufgabe nutzlos und sogar, falls es zum Aussprechen des Geheimnisses käme, im höchsten Grade unzweckmässig quält, löst der König die Schlinge, in die ihn sein Gewissen gebracht, und sinnt darauf, sich den Rattenfänger vom Halse zu schaffen. Also fort von hier und zu kluger That! Doch vorher soll Hamlet mit seiner Mutter sprechen, soll zwischen sie und ihre kämpfende Seele treten, um die übergewaltige Wirkung einer schrecklichen Vorstellung zu mildern. Das Entsetzen der Mutter ist durch Hamlets Gebahren gegenüber dem Geist, den sie nicht sieht noch hört, und durch die Vorstellung, die sich dadurch aufdrängt, auf eine Höhe gebracht worden, die der Geist für bedenklich hält und deshalb sogleich beseitigt wissen will. Ihre Seele ist im Kampf, sie hält es für Zeichen von Hamlets Wahnsinn, dass er die Augen heftet auf das Leere und redet mit der körperlosen Luft, aber sein Verhalten ist so überzeugend und unheimlich, dass sie dahinter etwas noch Schrecklicheres, etwas unfassbar Grausenhaftes dunkel ahnt. Da Hamlet nun wieder zu ihr spricht, löst sich ihr Entsetzen etwas. Und in der That ist Hamlets Benehmen nach der Erscheinung des Geistes ein andres geworden. Zunächst sucht er die Mutter davon zu überzeugen, dass nicht der Wahnsinn aus ihm gesprochen, und dann mit besserem Erfolg Reue und Besserung in ihr zu wecken. Aber er spielt nicht mehr auf die unrechtmässige Gewinnung der Krone durch ihren jetzigen Gatten an und hält sich innerhalb des Thatbestandes, den er auch ohne die Erscheinung des Geistes wissen konnte. Seine Worte sind ein wenig ruhiger und überlegter; sogar den Tod des Polonius bereut er jetzt (I do repent), wenngleich er ihn als göttliche Fügung ansieht: der Himmel hat gewollt, um mich durch dies, und dies durch mich zu strafen, dass ich ihm Diener muss und Geissel sein. Er will diesen Mord wohl vertreten, da er unter den obwaltenden Umständen nicht zu vermeiden war, aber da er diese Umstände durch sein Ausgleiten auf dem Wege zur Rache selbst herbeigeführt, fühlt er sich durch Reue gestraft.

Als Hamlet schon von der Mutter Abschied genommen, hält er inne. Die Sorge, dass die Königin dem Zauber und den Verrätergaben des Königs nochmals erliegen könne, zwingt ihn zur Grausamkeit, die doch aus Liebe hervorgeht. Dem Schlimmen, was er der Mutter angethan hat, muss er Schlimmeres folgen lassen, um das Ergebnis zu sichern und zugleich zu verhindern, dass der König über die drohende Gefahr noch mehr aufgeklärt werde. So fordert er denn die Mutter mit vernichtendem Hohn auf, ihrem jetzigen Gatten als Lohn für dessen Liebkosungen zu verraten, dass ihr Sohn nicht wirklich, sondern aus List wahnsinnig sei. Hamlet weiss eben, dass nach allem, was geschehen, nur der Glaube an seinen Wahnsinn ihn vor dem schlimmsten schützen könne. Dass er jetzt mit Gewalt nichts auszurichten vermag, ist ihm klar. So muss er alles daran setzen, dass der König bei dem Plane bleibt, ihn zur Einforderung des schuldigen Tributs nach England zu schicken, wo dann unterwegs, fern vom Hofe, ein Entkommen und Handeln eher möglich wird. Voraussichtlich wird Hamlet vor der Aufführung des Dramas (zwischen III, 1 und III, 2) von dieser Absicht gehört haben. Er weiss, dass Rosenkranz und Güldenstern ihn begleiten und die Bestellung überbringen sollen. Dass eine Schurkerei dabei im Spiele ist, ahnt er, hegt aber die zuversichtliche Hoffnung, die beiden Schulgesellen, denen er sich überlegen weiss, zu überlisten.

Dass Hamlet in Gegenwart seiner Mutter alles dies ausspricht und sich den Spass vorstellt, wenn mit seinem eignen Pulver der Feuerwerker auffliegt, beweist, wie sehr er auch jetzt von ruhiger Besonnenheit entfernt ist. Auch wenn er der Zusicherung der Mutter traut, dass sie kein Leben habe, das auszuatmen, was er ihr gesagt, ist es mindestens unklug, ihr diesen Vorsatz zu erschweren durch dunkle Andeutungen eines Kampfes zwischen ihm und den Beauftragten ihres Gatten. Wir dürfen ja nicht vergessen, dass sie von der Mordthat des Königs nichts weiss und Hamlets Empörung allein auf das zwischen ihr und jenem bestehende Liebesverhältnis beziehen muss, und weiter, dass sie ihren jetzigen Gemahl nur als wohlwollenden Stiefvater kennt, der durch Hamlets verändertes Wesen gezwungen ist, in bester Absicht ihn fortzuschicken. Aber Hamlet spricht eben auch hier mehr zu sich selbst; er hat noch nicht wieder die Ruhe und Selbstbeherrschung erlangt, die ihn zu solchen Überlegungen befähigten. Dies wird durch seine Worte über den Leichnam des Polonius bestätigt, dessen Wanst er ins nächste Zimmer schleppen will. Sein Opfer, dessen Tod er zwar für eine gerechte Strafe ansieht, aber auch bereut, würde er in besonnenem Gemütszustande nicht, zumal vor den Ohren seiner fassungslosen Mutter, so bezeichnen.

An dieser Stelle scheint mir eine kurze Abschweifung wünschenswert zu sein, um bestimmter, als vorhin geschehen konnte, die Einwirkung zu kennzeichnen, welche die Erscheinung des Geistes auf die Handlung ausübt. Dass der Geist in dem Augenblicke auftritt, wo Hamlet in seiner Erregung im Begriff steht, eine neue, nicht wieder gut zu machende Übereilung zu begehen, ward schon erwähnt. Der Hass gegen den geflickten Lumpenkönig reisst ihn fort, an dem Geheimnis zu rütteln, dessen Verschweigen der Geist den Begleitern Hamlets in feierlichster Weise befohlen hatte. Mochte der König aus der Unterredung Hamlets mit Ophelia ahnen, dass sein Neffe über einem gefährlichen Unternehmen brüte, mochte er hierin durch die Veranstaltung des Schauspiels bestärkt sein und durch die Tötung des Polonius die Gefahr sich noch näher gerückt sehen — so lange die Erscheinung des Geistes geheim blieb, konnte er bei Hamlet nur Vermutungen, nicht Gewissheit voraussetzen. Die Lage ward sofort eine ganz andere, sobald jenes Geheimnis enthüllt wurde. Der schwachen Königin war unmöglich die Kraft zuzutrauen, dem klugen König den schauerlichen Riss zu verschleiern, der durch die Kenntnis jener Frevelthat zwischen ihr und ihm sich auch für ihr leichtsinniges, aber nicht jedes Gefühls bares Gemüt aufthun musste. So ist es denn ganz folgerichtig, wenn der Geist in dem Augenblicke wieder einschreitet, wo dies Geheimnis, das er selbst einst durch die Stimme aus der Erde gesichert hatte, von neuem Gefahr läuft und zwar diesmal durch eine Unvorsichtigkeit des berufenen Rächers selbst. Durch dies Einschreiten des Geistes wird erreicht einmal, dass Hamlet einhält und wenigstens die Notwendigkeit des Stillschweigens nicht wieder vergisst, sodann, dass die Königin in ihrer Annahme, ihr Sohn sei wahnsinnig, von neuem bestärkt wird und dadurch um so mehr geneigt sein muss, auch das Entsetzliche, was an ihre Einbildung sich heften konnte, für eine Ausgeburt seines irren Geistes zu halten, wenn anders sie den Diebstahl von Gewalt und Reich, dessen Hamlet den Oheim anklagte, mit den

Eindrücken des Schauspiels und dem gegen sie geschleuderten Vorwurf des Königsmordes zu einer Ahnung des Furchtbaren zusammenfasste. Freilich ist, um diesen zweiten Zweck zu erreichen, ein weiteres Eingreifen des Geistes notwendig. Hamlet muss sich von ihm zur Mutter wenden, damit ihre Einbildung nicht von der Vorstellung der wirklichen Rückkehr ihres Gatten angesteckt wird. Der Gattin ist der Geist unsichtbar geblieben, da aber der Sohn ihn anredet, so konnte sie das Undenkbare bei der Natürlichkeit von Hamlets Gebahren vielleicht doch für möglich halten. Sie auf irdischen Boden zurückzuversetzen, dient die Anrede Hamlets.

Selbstverständlich leugne ich nicht, dass der Geist nur dazu kommt, um den abgestumpften Vorsatz Hamlets zu schärfen, er sagt es ja selbst; damit ist aber noch nicht erklärt, weshalb er gerade in diesem Augenblicke kommt und nicht etwa vorher, als Hamlet das auf den betenden König gezückte Schwert einsteckt, oder unmittelbar nach der Ermordung des Polonius. Der Geist ist verdammt, Nachts zu wandern, da aber die wahre Spükezeit der Nacht schon nach der Unterbrechung des Schauspiels da ist, so soll eine Unmöglichkeit für den Geist, schon früher zur Rache zu mahnen, offenbar nicht bestehen. Er thut dies aber erst, als das Geheimnis gefährdet ist, das sowohl die Grundlage für die Durchführung der Rache abgiebt, als auch der Königin andre als selbstverschuldete Qualen erspart. Hierdurch wird Hamlets Leben und damit die Möglichkeit der Rache gerettet, weil der König nicht gezwungen wird, den Pfad der List mit dem der offenen Gewalt zu vertauschen.

Im vierten Akt erfahren wir zunächst, welchen Eindruck Hamlets Gebahren auf die Königin gemacht hat. Ihrem Versprechen gemäss verrät sie nichts von den Vorwürfen, die Hamlet gegen sie und den König gerichtet hat, und sie kann ja auch um so eher ohne inneren Widerstreit darüber schweigen, als Hamlet ihr in der That wahnsinnig erscheinen musste. „Er rast (mad) wie See und Wind, wenn beide kämpfen, wer mächt'ger ist,“ das ist ihr voller Ernst; hatte Hamlet, um die Wirkung seiner Worte nicht abzuschwächen, ihr auch versichert, er sei wahnsinnig nur aus List, so mochte ihr dies vielleicht auf Augenblicke einleuchten, aber daran konnte sie bei näherer Erwägung nicht zweifeln, dass der Mord des Polonius statt einer Ratte und das Sehen und Hören des ihr nicht wahrnehmbaren alten Hamlet offenbare Zeichen des Wahnsinns und nicht auf List oder Verstellung zurückzuführen seien. Dass sie in ihrer Erzählung die Reue, die Hamlet sich zuschrieb, in Thränen der Reue umwandelt — „er weint um das Gescheh'ne“ — muss einmal der erregten Einbildung, sodann aber auch dem unwillkürlichen Bestreben zu gute gehalten werden, diese Reue als mildernden Umstand sich selbst und dem Könige sichtbarer hinzustellen.

Die nächsten Scenen führen uns Hamlet im Gespräch mit Rosenkranz und Güldenstern und mit dem König vor. Er ist nicht in der Erregung, die er während der vergangenen Nacht gezeigt hat, aber noch viel zu wenig gesammelt, um die Rache vorbereiten zu können. Gewiss fehlt ihm jetzt auch die äussere Möglichkeit zur That, da er bewacht zum König kommt und diesen bewacht findet, aber ebenso die innere, das sehen wir aus seinen Reden. Er knüpft in ähnlicher Weise wie früher an das Gehörte nur für ihn selbst verständliche Bemerkungen an, so die, dass die Leiche beim Könige, d. h. mit ihm in einem Hause, aber der König nicht bei der Leiche, d. h. nicht unter der Gallerietreppe ist, wo Hamlet den Leichnam des Polonius versteckt hat. Er verbirgt seinen Hohn nicht, sei es, dass er Rosenkranz und Güldenstern Schwämme oder den König, zu dem sie ihn bringen sollen, verächtlich ein „Nichts“ nennt, d. h. ein Ding, das er, wenn auch nicht leiblich, so doch sittlich vernichtet hat. Er beutet diese Vernichtung des Königs weiter aus, indem er ihm die Verwesung einer Königsleiche und ihr weiteres Schicksal eindringlich schildert und ihn so die Vorstellung des Todes doppelt fühlen lässt. Nach England zu gehen ist er sofort bereit, nicht, weil er die Mühe scheut, dem Willen des Königs den eignen entgegenzusetzen, selbst wenn er erkennt oder ahnt, dass ihm Gefahr daraus erwachsen werde, sondern es bleibt ihm nichts andres übrig: muss er doch in dieser gefahrvollen Sendung den einzigen Weg zur Vollendung der Rache sehen.

Auf dem Gange zum Schiffe trifft er das Heer des Fortinbras, das nach Polen zieht, um ein kleines Fleckchen zu gewinnen, das keinen Vorteil als den Namen bringt. Diese Begegnung bewegt ihn so, dass er seine Begleiter vorangehen lässt und in einem Selbstgespräch die bittersten Vorwürfe gegen sich und seine Unthätigkeit richtet. Dieselben klingen matter als die früheren, so hat man gesagt, weil Hamlet sich an das Aufschieben so gewöhnt, sich so hineingefunden habe, dass es ihm keinerlei innere Schwierigkeiten mehr bereite. Allerdings trägt dieser Monolog einen anderen Charakter als die früheren. Nicht, als ob die Rachepflicht Hamlet erst durch den Anblick des Fortinbras wieder bewusst würde, er hat stets an sie gedacht, aber seitdem er gestern abend mit dem Schauspiel das Gewissen des Königs nicht nur so weit getroffen hat, dass alle Zweifel an der Wahrhaftigkeit des Geistes zerstreut sind, sondern so weit, dass er den verhassten Oheim unter der inneren Pein zusammenbrechen sah, ist er vom geraden Weg der Rache abgewichen. Nicht der Tod, sondern die seelische Vernichtung des Mörders schien ihm das rechte Ziel zu sein, seine Gedanken trachteten nicht nach dem Blute, sondern nach der Qual des Schuldigen, und so war seine Rache nicht träge, aber stumpf (my dull revenge) geworden, wie ihm ja auch der Geist nicht Trägheit, sondern abgestumpften Vorsatz vorgeworfen hatte. Die tötliche Schneidigkeit der That fehlte, mit stumpfer, unblutiger Waffe bearbeitete er den Mörder. Dies erschien ihm als das Rechte; wir sahen seine Freude über das doch nur seelisch getroffene Wild, seine Hast, nun durch gleiche Qual die Mutter von ihrem jetzigen Gatten loszureissen, sein Bemühen, die Unlust des Oheims durch Worte zu steigern, und die Nichtachtung des blossen Todes, die sich in der Verschonung des betenden Königs und in der Gleichgiltigkeit gegen die Ermordung des Polonius so deutlich aussprach. Dieser stumpfen, durch falschen Gedankengang abgestumpften Rache tritt nun das schneidige Unternehmen des Fortinbras gegenüber, das durch keine Überlegung angekränkelt ist, sondern ohne Besinnen geradezu auf das Ziel führt. So zeigen denn die Vorwürfe, die Hamlet sich hier macht, ebenso wie die früheren, nicht etwa, dass er sich innerlich mit seiner Aufgabe noch gar nicht beschäftigt hat, sondern dass er sich innerlich viel zu viel damit beschäftigt und vor zuviel innerer Beschäftigung den geraden Weg zur That verfehlt hat. Zu genau hat er an den Ausgang gedacht und deshalb die Sache nicht zu Ende geführt, zu sehr hat, als der eine geheime Zweifel gehoben war, eine falsche Anschauung über die Art der Rache sich seines aufgeregten Denkens bemächtigt. Die Folge ist gewesen, dass die befohlene That nicht ausgeführt ward, dass Hamlet bisher „geschlafen“ hat; die Rachegedanken sind, weil sie vor lauter Bedenken und Abwegen nicht zum Ziel geführt haben, Träume geblieben, die thatsächlich vorhandenen und höchst lebendigen Antriebe der Vernunft und des Geblüts haben zu sehr viel Denken, aber nicht zum richtigen Handeln geführt, Hamlet hat sie also schlafen lassen, d. h. sie nicht in die That umgesetzt. Wäre der Grund für die bisherige Unthätigkeit Trägheit und Bequemlichkeit, wie prächtige Gelegenheit böte sich hier zu sagen: jetzt ist jede Möglichkeit zur Rache genommen, die auferlegte Pflicht unerfüllbar geworden, die zur Beschwichtigung der Bedenken unumgängliche Prüfung des Königs mit ihren Folgen hat zugleich jeden Weg zur Erfüllung der Aufgabe verschüttet, der Wille ist wohl auch jetzt da, aber Kraft und Mittel fehlen. Das wären Scheingründe, wie sie gerade zur

Hand wären, die ein Gehenlassen der Neigung ohne Einbekenntnis der Pflichtverletzung ermöglichten. Statt dessen hebt Hamlet hervor, nicht nur, dass er Grund und Willen, sondern auch, dass er Kraft und Mittel habe, um es zu thun. Das klingt wahrlich nicht nach Unlust am Handeln, sondern zeigt, dass es Hamlet keineswegs darum zu thun ist, sich um die Rache herumzudrücken, dass vielmehr der Wille ein Hindernis findet, das weder in der äusseren Unmöglichkeit noch in sittlichen Bedenken liegt. Die Zweifel des Gewissens sind abgethan: Hamlet will sich nicht mehr durch die Erwägung, der Geist könne ein Teufel gewesen sein, oder durch Überlegungen über die Zulässigkeit blosser Todesstrafe beirren lassen. Von jetzt an sollen seine Gedanken blutig sein.

Die Bedeutung der Begegnung und des Monologs liegt also darin, dass Hamlet, nachdem das eine Bedenken durch das Schauspiel gehoben ist, sich nun auch von dem zweiten frei macht. Gleich dem Fortinbras geradeswegs auf die gewollte That loszugehen, liegt seinem Wesen und zumal seiner jetzigen Gemütsverstimmung fern: er muss sich dazu anfeuern, aber er greift nicht nach Gegengründen, sondern zieht aus der Vergleichung seiner bisherigen Versäumnis mit dem Beispiel des zarten, von hoher Ehrbegier geschwellten Prinzen nur den Schluss: nicht Überlegung, sondern allein rasche That, die dem unsichtbaren Ausgang mutig Trotz bietet, kann zum Ziele führen: ein banger Zweifel, welcher zu genau bedenkt den Ausgang, bringt dagegen die gleiche Wirkung hervor, wie viehisches Vergessen: er lässt die gottgegebene Denkkraft in uns ungebraucht faulen, denn die falsche, nutzlose Verwendung, die nur zur eigenen Erschöpfung führt, ist kein Gebrauch, sondern gleicht einer fauligen Zersetzung der gottgegebenen Denkfähigkeit. Diese fehlerhafte Verwendung muss aufhören.

Ich finde in diesem Monologe weder die Selbstvorwürfe matter noch das Pflichtgefühl abgeschwächter, aber das ist richtig: die Überlegung ist ruhiger als in den andren, wenn wir von dem in III, 1 absehen, wo schon die allgemeine Form die grössere Ruhe ankündigt. Dass jetzt die äusseren Schwierigkeiten der Rache unendlich gewachsen sind, ficht Hamlet nicht an, im Gegenteil, die Gefahr und die Mühe birgt für ihn eher einen geheimen Reiz, dem er vorher, der Mutter gegenüber, unverhohlen Ausdruck gegeben hat. Aber die inneren Schwierigkeiten scheinen vermindert, nachdem die beiden Bedenken weggefallen sind, die bisher das Handeln vereitelt hatten. Wenn jetzt seine Gedanken noch etwas wert sind, so werden sie nicht nur nach Blut trachten, sondern auch zu blutiger That führen, da der Weg zu dieser freier geworden ist und die Möglichkeit weiterer Bedenken durch rasches Handeln ohne genauere Überlegung verhindert werden soll.

Dass Hamlet sich nach England einschiffen lässt, widerspricht dieser Absicht nicht. Es bleibt ihm wirklich nichts andres übrig, wenn er die Rache ausführen will. Laertes kann das Volk oder die Edlen zum Aufstand gegen den König bewegen, die Ermordung seines Vaters ist Anlass genug. Aber wie soll Hamlet jetzt dasselbe für seinen Vater ausrichten? Seine Wächter lassen ihn zwar allein, als er sie vorausgehen heisst, aber gewiss nicht unbeobachtet. Und dann gilt er dem Volke als wahnsinnig, er hat den guten Polonius getötet, wie soll er Glauben finden? Horatio, der einzige, auf dessen Zeugnis er sich berufen könnte, ist nicht bei ihm; wir finden ihn nachher bei Hofe. Ob der König ihn dort zurückgehalten, oder ob Hamlet ihn als Beobachter zurückgelassen, ist gleichgiltig, jedenfalls würde Hamlet bei einer Ansprache an das Volk auf die eigne Glaubwürdigkeit angewiesen sein, und die fehlt unter den jetzigen Umständen. Hier wie später bei seiner Rückkunft ist eine offene Empörung gegen den König ausgeschlossen, da einem Prinzen, der als wahnsinnig und zu seiner Heilung auf Reisen geschickt gilt, eine wunderbare und unwahrscheinliche Erzählung als Wirkung seiner Einbildung ausgelegt werden müsste, zumal der König, der als Mörder verdächtigt werden soll, als kluger und gütiger Fürst bekannt ist, bei dem solche Frevelthat undenkbar erscheint. Nur List kann helfen, der Feuerwerker muss mit seinem eigenen Pulver auffliegen, und hierbei zu helfen fühlt Hamlet Kraft und Willen.

Wir hören dann von ihm erst durch den Brief, den er an Horatio richtet. In einem Kampf mit Seeräubern ist er auf deren Schiff gesprungen und ihr Gefangener geworden. Sie haben ihn nach Dänemark zurückgebracht, und dafür will Hamlet einen guten Streich für sie thun. Zunächst aber soll Horatio sich rasch zu ihm führen lassen, um eine wichtige Mitteilung zu erhalten. In kürzerem Schreiben teilt Hamlet dem König mit, er sei nackt an dessen Reich ausgesetzt, und bittet um die Erlaubnis, morgen persönlich die Veranlassung seiner plötzlichen und wunderbaren Rückkehr zu berichten. Das Wort „nackt“ erläutert er in einer Nachschrift mit „allein“, er hebt also geflissentlich den Umstand hervor, der geeignet erscheint, die Sorge des Königs zu beschwichtigen und ihn von raschem Handeln abzuhalten.

Der fünfte Akt führt uns auf den Kirchhof, wo Ophelias Grab bereitet wird. Hamlet erscheint mit Horatio und wird durch den Anblick der plaudernden und singenden Totengräber gefesselt. Das schaurige Schauspiel weckt schwermütige Betrachtungen in ihm, er folgt in Gedanken der Arbeit des Todes und zergliedert die Vorstellung der menschlichen Vergänglichkeit. An die Rachepflicht denkt er nicht, so mächtig spricht der Eindruck des Augenblicks ihn an, dass er darüber sogar den Zweck vergisst, zu dem er den Freund hat kommen lassen. Als der Leichenzug naht, entnimmt er den unvollständigen Feierlichkeiten, dass die Leiche, der sie folgen, verzweiflungsvolle Hand an sich gelegt, und dass sie von Stande war. Dann erkennt er Laertes. Von da an hören seine Zwischenbemerkungen auf, er folgt offenbar mit innerer Spannung den Wechselreden, die Wahrheit mehr und mehr ahnend, doch zurückdrängend, bis Laertes von seiner Schwester spricht. Da ruft er aus: „Was? die schöne Ophelia?“ Als dann Laertes das verfluchte Haupt verwünscht, dess Unthat Ophelien ihrer sinnigen Vernunft beraubt hat, in das offene Grab hinunterspringt und seinen Gram voll Emphase tönen lässt, kann Hamlet sich nicht länger halten. Er tritt vor und springt gleichfalls in das Grab. Von Laertes angegriffen, warnt er diesen:

Ich bitt' dich, lass die Hand von meiner Gurgel:
Denn ob ich schon nicht jäh und heftig bin,
So ist doch was Gefährliches in mir,
Das ich zu scheun dir rate. Weg die Hand!

Da aber Laertes die Hand nicht sinken lässt, übermannt ihn die Leidenschaft vollends, und es beginnt ein wildes Ringen in Ophelias Grab, das von den Umstehenden nur mühsam unterbrochen wird; Hamlet will diese Sache mit Laertes ausfechten, solang bis seine Augenlider sinken. Welche Sache dies ist, sagt er im folgenden, es ist die Streitfrage, wer Ophelien mehr geliebt hat. Um zu zeigen, dass er in diesem Kampfe Sieger ist, überbietet er die Prahlerei des Laertes. Dann aber, etwas ruhiger geworden, fragt er denselben nach dem Grunde seines Angriffs:

Hört doch, Herr!
Was ist der Grund, dass ihr mir so begegnet?
Ich liebt' euch immer: doch es macht nichts aus;
Lasst Herkules thun selber, was er mag,
Die Katze maut, der Hund hat seinen Tag.

Mit diesen Worten geht Hamlet ab. Er ist noch zu erregt, um jetzt den Grund von Laertes Verhalten zu hören, aber doch zu klar, um ihn sich nicht selbst zu sagen, nachdem er einmal die Frage aufgeworfen hat. Deshalb bricht er rasch ab: „ich liebt' euch immer: doch es macht nichts aus.“ Seine Erregung über die unwahre und ihn empörende

Übertreibung des Laertes kommt dann am Schluss seiner Rede nochmals zum Ausbruch. Jener hatte geheissen, Erde über Ophelien und ihn selbst zu häufen, bis aus der Fläche ein Berg werde hoch über Pelion und das blaue Haupt des wolkigen Olympus. Solches, meint Hamlet, könne nur Herkules vollbringen, aber der wird sich nicht nach dem Befehl des Laertes richten, also lasst ihn thun, was er mag, jeder muss eben seiner Natur folgen, Laertes wird demnach prahlen, die Katze miauen und der Hund seinen Tag haben. Dass Hamlet mit dem Herkules nicht den Laertes meinen kann, geht daraus hervor, dass dieser ja nicht selbst den Berg auftürmen wollte, aber die Erwähnung des Herkules geht allerdings auf jene Worte des Laertes zurück.

Man hat gemeint, Hamlets leidenschaftlichen Ausbruch nicht seiner eignen Aussage gemäss auf die Prahlerei des Laertes, sondern auf die Beschuldigung und Schmähung zurückführen zu müssen, die in dessen Weheruf über das verfluchte Haupt liegt, dess Unthat Ophelien ihrer sinnigen Vernunft beraubt hat. Dieser Racheflueh verunglimpfe Hamlets Liebe zu Ophelien, und deshalb sehe derselbe in der Liebesprahlerei des Laertes einen persönlichen Angriff gegen sich selbst. Diese Anmerkung ist in gewissem Sinne richtig. Hamlet wird durch jenen Weheruf darüber aufgeklärt, dass die Ermordung des Polonius Ophelien in Wahnsinn und Tod gestürzt hat. War er sich auch dessen bewusst, absichtslos, als Werkzeug der Vorsehung, den alten Mann getötet zu haben, so sieht er jetzt zuerst klar die fürchterlichen Folgen, die er auf das Haupt der Geliebten herabbeschworen hat durch jene That, die er wohl, soweit sie Polonius angeht, nicht aber, insofern sie von ihm selbst ausgeführt ist, für gerechtfertigt ansieht. Sein bittres Weh über Ophelias Geschick wird also noch vermehrt durch die Erkenntnis der eigenen Schuld; Hamlet fühlt den Schmerz, dass sein Geschick auch die Geliebte in den Untergang gezogen hat, so tief, dass die „Schmerzensprahlerei“ des Laertes ihm gerade in diesem Augenblick unerträglich ist und alle Fassung raubt. Dessen Gram erscheint ihm im Gegensatz zu seinem eigenen Schmerze so gemacht und geheuchelt, so grundlos und unvergleichlich gering, dass ihn die Prahlerei zu wilder Leidenschaft empört. Jene würde ohne die vorhergehende blitzartige Erleuchtung des Zusammenhangs auf Hamlet voraussichtlich nicht so sinnberaubend gewirkt haben. Aber nicht der persönliche Angriff, den er aus jenen Worten des Laertes gegen sich selbst herauslesen kann, empört ihn so, sondern dass dieser ihm jetzt so seicht und hohl vorkommende Prahler Ophelia nochmals in die Arme fassen und sich mit ihr begraben lassen will, während er, der sie viel tausendmal mehr geliebt hat und durch den tiefen Schmerz ein viel grösseres Anrecht auf die Tote besitzt, fern stehen und keine noch so arme Bezeugung seiner Liebe und seines Schmerzes geben soll. Deshalb stellt er sich, Hamlet, den Dänen, der Ophelia wahrhaft geliebt hat, dem Bruder gegenüber, dessen Gram zwar voll Emphase tönt, aber doch eben nur tönt, deshalb springt er, ohne zu wissen, was er thut, in die Gruft hinunter, um Ophelia gleich dem Bruder in die Arme zu schliessen. Gewiss hat ihn das Vorgehen des Laertes hierzu angeregt, aber sein Schmerz ist wahr, er will Laertes nicht zur Rechenschaft herausfordern, sondern nur der Geliebten neben jener unechten Schmerzensäusserung auch den Abschiedsgruss wahrer Liebe und wahren Schmerzes ins Grab geben. Ein ähnliches Gefühl trieb ihn dazu, nach dem Tode seines Vaters gegenüber der Scheintrauer seiner Mutter und seines Oheims den tiefen Gram, den er wirklich im Herzen trug, auch äusserlich schärfer als nötig herauszukehren, aber damals äusserte sich die Empörung in besonnener Weise, während sie hier den ganz anderen Umständen entsprechend in jäher Bewegung aufflammt.

Man zweifle doch deshalb nicht an Hamlets tiefer Liebe zu Ophelien, weil er nach seiner Rückkehr sich nicht sogleich bei Horatio nach ihr erkundigt hat. Konnte es für die erste Zeit zweifelhaft erscheinen, ob es von seiner Seite reine Liebe oder nur die Sehnsucht nach einer wahrhaft fühlenden Brust mitten in dem Scheinwesen des veränderten Hofes gewesen, nach der Abweisung hatte sich seine Empfindung sicher vertieft, das zeigt uns der wortlose Abschied auf Opheliens Zimmer. Dann war die ihn kränkende Unwahrheit der Geliebten und seine Empörung darüber dazwischengetreten, und wenn er sich auch seiner Reden im einzelnen und des Eindrucks, den sie auf Ophelien machen mussten, nachträglich kaum bewusst war, so trug er doch eine Störung des Bildes davon. Es steht noch etwas Trübes zwischen ihnen, das ihn abhält, frei von ihr zu sprechen, und vor allem weiss er, dass der Verlust ihres Vaters schwer auf ihr lasten müsse, und mag daher fürchten, dass die Kunde von ihrem Geschick ihn von seiner eigentlichen Aufgabe abziehen werde, wie er gegenüber der kläglichen Geberde seines Vaters gefürchtet hatte, dass sie sein strenges Thun erweichen und seine blutigen Gedanken vielleicht in Thränen auflösen könnte. Wie hätte er also zu Horatio von ihr sprechen können, noch dazu, bevor er das jetzt für die Rache Notwendige mit ihm beredet hat? Zudem zeigt das Folgende, dass er dem Freunde noch nicht einmal den Zweck seiner eiligen Sendung mitgeteilt hat, und man muss also annehmen, dass er denselben auf den Kirchhof bestellt und dort eben die Erzählung von seiner Fahrt begonnen hat, die er in der nächsten Scene fortsetzt, als der Anblick der Totengräber ihn abbrechen liess und andere Gedankenreihen in ihm weckte. Wir haben ja einen Mann von überreiztem Gemüt vor uns, dem auch jetzt der Tod ein Ziel ist, aufs Innigste zu wünschen, und auf den daher der Gedanke an Grab und Verwesung eine geheime Anziehungskraft ausübt, umsomehr, als der Weg zur Aufgabe seines Lebens trotz allem Denken nur unklar vor ihm liegt. Dass Hamlet jetzt, wo er das entsetzliche Geschick der Geliebten, an dessen Heraufführung er, mit oder ohne Schuld, beteiligt ist, unvorbereitet in grausiger Deutlichkeit vor sich sieht, dass er, der jeder Gemütsbewegung so leicht unterliegt, durch diesen Anblick in Erregung gerät und im Bewusstein seiner wahren Liebe dem gleissenden Schein die Echtheit ursprünglicher Empfindung herausfordernd entgegensetzen will, scheint mir eine genügende Erklärung für sein Benehmen zu sein. Die Leiche der Geliebten erst durch die harten Worte des Priesters, dann durch das ihm als blosses Schaugepränge verächtlich erscheinende Gebahren des Laertes verunglimpft zu sehen, das sprengt seine Zurückhaltung. Vorbereitet ist dies auch durch den Gegensatz, den die Worte der Königin blossgelegt hatten:

Der Süssen Süsses: Lebe wohl! — Ich hoffte,
Du solltest meines Hamlets Gattin sein.
Dein Brautbett dacht' ich, süsses Kind, zu schmücken,
Nicht zu bestreun dein Grab —

Dieser Gegensatz zu der Wirklichkeit, dass Laertes in das Grab springt, wie wenn er Hamlet Trotz bieten wollte, und dieser, trotzdem er hierzu der nächste wäre, das aus der Ferne mitansehen und die prahlenden Äusserungen des Schmerzes gelassen dulden soll! Dass aber die schmerzliche Empörung so ungewöhnliche Formen annimmt, liegt an Hamlets Überreizung, der nachher sein jetziges Verhalten mit vollem Recht für Wahnsinn erklären kann, da er es nicht gewollt, sondern ohne Macht des Widerstandes durch wilde Leidenschaft dazu getrieben war.

In der folgenden Scene berichtet Hamlet dem Horatio, wie er Rosenkranz und Güldenstern statt seiner in den Tod geschickt hat. Bemerkenswert ist, dass Hamlet hier den raschen Mut und die Unbesonnenheit im Gegensatz zu den Plänen, die am meisten am Herzen liegen, als wirksam hervorhebt. Er knüpft damit an die Betrachtung an, die er vorher unter dem unmittelbaren Eindruck des Fortinbras'schen Unternehmens angestellt hat, und die also, wie wir hier und weiterhin sehen, seine Anschauung auf die Dauer beeinflusst. Jetzt wendet er sie auf sein Handeln im Schiffe an. Er lag schlaflos, widersprechende Gefühle im Herzen, zur That entschlossen und doch seine Ohnmacht fühlend, kurz, wie meuterische Matrosen, die an eiserne Ketten geschmiedet sind. Endlich erhebt er sich, ohne weiter zu überlegen, tastet sich in den Raum, wo Rosenkranz und Güldenstern schlafen, erbeutet ihr Paket, schleicht in seine Kajüte zurück, entsiegelt den Auftrag und findet darin das Geheiss des Königs, ihm sofort nach der Ankunft in England das Haupt abzuschlagen. Wieder ohne weitere Überlegung — sein Hirn hatte das Spiel begonnen, ehe er noch einen Prolog dazu machen konnte — setzt er sich nieder und schreibt ein andres Geheiss, das anstatt seiner Rosenkranz und Güldenstern ohne Zeit zum Beichten dem Tode überliefern wird. Mit dem Petschaft seines Vaters ersetzt er das erbrochene Siegel und legt das neue Schreiben dahin, wo er das frühere gefunden. Am nächsten Tage fand das Seegefecht statt, das ihm Gelegenheit zur Heimkehr verschaffte.

Dass Rosenkranz und Güldenstern drauf gehen, berührt Hamlets Gewissen nicht, sie drängten sich zu dem Geschäft und sind daher die Opfer ihrer Dienstfertigkeit; was sich zwischen ihn und den König drängt, muss zu Grunde gehen. Dagegen ist Hamlet traurig, dass er sich mit Laertes vergessen hat, den er hochschätzt, und in dessen Sache er das Seitenstück zu seiner erblickt.

Diese Scene klärt über den scheinbaren Widerspruch auf, dass Hamlet, der vor lauter Bedenken nicht zur Ermordung des Königs kommt, dessen Werkzeuge, Polonius, Rosenkranz und Güldenstern, die ihm keinen Grund gegeben haben, ohne jedes Bedenken hinmordet. Er vermag dies, weil er hier ohne weitere Überlegung handelt, Absicht und Ausführung fallen zusammen, so dass der Entschluss nicht durch den Gedanken angekränkelt werden kann. Und nachträgliche Bedenken und Gewissensbisse stellen sich deshalb nicht ein, weil Hamlet sich als Werkzeug des Himmels betrachtet. Der Himmel hat gewollt, dass ich ihm Diener muss und Geissel sein, sagt Hamlet nach der Ermordung des Polonius; eine Gottheit formt unsre Zwecke, wie wir sie auch entwerfen, und: auch hierbei war des Himmels Vorsicht wach, sagt er in Bezug auf die Überlistung der Reisegefährten. Aus der Geisterwelt war ihm der Auftrag zur Rache gekommen; trotz allem Suchen hat er den rechten Weg dazu nicht gefunden, weil er sich die eigne Vernunft zur Führerin nahm und diese bei seiner Schwachheit ihn nur in die Irre führte. Fortinbras hat ihm gezeigt, dass es zur grossen That nicht grosser Überlegung bedarf; kann dieser sich und sein Heer für eine Nussschale dem Tode preisgeben, wie darf Hamlet sein und andrer Leben bedenken, wenn er in himmlischem Auftrag handelt? Zudem hält er den Tod für kein Übel, ein Menschenleben ist, als zählt man eins, so rasch vergeht es und so unwichtig ist es. Dies war ja die Anschauung, auf Grund welcher die grübelnde Vernunft ihn eine zeitlang auf Abwege geführt hatte; jetzt weiss er, dass seine vollkommene Gewissenspflicht (perfect conscience) gebietet, mit seinem Arme dem König den Lohn zu geben, und dass es Verdammnis bedeutet, diesen Krebs zu weiterem Übel kommen zu lassen. Ob andere durch Hamlets Streben, diese Gewissenspflicht zu erfüllen, ihr Leben verlieren, rührt sein Gewissen nicht, wenigstens jetzt nicht, wo er weiss, dass er nur durch raschen Mut und Unbesonnenheit, nicht durch Überlegung den Auftrag des Geistes und, da dieser Geist sich als ein guter Geist erwiesen hat, des Himmels erfüllen kann. Polonius Tod hatte er noch bereut, obwohl er ihn als Strafe des Himmels betrachtete; damals war er eben noch nicht von der Unzulänglichkeit seiner eignen Pläne überzeugt. Rosenkranz und Güldenstern dagegen rühren sein Gewissen nicht, obwohl er ihnen ausdrücklich die letzte Beichte abgeschnitten hat, denn er hat ohne Überlegung rasch und im Sinne seiner Aufgabe gehandelt und glaubt jetzt damit recht gehandelt zu haben: eine Gottheit hat seinem Zweck diese Form gegeben. In der That musste die Hinopferung der beiden Begleiter als eine Notwendigkeit erscheinen, wenn Hamlet nicht auf die Durchführung seiner Aufgabe verzichten wollte; kamen sie mit dem Leben davon, oder ward ihnen auch nur Zeit gelassen, sich in England auszusprechen, so war Hamlets Festhaltung die natürliche Folge, wenigstens so lange, bis die Entscheidung des Dänenkönigs eingeholt war. Der Angriff der Seeräuber war ja nicht vorauszusehen. Von wirklicher oder vermeintlicher Notwehr aber kann keine Rede sein: der sittliche Rechtfertigungsgrund, den auch Hamlet nur betont, liegt in der Einmischung von Rosenkranz und Güldenstern, die nur zwischen deren Tod und dem Scheitern der Rache wählen liess. Wie wenig aber hiermit ein Gefühl souveräner Unverantwortlichkeit zu thun hat, zeigt gerade der Kummer über die Beleidigung des Laertes, den Hamlet unmittelbar nach jener gleichgiltigen Bemerkung über den Tod von Rosenkranz und Güldenstern ausspricht. Zugleich ersehen wir, dass dieser Kummer nicht etwa auf die Ermordung des Polonius geht — diese hält er unter den gegebenen Umständen für notwendig und geboten —, sondern nur auf den Auftritt bei Opheliens Begräbnis. Dieser war für die Sicherung der Rache überflüssig und belastet deshalb Hamlets Gewissen.

Das Gefühl, Laertes unnötig gekränkt zu haben, bewirkt, dass Hamlet den von Osrick überbrachten Wunsch des Königs sofort zu erfüllen bereit ist. Er scheut nicht, wie man gemeint hat, die Mühe, sich der drohenden Gefahr zu entziehen oder Vorkehrungen dagegen zu treffen, weil er dem Willen des autoritativ über ihm stehenden Königs ohne jede Widerrede gefügig wäre, sondern das Wettfechten mit Laertes ist ihm willkommen, da er sich dadurch dem Gekränkten nähert und Genugthuung geben kann. Er geht daher auch gleich auf die Erinnerung der Mutter ein, vor dem Spiel den Gegner freundlich anzureden. Obwohl ihm übel ums Herz ist und ihn eine Art von schlimmer Ahnung peinigt, will er den Kampf nicht aufschieben lassen: er trotzt aller Vorbedeutung und verlässt sich auf die Vorsehung, die auch über den Fall eines Sperlings waltet. Wann der Tod kommt, ist gleich: Bereitsein ist alles. Es spricht hieraus dieselbe Anschauung, die sich vorher zeigte; nicht mit Plänen oder Überlegungen kann Hamlet, wie er nun einmal ist, etwas erreichen oder vermeiden, nur Abwarten und im gegebenen Fall Handeln ohne weitere Überlegung kann ihn zum Ziele führen, und er vertraut, dass des Himmels Vorsicht auch hierin wach sein werde. Für ihn ist also das Bereitsein alles, das Bereitsein zu plötzlichem, vorher nicht lange bedachtem Handeln, wie zum Tode.

Als dann der König kommt und ihm Laertes' Hand zur Versöhnung hinreicht, bittet er diesen freimütig um Verzeihung. Natürlich denkt er dabei nicht an den Tod des Polonius, sondern allein an sein Verhalten gegenüber Laertes am Grabe der Ophelia. Dass er sich dabei vergessen, schmerzt ihn, und hierfür ist eine Bitte um Entschuldigung gewiss am Platze, während die Worte: „ich that euch unrecht, allein verzeiht es als ein Edelmann," auf die Ermordung des Polonius bezogen, geradezu wie Hohn klingen würden. Zu dieser Annahme hat wohl nur der Schluss verleitet:

> Lasst mein Verläugnen aller schlimmen Absicht (my disclaiming from a purpos'd evil)
> So weit vor eurer Grossmut frei mich sprechen,
> Als ich den Pfeil nur sandte übers Haus
> Und meinen Bruder traf.

Auch der Ausdruck „Bruder" passt auf den jüngeren und von Hamlet hochgeschätzten Laertes besser. Diesen hat er beleidigt, durch sein Benehmen verwundet und bittet ihm dies ab. Noch dazu wiederholt er vorher, dass er „ihm unrecht gethan," ihn gekränkt hat. Unmöglich könnte er diesen Ausdruck brauchen, wenn er zu einem Sohn von der, wenn auch unbeabsichtigten Tötung des Vaters spräche, und unmöglich könnte der Sohn alsdann sich durch noch so starke Gründe für befriedigt in seinem natürlichen Gefühle erklären und nur seiner Ehre wegen die Versöhnung aufschieben, bis ältre Meister von geprüfter Ehre zum Frieden ihren Rat und Spruch verleihn für seines Namens Rettung. Alles dies passt nur auf die kurz vorausgegangene Beleidigung. Der Tod des Polonius kommt gar nicht in Frage: Hamlet kann ihn nicht mit Worten abthun wollen, da er ja in der Rache des Laertes das Gegenstück der seinen sieht, also nicht eine Kränkung, die mit einfacher Verzeihung aus der Welt zu schaffen ist, und Laertes kann die dargebotene Liebe als Liebe empfangen nur unter der Voraussetzung, dass allein von der ihn persönlich betreffenden Kränkung die Rede ist.

Hamlet entschuldigt sich mit seinem Wahnsinn, der ihn von sich selbst geschieden hat. Des Polonius Tod hatte er als Fügung des Himmels angesehen, weil derselbe im Dienste der Rache herbeigeführt war. Dass diese an sich jenen Tod nicht verlangte, sondern durch die unrichtigen Bedenken und die dadurch erfolgte Verschiebung in Hamlets Anschauung und in Hamlets Handeln erst eine Lage geschaffen wurde, welche das Ende des Horchers notwendig machte, war der Grund für Hamlets Reue gewesen, hierdurch ward jener Mord, so sehr er ihn unter den gegebenen Umständen vertreten konnte, seine Strafe. Aber gerade seiner jetzigen Beurteilung, die in der Verfolgung der Rachepflicht das Heil nur von solchen unüberlegten Thaten erwartet, kann jene Ermordung, so wie sie geschah, allein als gottgewollt erscheinen, und Hamlet ist nicht der Mann, zu seiner Entschuldigung anders auszusagen, als er fühlt. Also auch von dieser Seite wird die obige Auffassung gestützt, die Hamlets Entschuldigung nur auf die Begegnung mit Laertes bezieht. Bei dieser war Hamlet auf der gekränkten Seite, sein Wahnsinn war des armen Hamlets Feind, während keine Bemerkung Hamlets den mindesten Grund für die Meinung bietet, dass er den Mord des Polonius als sich oder seiner Sache feindlich ansieht, ja die Möglichkeit dazu ausgeschlossen ist, wenn er sich als Geissel Gottes in diesem Falle betrachtet und den Tod wohl verantworten will.

Bei dieser Auffassung ist auch die Art von schlimmer Ahnung, die vielleicht ein Weib ängstigen würde, von der Hamlet vorher zu Horatio spricht, nicht nur einfach in seiner Nervenschwäche begründet, und sein prophetisches Gemüt weissagt nicht unerklärlich ins Blaue hinein. Wie vor der Enthüllung des Geistes die Ahnung, dass vom Oheim ein Frevel ausgegangen sei, nicht von selbst und ohne nachweisbaren Anlass in Hamlet aufgestiegen war, so hat die Befürchtung kommenden Unheils auch jetzt einen auffindbaren Grund, mag der Zusammenhang nun bewusst oder unbewusst bestehen. Er sieht in des Laertes Sache der seinen Gegenstück: Grund genug, vor einem Zweikampf mit Laertes, und wenn er nur ein Spiel sein soll, übles zu ahnen. Dass er sich dadurch nicht abhalten lässt oder Sorge trifft, einer etwaigen List zu begegnen, zeigt, wie recht der König hat, wenn er ihn achtlos, edel, frei von allem Arg nennt. An solches Bubenstück, wie Laertes plant, denkt er selbst dann nicht, wenn unwillkürlich ihm übel ums Herz wird und er eine Vorbedeutung annimmt. Er trotzt derselben, worauf sie auch weisen mag, weil er im Schutze des Himmels nicht sich, aber seine Sache geborgen glaubt.

Vor dem Fechten meint Hamlet, er wolle des Laertes Folie sein, und der König habe den Ausschlag des Preises auf die schwächre Hand gelegt. Meines Erachtens mit Recht hat man den Widerspruch, der hierin gegen Hamlets vorherige Äusserung gefunden werden könnte, dass er die Wette zu gewinnen gedenke, dadurch gehoben, dass er zwar die Überlegenheit des Laertes in den Waffen neidlos anerkennt, aber doch in diesem Spiel, bei dem sein Gegner ihm drei Stösse vorgeben soll, zu siegen glaubt. Im Kampfe selbst hält sich Laertes, dem es beinahe gegen das Gewissen ist, den arglosen Gegner zu hintergehen, zunächst zurück. Zweimal wird er von Hamlet getroffen, ehe er denselben verwundet. Dann aber wechseln sie die Rappiere, und Hamlet verwundet den Laertes. Wie dieser Wechsel vor sich geht, darüber herrscht unter den Erklärern Meinungsverschiedenheit. Die jüngste Annahme, Hamlet merke an seiner Verwundung, dass Laertes sich gegen die Verabredung einer spitzen Klinge bedient hat, und stürme deshalb in Wut auf den überraschten Gegner, dem er mit kräftigem Ruck die gefährliche Waffe entreisse, scheint mir sehr viel für sich zu haben. Laertes würde dann, wehrlos gemacht und die Gefahr erkennend, in ordnungswidrigem Ringen sich seiner Waffe wieder zu bemächtigen suchen, aber statt dessen nur Hamlets Rappier erlangen können. In einem neuen Gange, den Hamlet trotz dem Zwischenrufe des Königs erzwingt, weil er den verräterischen Gegner vernichten will, wird dann Laertes durchbohrt. Es würde dann freilich die Bühnenanweisung, die wenigstens in der ersten Ausgabe die Verwundung beider vor den Ruf des Königs setzt, nicht ganz genau sein, aber diese Anweisung fehlt in der zweiten und enthält in der Gesamtausgabe der Dramen nur die Vertauschung der Rappiere. Hiernach würde Hamlet in der Verwundung plötzlich die Bestätigung seiner Unglücksahnung erkennen, und diese so erst ihre volle Bedeutung gewinnen. Sah er in der That in des Laertes Sache der seinen Gegenstück, und beruhte hierauf seine Ahnung kommenden Unheils vor dem Zweikampf, so musste die Verwundung ihn blitzschnell mit der Gewissheit durchdringen, dass die Ahnung ihn nicht betrogen, und ihm trotz der Leichtigkeit der Verletzung mit einem Male die ganze Gefahr zeigen, in die er sich und seine Aufgabe durch edelmütige Arglosigkeit gebracht hatte. Die Empörung hierüber ist deshalb umso stärker, weil sie sich gegen eine Unwahrheit richtet, also von einer sehr reizbaren Stelle ausgeht. Umgekehrt mag Laertes durch die plötzliche Wut Hamlets überrascht werden und daher zur Abwehr nicht die gewöhnliche Kaltblütigkeit einsetzen können.

Hamlet durchbohrt Laertes; vor weiterem Vorgehen hält ihn das Niedersinken der Königin ab. Als diese sterbend ausruft, dass sie vergiftet sei, will Hamlet die Thüren schliessen lassen, aber sofort fesseln ihn die Worte des sterbenden Laertes, und dann erst, nach dessen Bekenntnis, stürzt Hamlet auf den König los und ersticht ihn. Er kann dies jetzt, denn die Verwirrung durch die rasch aufeinander folgenden Ereignisse ist so gross geworden, dass die Umgebung des Königs in diesem Augenblicke nicht daran denkt, denselben zu schützen.

So hat denn in der That rasche Entschlossenheit ohne reifliche Überlegung das Ziel erreicht, das Hamlet seinem Gemütszustande entsprechend auf dem Wege planmässigen, lange durchdachten Vorgehens nicht hätte erreichen können. Aber es ist doch zu viel gesagt, wenn man die Sache so dargestellt hat, dass Hamlet bereits tötlich getroffen sein musste, so dass alle Momente, die ihn bisher an der That gehindert hatten, ihre Wirksamkeit verloren, ein weiteres Aufschieben aber unmöglich wurde. Er habe offen und unverhüllt vom Könige in seiner eigenen Person getroffen sein müssen, so dass seine wilde, unmittelbar zur That drängende Leidenschaft gegen diesen entfesselt wurde. Dem kann man entgegensetzen, dass seit der Erkenntnis, die Hamlet im Anschluss an die Begegnung mit dem Heere des Fortinbras gewann, ihm die Möglichkeit, den König umzubringen, nur einmal vor dem jetzigen Augenblick geboten wurde. Das war am Grabe Ophelias, wo vielleicht durch raschen Angriff die Rache auszuführen war. Der Schmerz um Ophelia liess es damals nicht dazu kommen, und Hamlet sprang statt gegen den König in das offene Grab. Notwendige Vorbedingung für den Vollzug der Rache war nicht Hamlets tötliche Verwundung oder ein unmittelbarer, vom König ausgehender, persönlicher

Angriff, sondern ganz allein eine jede Möglichkeit eingehender Überlegung ausschliessende Gelegenheit in einem Augenblick, wo Hamlets Streben nicht nach andrer Richtung abgelenkt war. Pläne, die am Herzen liegen, scheitern, Handeln ohne Besinnen führt zum Ziel, das war Hamlets Überzeugung geworden. Dass sie für ihn zutraf, zeigte die Überlistung Rosenkranz' und Güldensterns ebenso wie jetzt die Ermordung des Königs.

Der letzte, mehrfach wiederholte Wunsch Hamlets geht dahin, dass Horatio eine Erklärung der Vorgänge geben möge, die ihm selbst durch den Tod abgeschnitten wird. Das Geheimnis hat seine Schuldigkeit gethan, nun soll die Enthüllung folgen, damit die Wahrheit über Hamlet und seine Sache an den Tag komme. Dem von Polen zurückkehrenden Fortinbras giebt er seine Stimme für die Wahl zum König. Auf dessen Befehl werden der Leiche Hamlets kriegerische Ehren erwiesen. denn dieser hätte sich, wäre er hinaufgelangt, höchst königlich bewährt.

Hat Fortinbras mit seiner günstigen Meinung über Hamlets Herrscherberuf recht? Um diese Frage richtig zu beantworten, müssen wir den gesunden und den kranken Hamlet auseinander halten. Dass der letztere, der nur unter bestimmten, eng begrenzten Voraussetzungen seinen Willen durchführen kann, der die Ruhe des Todes ersehnt und von seinen leicht aufzuregenden Gefühlen über die Grenzen der Selbstbeherrschung und des Selbstbewusstseins hinausgeschleudert wird, dass dieser „schwache und melancholische“ Hamlet das Wort des Fortinbras nicht wahr machen könnte, ist wohl ausser Zweifel. Ganz anders aber stellt sich die Sache, wenn wir den früheren Hamlet ins Auge fassen, dessen edler Geist noch nicht zerstört ist, der noch des Staates Blume und Hoffnung genannt werden kann. Diesen aber meint Fortinbras, denn ihm soll ja erst Hamlet und seine Sache erklärt werden samt den Fügungen des Zufalls, die es dahin gebracht. Und damit komme ich zu der Frage: ist der Hamlet, wie wir ihn im Stücke und namentlich von der Erscheinung des Geistes an kennen lernen, vorzugsweise das Erzeugnis seines Naturells, d. h. derjenigen Eigenschaften, die ihm von der Natur verliehen, ihm angeboren sind, oder ist dieses Naturell durch Einwirkung von aussen geändert und dadurch die angeborene Fähigkeit, richtig oder doch zweckentsprechend zu handeln, beeinträchtigt? Mit andren Worten; gehört Hamlet, um einen modernen Ausdruck zu gebrauchen, zu den geistig Minderwertigen, Entarteten, oder ist sein krankhafter Gemütszustand erst die Folge der Eindrücke, die der Dichter auf ihn hat wirken lassen? In einem ausgezeichneten

Vortrag, dessen ärztlichen Ausführungen ich sonst durchwegs beipflichte, hat vor einigen Jahren ein Psychiater diese für seinen Zweck nebensächliche Frage wenigstens gestreift und sich für eine Entwicklung der Krankheit von Jugend an entschieden. Nun kann eine gemütliche Reizbarkeit, die in plötzlichen, anfallsweisen Erregungen, im Missverhältnis zwischen äusserer Veranlassung und Wirkung sich offenbart, verbunden mit der im übrigen bestehenden Unfähigkeit, einen Entschluss zu fassen und in Ruhe zu handeln, sowie mit einer Neigung zu pessimistischer Weltanschauung ganz gewiss auf einer von Kindheit an bestehenden und nach dieser verkehrten Richtung entwickelten Anlage beruhen, aber sie muss nicht darauf beruhen. Ganz ähnliche Zustände, die sich nach dem augenblicklichen Bilde oft sehr schwer von jenen unterscheiden lassen, treten bei früher gesunden Menschen auf besondre Veranlassungen ein. Am häufigsten führt hierzu angestrengte geistige Thätigkeit, verbunden mit Gemütserregungen und dem Gefühl grosser Verantwortlichkeit. Freilich bringen die gleichen Ursachen nicht bei jedem Menschen die gleiche Wirkung hervor, und wir müssen demnach bei den einzelnen eine verschieden grosse Widerstandskraft des Nervensystems annehmen. Dementsprechend finden wir zahlreiche Übergänge von der angeborenen Entartung oder Minderwertigkeit zur erworbenen reizbaren Schwäche. Die Entscheidung, ob wir es mit jener oder mit dieser oder mit einem Gemisch von beiden zu thun haben, werden wir nach der Entwicklung der Krankheitserscheinungen treffen. Wo wir dieselben nicht bis in die Kindheit zurückverfolgen können, und wo zugleich ausreichende Veranlassungen für die Entstehung der Krankheit vorliegen, werden wir diese für erworben halten. Dieser Fall liegt aber bei Hamlet vor. Nicht nur Fortinbras sagt zu Gunsten der späteren Entwicklung des Leidens aus, sondern sämtliche Personen des Stückes beschäftigen sich mit der Umwandlung, die der Held erfahren, wobei freilich diese Umwandlung von einigen in die Zeit verlegt wird, die, wie wir wissen, in der Erscheinung des Geistes eine auch für völlig gesunde Menschen zu einer Veränderung des Verhaltens ausreichende Ursache geliefert hat, während dieselbe nach Hamlet selbst vom Tode des Vaters und der raschen Hochzeit der Mutter an beginnt, wie sich aus der Vergleichung seiner Stimmung im ersten Akt mit seinen Rosenkranz und Güldenstern (III, 2) gegebenen Aufklärungen ergiebt. Wenn man nun aber daraus, dass die pessimistische Stimmung bereits voll und ganz entwickelt ist zu einer Zeit, wo Hamlet von der Todesart seines Vaters nichts weiss, auf ein von vornherein bestehendes Missverhältnis zwischen Ursache und Wirkung schliessen und darin einen schon vorher bestehenden pathologischen Zug konstatieren will, so kann ich die Berechtigung des Schlusses nicht zugeben.

Gewiss, der Hamlet entstand etwa hundert Jahre nach der Regierung eines Richard III., bald nach der Hinrichtung der Gattenmörderin Maria Stuart. Man mag daher sagen: ein Mord und auch ein Verwandtenmord konnte dem Zeitalter Shakespeares nicht annähernd so grauenvoll erscheinen, wie er uns heute erscheint. Den damaligen Ärzten wäre freilich in Hamlets Falle die „Melancholie“ durch die vorausgehenden Erfahrungen begründet erschienen. So führt Levin. Lemnius (de habitu et constitutione corporis, Antwerpen, 1582. — Blatt 154) unter den Ursachen, welche „Melancholie“ hervorbringen, langen Kummer und Gram infolge des Todes der Eltern oder zufälliger Verluste oder getäuschter Hoffnung an. Aber man wird auch mit jener Erwägung dem besonderen Falle gar nicht gerecht. Die Thatsache der schleunigen Heirat in Verbindung mit der Trauer um den Verlust des Vaters ist es doch nicht allein, was die Veränderung der Stimmung in Hamlet hervorbringt. sondern dass gerade diese von Hamlet geliebte Mutter, die an ihrem ersten Gatten hing, als stieg der Wachstum ihrer Lust mit dem, was ihre Kost war, als verwittwete Matrone so rasch den von Hamlet verabscheuten Schwager heiratete, und dass dieser dadurch zwischen die Erwählung und Hamlets Hoffnungen sich eindrängen konnte, diese besondren Umstände, die auf ihn als Sohn und voraussichtlichen Erben des Reiches gleich schwer wirken, verursachen die pessimistische Stimmung, es liegt also Kummer und Gram gerade infolge der von Lemnius genannten Ursachen vor. Ich sehe daher weder ein Missverhältnis zwischen Ursache und Wirkung noch die Notwendigkeit, Hamlet von vornherein für besonders widerstandsunfähig zu halten. Für jeden tieffühlenden Menschen würde ein solcher Doppelschlag, der die kindliche Liebe und die Zukunftshoffnung trifft, so erheblich sein, dass ein vorübergehender schwerer Gemütsdruck sehr wohl die Folge sein kann, zumal der Tod des hochverehrten Vaters kurz vorausgegangen ist.

Dass dieser Druck bis zu Selbstmordgedanken steigt und über einen Monat dauert, kommt mir gar nicht so absonderlich vor. Wird doch die Vorstellung des Selbstmordes nur kurz gestreift und einfach mit dem Gebot des Ewigen abgethan, ganz anders als in dem späteren Monolog, wo wirklich Hamlets Schwermut brütend darüber sitzt. Ekel, schal und flach und unerspriesslich scheint ihm das ganze Treiben dieser Welt; würde es nicht sehr vielen von uns unter gleichen Umständen ebenso gehen? Mir scheinen vier bis sechs Wochen — mehr kann man nicht rechnen, da die Botschaft von Helsingör bis Wittenberg und Hamlets Rückkehr zusammen wohl mindestens vierzehn Tage beanspruchten — gar keine so lange Zeit für die natürliche, durch jene Anlässe hervorgerufene Verstimmung, zumal die veränderte Lage dem Prinzen in tausend Kleinigkeiten immer wieder als Reiz entgegentreten musste.

Dazu kommt, dass Hamlet keinen einleuchtenden Grund für die Änderung in der Gesinnung der Mutter findet und sich mit der Schwachheit des Weibes begnügen muss, die ihm doch in dieser Stärke als ungeheuerlich erscheint. Daher spürt sein Geist nach einer Lösung des Rätsels; ein dunkles Geheimnis muss noch dahinter versteckt sein, das er nicht aufzudecken vermag. Schon jetzt wird also Hamlets Naturell von Gedanken geschüttelt, die seine Seele nicht erreichen kann. Dieses peinigende Suchen, das doch zu keinem andren Ziel als zur Ahnung eines begangenen Frevels gelangt, und das er, weil seine Mutter hineinverwickelt ist, nicht weiter treiben darf, ist ganz natürlich bei jemand, der neben der Kränkung der Kindesliebe auch in der Aussicht auf einen hohen Lebensberuf sich getäuscht sieht, auf den er seine Zukunft gestellt hat. Dass er in eine Nussschale eingesperrt sein und sich für einen König von unermesslichem Gebiete halten könnte, sagt er erst später, als sein Sinn durch die ungeheure Enthüllung des Geistes, durch die Entdeckung, dass sein Ahnen das Richtige getroffen, ganz andren Zielen zustrebt und der Gedanke an die eigne Zukunft in der Sorge um die Erfüllung seiner schweren Aufgabe untergegangen ist. Dass er dann Rosenkranz verhöhnt, weil dieser den Ehrgeiz für so luftig und lose wie den Schatten eines Schattens erklärt, und dass er später (III, 2) die Erinnerung daran, dass er die Stimme des Königs zur Nachfolge im dänischen Reiche habe, mit dem „rostigen“ Sprichwort abfertigt: „Derweil das Gras wächst . . .“, darauf lege ich kein Gewicht, eher schon darauf, dass er dem König (III, 2) auf dessen Frage, wie er sich befinde, erwidert, er lebe wie das Chamäleon von der Luft und werde mit Versprechungen gemästet. Denn dieser Witz trifft den König wirklich nicht, wohl aber kann man darin, dass Hamlets Bitterkeit gerade darauf verfällt, eine Bekräftigung dessen sehen, dass sein Kummer über die Heirat seiner Mutter die Vernichtung seiner Aussichten auf den Thron sehr wohl umfasst habe. Endlich ist die Äusserung zu Ophelia, dass er sehr stolz, rachsüchtig und ehrgeizig sei, gewiss übertrieben, aber ebensowenig, wie wir Hamlet Bewusstsein des eigenen Wertes und Rachetrieb absprechen können, dürfen wir sagen, dass er den Ehrgeiz hier ironisch nenne als etwas, was er gewiss nicht habe, und dass sein Ausschluss von der Herrschaft ihn gar nicht berühre. Ich meine, alle diese Hinweise bereiten den späteren Ausspruch, dass der König sich zwischen die Erwählung und Hamlets Hoffnungen gedrängt, genügend vor, um diese Worte nicht als beiläufig erscheinen zu lassen. Dass er von der Vernichtung seiner Hoffnungen nicht öfter und ausführlicher spricht, liegt einmal in seinem Stolze, der gewiss auch keine Bemühung um den Thron geduldet hat — hielten die Wähler den geringgeschätzten Oheim für würdiger, so trug er diesen Schlag stumm, aber deshalb nicht schmerzlos —, sodann aber in der Umwälzung, die seit der Erscheinung des Geistes in ihm vorgeht.

Weiter aber möchte ich zu bedenken geben, dass wir keinen lebenden Menschen, sondern ein Geschöpf des Dichters vor uns haben. Hätten wir Hamlet in Wirklichkeit vor uns und sollten ihn begutachten, so könnten wir sagen: über sein vergangenes Leben liegen zu unsichere Zeugnisse vor, als dass wir uns allein nach dem Ergebnis der jetzigen Beobachtung für oder wider einen angeborenen Mangel entscheiden könnten. In einem Drama steht es doch anders. Was da der Dichter von seinem Helden nicht aussagt oder zum mindesten andeutet, ist überhaupt nicht vorhanden oder kommt wenigstens für die Beurteilung nicht in Frage. Mag also Ophelias Zeugnis wegen persönlicher Voreingenommenheit und das des Fortinbras als auf einen Toten bezüglich, dem er die Thronfolge mit verdankt, nicht ganz vertrauenswürdig erscheinen, wir müssen uns an sie halten, weil der Dichter ihnen nirgends widerspricht. Zudem tritt uns Hamlet im ersten Aufzug wohl als ein durch schwere Erfahrungen traurig und bitter gestimmter, aber zugleich als entschlossener und mit rascher Überlegung handelnder Mann entgegen, der freilich zum Handeln erst dann, dann aber sofort, kommt, als ihm durch den Bericht über die Erscheinung des Geistes Gelegenheit dazu geboten wird. Dass man sich dem gegenüber nicht auf seine Nachgiebigkeit gegen den Wunsch der Mutter, die Rückkehr nach Wittenberg zu unterlassen, berufen kann, habe ich früher schon erwähnt. Einmal ist es Hamlet in der That nicht so wesentlich, was nach der Zertrümmerung seiner Zukunft aus ihm wird, sodann aber steht seinem Wunsche, in gesündere Verhältnisse zu fliehen, der Drang nach Aufklärung des geahnten Geheimnisses und die Liebe zu Ophelia entgegen. Die Bitte der Mutter trifft ihn daher ähnlich vorbereitet wie später ihre Aufforderung, am Abend der Aufführung zu ihr zu kommen. Dazu mag noch die durch die Worte des Königs und der Königin angeregte Erwägung kommen, ob es edler und seinem Stolze angemessener sei, aus dem wüsten Garten zu fliehen oder die Pfeile und Schleudern des Geschicks standhaft zu tragen.

Auch das ist zu beachten, dass Hamlets Trauer dem König und

der Königin wohl übertrieben vorkommt — ist sie ihnen doch ein beständiger Vorwurf —, dass aber sie mit dem ganzen Hofe eine Gemütskrankheit bei dem Prinzen erst in späterer Zeit annehmen. Wir sehen uns also zu der Annahme genötigt, dass die Erkrankung Hamlets durch den Tod des Vaters, die Heirat der Mutter und die dadurch veränderte Lage zwar wesentlich vorbereitet, aber doch erst durch die Erscheinung und Enthüllung des Geistes herbeigeführt wird. Bis dahin handelt Hamlet zwar unter dem Druck einer schweren Erfahrung, aber besonnen und thatkräftig. Die Enthüllung des Geistes, die seine Ahnung bestätigt, bringt ihn zunächst körperlich und seelisch aus den Fugen — das ist gewiss nicht auffallend —, dann aber erholt er sich nicht, sondern die Überreiztheit seines Nervensystems bleibt bestehen. Wir haben als Grund derselben also länger bestehende niederdrückende Empfindungen, dann eine plötzliche, aufs heftigste wirkende gemütliche Erschütterung und nun ein beständiges, andauerndes geistiges Ringen und Abarbeiten mit einer höchst verantwortlichen und Verstand wie Gefühl aufs höchste bewegenden Aufgabe, dazu Schlaflosigkeit und Appetitmangel. Ich glaube, wir brauchen keine andren Gründe zu suchen. Wir können die Erscheinungen der Krankheit nicht bis in die Jugend zurückverfolgen, wir sehen ausreichende Veranlassungen für die Entstehung des Leidens gegeben. Wir schliessen also auf erworbene reizbare Schwäche und nicht auf angeborene Entartung. Hamlets Entschlusslosigkeit, Überempfindlichkeit, Unfähigkeit, aufsteigenden Affekten zu widerstehen, sind nicht ein Ergebnis des Naturells im oben bezeichneten Sinne, sondern dies Naturell ist durch die Einflüsse krankhaft verändert, unter welche der Dichter seinen Helden gestellt hat.

Die seelischen Erscheinungen der nervösen Erschöpfung fanden wir bei Hamlet deutlich gezeichnet. Nach dem Bericht des Polonius gieng der Schwäche und Zerstreuung, also dem Zustande von Ermüdung und Unaufmerksamkeit, Traurigkeit vorher. Trübe Stimmung bestand schon vor der Erscheinung des Geistes und Ophelias Abweisung. Dass sie sich dann verstärkt zeigte, ist kein Wunder. Aber es erhebt sich die Frage für den, der die Erkrankung nicht auf angeborene Anlage zurückführt: weshalb konnte Hamlet, der noch kurz vor der Erscheinung des Geistes sich so gesammelt und zu raschem Handeln bereit erwies, gleich darauf, so lange die Traurigkeit als einziges Merkmal seiner Veränderung nach aussen hervortrat, nicht zum Entschluss und zur Ermordung des Königs kommen? Dass er die Rache will, ist keine Frage. Er könnte den verstörten Geist ja nicht ruhen heissen, wenn er nicht entschlossen wäre, den Grund, der dessen Ruhe gestört, zu beseitigen. Aber in trüber Stimmung sind wir geneigt, die ungünstigen Möglichkeiten für wahrscheinlicher zu halten. Dem Geiste zu begegnen vermochte daher Hamlet sofort; galt es doch dabei im ungünstigen Falle nur das eigene Leben, das Hamlet keine Nadel wert achtete. Bei der Aufgabe, den König zu morden, steht dagegen die Ausführung der Rache selbst auf dem Spiel, sobald etwas misslingt; Grund genug, nur nach eingehendster Erwägung aller Möglichkeiten zu handeln. Dabei sieht Hamlet in seiner trüben Stimmung Gefahren, wo er sonst vielleicht keine gesehen hätte, er stellt sich die schlimmsten Möglichkeiten als wahrscheinlich vor. Er darf nur einen sicheren Weg gehen, und keiner erscheint ihm sicher. Nun arbeitet sein Hirn fieberhaft und leidenschaftlich, einen Plan zu finden, der nicht scheitern kann; nur Überlegung, nicht rasches, unbesonnenes Losfahren und Zustossen scheint ja den Erfolg zu verbürgen. Da muss rasch Appetit und Schlaf schwinden, die Schwäche der Übermüdung und als weitere Folge Zerstreuung, Unfähigkeit, bei einer Sache zu bleiben, und endlich der Zustand eintreten, den Polonius als Verrücktheit bezeichnet, also wohl die Reizbarkeit und Launenhaftigkeit, die Abhängigkeit von augenblicklichen Gefühlen und Stimmungen und die Neigung zu Heftigkeiten, die wir nachher an dem Prinzen sehen. Dass Hamlet auch jetzt nicht zur That kommt, zeigt, wie er sich in Bezug auf seine eigentliche Aufgabe Gewalt anthut. Wie oft muss in ihm der Groll aufsteigen, und er würde, gerade weil er leicht aufbraust und dann besinnungslos dem Affekt folgt, gewiss häufig genug der Leidenschaft erliegen, wenn er nicht tief durchdrungen wäre von der schweren Verantwortung, die er auf sich genommen hat. Nicht in raschem Mute gegen den König losgehen, stets in dieser Sache nur nach gründlichster Überlegung und Vorbereitung handeln, das musste er sich als dringendstes Gebot einschärfen und deshalb, so lange es ihm unmöglich war, den König vermeiden, nicht aufsuchen.

Dieses beständige Denken und diese beständige Gefühlsanspannung müssen aber die Reizbarkeit immer mehr steigern und die Anstrengung des Nachsinnens vermehren, demnach die Überlegung erschweren und als Ergebnis derselben eine dumpfe Gleichgiltigkeit hervorbringen. So quält Hamlet sich ab und fühlt immer mehr, dass es kein natürlicher Zustand ist, der die göttliche Vernunft in ihm nicht zum Gebrauch kommen lässt, sei's viehisches Vergessen oder sei's ein banger Zweifel, welcher zu genau bedenkt den Ausgang, — ein Gedanke, der, zerlegt man ihn, ein Viertel Weisheit nur und stets drei Viertel Feigheit hat, d. h. der alle Möglichkeiten des Erfolgs genau berechnet, aber darunter drei Viertel ohne wirkliche Berechtigung als ungünstig verwirft. In dieser Abspannung steigen auch die Bedenken auf, ob der Tod des Oheims wirklich zur Sühne genüge, ja, ob der Geist selbst der des alten Königs gewesen sei, und lähmen, obwohl als unbegründet erkannt, nun auch ihrerseits jede Thatkraft.

Ob daneben auch körperliche Gefühle und Schmerzen bestehen, wird nicht erwähnt: um die Krankengeschichte vollständig zu machen, würde man diese hinzudenken können, aber der Dichter will ja eben keine Krankengeschichten schreiben, sondern seelische Vorgänge schildern. Zeichen der körperlichen Überempfindlichkeit finden sich aber doch: als Hamlet den Totengräber mit den ausgegrabenen Knochen unsanft umgehen sieht, thun ihm die seinen weh im Gedanken, dass man mit denen der Gestorbenen Kegel spiele; beim Anblick von Yoricks Schädel wird ihm übel; als er den Lauf der Verwesung in Gedanken verfolgt, riecht er Verwesungsgeruch und wirft deshalb den Schädel weg — man bedenke, dass derselbe dreiundzwanzig Jahre in der Erde gelegen hatte und daher wohl hierzu keinen Anlass geben konnte. Aber der Dichter berichtet nicht die körperlichen Empfindungen für sich allein, sondern überall, wie wir sahen, nur soweit sie in Verbindung mit Vorstellungen entstehen; er giebt uns also nur Wahrheit, aber nicht die ganze Wahrheit, weil dieses nicht seines Amtes wäre.

Ebenso wie mit den schmerzhaften Empfindungen macht er es mit den Angstgefühlen. Wir würden, wenn ein Arzt Hamlets Krankengeschichte geschrieben hätte, voraussichtlich öfter von Angst lesen. Shakespeare erwähnt sie nur einmal als von körperlicher Empfindung ausgehend, aber im halb unbewussten Zusammenhang mit Vorstellungen: vor dem Zweikampf mit Laertes wird Hamlet schlecht ums Herz (thou wouldst not think, how ill all's here about my heart), er fühlt eine Art schlimmer Ahnung, die vielleicht ein Weib ängstigen würde. Der Zusammenhang der Herzensangst mit Vorstellungen ist hier vom Dichter sehr wirkungsvoll angedeutet.

Endlich sei das Krankheitsgefühl erwähnt, das Hamlet in hohem Grade hat. Er spricht zu sich selbst von seiner Schwachheit und Melancholie; der Entschluss wird vom Gedanken angekränkelt; zu Ophelia spricht er es aus, dass die Leichtfertigkeit des Weibes ihn wahnsinnig gemacht hat, Laertes gegenüber entschuldigt er sich mit seinem Wahnsinn. Dagegen verhöhnt er in gereizter Stimmung andre, bei denen er wahrnimmt, dass sie ihn für wahnsinnig halten, und bemüht sich eindringlich, die Mutter zu überzeugen, dass er nicht wirklich wahnsinnig sei. Alles dies ist der Natur richtig abgelauscht, da das Gefühl, schwer krank zu sein, bei nervöser Erschöpfung meist recht ausgeprägt ist, der Kranke aber es für gewöhnlich schwer empfindet, wenn er von andren für geisteskrank gehalten wird.

Trotz diesem Krankheitsgefühl kämpft Hamlet mit aller noch verfügbaren Kraft für seine Aufgabe. Er bereitet sich in beständiger, vielleicht überanstrengender Fechtübung vor. Den ersten Schritt glaubt er dann vorwärts zu thun, als die Erregung des Schauspielers ihm den Gedanken eingiebt, dem schuldigen König durch Vorhaltung eines dramatischen Spiegels das Gewissen zu erregen und sich so durch ein offenbares Zeugnis von dem Bedenken zu befreien, der Geist könne ein Teufel gewesen sein. Dass das Hindernis für die Erfüllung seines Racheschwurs in ihm und nicht ausser ihm gelegen sei, hat Hamlet erkannt; eine Hemmung und, wie er voll Freude über diesen Plan denkt, die hauptsächlichste soll nun weggeräumt werden. Und sie wird weggeräumt, der Plan gelingt, aber er führt bei Hamlets Erregbarkeit zu weit. Derselbe sieht die Gewissensqual des Königs, und sofort verschiebt sich ihm die beschworene Aufgabe, so dass er sie nicht in dem Tode, sondern in der Pein des Königs gelöst glaubt. Der Wink der Königin dünkt ihn daher ein Wink von oben: die Königin, den Preis der Schandthat, will er dem Mörder abringen und zugleich sie, die Mitschuldige, im Gewissen treffen. Nur von dieser Absicht erfüllt, sieht er sich die Möglichkeit eröffnet, den betenden König zu töten, er will es thun, aber nein, das wäre ja blosser Tod, nicht die beabsichtigte Qual! Daher die Unfähigkeit, die gebotene Gelegenheit zu ergreifen. Nun ringt er das Gewissen der Mutter, tötet dabei den lauschenden Polonius, und muss sich, als er sogar das sorgfältig gehütete Geheimnis der Mutter in seiner Erregung verraten will, vom Geiste seines Vaters mahnen lassen, nicht zu vergessen. So wird er vor dem Äussersten bewahrt, aber sein Rachevorsatz hat keine Aussicht mehr, erfüllt zu werden. Hamlet muss froh sein, aus Dänemark fortgeschickt zu werden, um die Hände frei zu bekommen. Mit List hofft er die List des Königs zu durchkreuzen und so diesen ins Verderben zu reissen. Noch also hält er an seiner ersten Erkenntnis fest, dass nur ein wohlüberlegter Plan, kein rasches, unvorsichtiges Handeln geboten ist. Diese Erkenntnis wird durch die Erwägungen, die sich an die Begegnung mit dem Heere des Fortinbras knüpfen, als für Hamlet nicht passend erkannt. Sie gilt nur für diejenigen, bei denen die göttliche Vernunft zu richtigem Gebrauche gelangt und nicht verschimmelt. Dies trifft für Hamlet nicht zu; hat doch noch eben die Vernunft ihn den Irrweg geführt, als dessen Endziel ihm die Pein, nicht das Blut des Königs lockte. Kann er sich aber auf die Vernunft nicht verlassen, ist diese im Gegenteil, weil ihm die rechte Benutzung verschlossen ist, zur Rache nur hinderlich, so bleibt allein der Weg übrig, den er sich anfangs mit aller Kraft versperrt hat: die unüberlegte, aus dem Augenblicke geborene That. Die Furcht, dass sie zum Fehltritt und damit zum Scheitern der Aufgabe führen werde, kann nicht mehr den Ausschlag geben, da eine andre Möglichkeit für Hamlet, so wie er einmal jetzt ist, nicht vorliegt. Ausserdem aber hat er, der jedes Vertrauen zu seiner eigenen Leistungsfähigkeit verloren hat, der sich krank und schwach fühlt, den unerschütterlichen Glauben gewonnen, dass eine Gottheit unsren Zwecken die richtige Form giebt, wie roh und unfertig wir sie auch bilden; natürlich sind hierbei nur die Zwecke gemeint, die mit dem Willen des Himmels übereinstimmen, vor allem also der von Hamlet verfolgte und vom Himmel eingegebene Zweck. Schon bei der in blindem Zustossen vollbrachten Ermordung des Polonius hatte sich Hamlet als Diener des Himmels gefühlt, der einen Verräter und damit ein Hindernis der gottgewollten Rache hinwegräumte. Je mehr die Erkenntnis an Sicherheit gewinnt, dass die eigene Vernunft versagt, muss mit der Überzeugung, dass die Rache von Gott gewollt ist, der Glaube aufkeimen, der Himmel wolle sich nur seiner Hand, nicht seiner Vernunft zum Vollzug derselben bedienen. Daher das Vertrauen, dass das Werk gelingen werde, wenn nicht heute, so morgen, trotz Hamlets Schwäche und Krankheit, daher die Ergebung: in Bereitschaft sein ist alles. Und diesmal hat sich Hamlet nicht getäuscht. Sein Misstrauen in die eigene Geisteskraft ist berechtigt, wie sein Vertrauen, dass auch das schwache Werkzeug in der Hand des Himmels mächtig ist. Das Werkzeug zersplittert, aber die Rache wird vollzogen.

Hamlets „Wahnsinn“ ist also nicht das, was der Nichtarzt gewöhnlich unter Geisteskrankheit versteht, er gehört zu den Erkrankungen des Nervensystems mit psychischen Veränderungen, die den Menschen mehr oder weniger machtlos gegen Reize machen und das Handeln bis zur Unfähigkeit erschweren, dabei aber das Denken nur in Augenblicken der Erregung und bei der Nötigung zu einem Entschluss beeinträchtigen. Solche Kranke werden auch heute sehr oft falsch beurteilt, und ihnen wird häufig als Schuld oder als Trägheit angerechnet, was nur die Wirkung ihrer Krankheit ist und mit dieser sich wieder verliert. Kein Wunder, dass dies auch Hamlet widerfahren ist. Dass jemand will und doch aus inneren Gründen nicht kann, ist für den, der solche Zustände nicht kennt, etwas so Unglaubliches, dass es für unmöglich gehalten und eher der Wille verdächtigt wird.

Lady Macbeth.

Ähnlich wie im Hamlet greift im Macbeth eine übernatürliche Macht in das Menschenleben hinein und stachelt vorhandene Triebe auf, indem sie ihnen Klarheit verleiht. Dort war es das Gebot des toten Vaters, welches Rache heischte und damit eine That, welche mit dem Gewissen des Sohnes und mit dessen Verlangen in Übereinstimmung stand: hier sind es böse Gewalten, welche einen Wunsch stärken, der mit dem Gewissen in Widerspruch steht. In beiden Fällen ist der Held zunächst unfähig, den gewünschten Mord auszuführen: Hamlet kommt erst dazu, als er auf die planvolle Mitwirkung der eignen Vernunft verzichtet und sich ganz der Lenkung des Himmels überlassen hat, Macbeth findet die treibende Kraft in der anspornenden Leidenschaft seiner Gemahlin, die damit dem Untergange verfällt.

Der Charakter der Lady Macbeth hat verschiedene Beurteilung gefunden. Sie gilt auf der einen Seite als entmenschte Frau, die als der böse Geist ihres Mannes dessen Schwäche benützt, um ihre Herrschbegierde zu befriedigen; sie ist von andrer Seite als Opfer ihrer Gattenliebe dargestellt worden, die sie leidenschaftlich und verblendet, aber nicht aus bösem Triebe bethätige. Mir scheint eine vermittelnde Ansicht das rechte zu treffen.

Lady Macbeth tritt uns zuerst vor Augen, als sie den Brief ihres Gemahls liest, der ihr die Begegnung mit den Hexen schildert. Sofort ist sie entschlossen, die Weissagung derselben durch den Mord des Königs wahr zu machen. Der Gedanke, dass Macbeth die Krone verheissen sei, und dass dieselbe ihm daher ohne Frevel zufallen werde, kommt ihr gar nicht, sondern sie fürchtet nur die Natur ihres Gatten, die zu voll von der Milch der Menschlichkeit sei, um den nächsten Weg zu gehen. Er sei nicht ohne Ehrgeiz, aber ohne die dazu nötige Schlechtigkeit, er wünsche sehnlichst die Grösse, aber möchte sie nur auf frommem Wege erlangen, er möchte das haben, was ihm zuruft: „So musst du handeln,“ falls er es hat (thou'dst have, great Glamis, that which cries:

„Thus thou must do,“ if thou have it), also das Gewissen, und doch zugleich das, was er mehr zu thun fürchte als ungethan wünsche, also die Ermordung Duncans. Da will sie ihre Lebensgeister in sein Ohr giessen und mit der Kühnheit ihrer Zunge alles züchtigen, was ihn von dem goldnen Reif fern halte, mit dem ihn Schicksal und übernatürliche Hilfe gekrönt zu haben scheinen. Als ihr die Kunde gebracht wird, dass Duncan die Nacht auf ihrem Schlosse verbringen wolle, ist sie sicher, dass der Mord sofort geschehen müsse. Zugleich aber fürchtet sie die Milch der Menschlichkeit auch im eignen Busen und ruft die Geister, die auf Mordgedanken lauern, sie zu entweiben und mit Grausamkeit und Thatkraft zu füllen, die Milch aus ihren Brüsten zu saugen, damit Galle hineinströme (and take my milk for gall). Der Mord erscheint ihr fürchterlich, aber sie ist dazu entschlossen. Als sie Macbeth erblickt, begrüsst sie ihn als künftigen König, weil sein Brief sie über die ahnungslose Gegenwart entrückt habe. Duncan darf das Schloss nicht verlassen. Macbeths Gesicht erscheint ihr wie ein Buch, in dem man seltsame Dinge lesen kann. Er soll Freundlichkeit heucheln, sie aber will das grosse Werk dieser Nacht in ihre Hand nehmen. Dann sehen wir die Lady wieder, als sie mit höflichen, von Dank und Demut überfliessenden Worten den König begrüsst.

Das folgende Selbstgespräch Macbeths zeigt uns seine Unentschlossenheit, da er sich der That gegenübergestellt sieht. Die Strafe im Jenseits fürchtet er nicht, wohl aber die Folgen, die der Königsmord hier haben kann, und die das Ziel seines Ehrgeizes voraussichtlich nicht erreichen lassen. Diesen Erwägungen entspricht die Absicht, die er sogleich der Gattin ausspricht, in dieser Sache nicht weiter zu gehen, nur dass er ihr die wahren Gründe nicht mitteilt, sondern statt dessen die Ehren, die der König jüngst auf ihn gehäuft, und die gold'ne Meinung des Volkes anführt. Aber ihre Entschlossenheit dringt durch. Sie wirft ihm Feigheit vor, da die Hoffnungsfarbe, in die er sich gekleidet, nun so fahl und bleich auf das schaue, was dieselbe doch aus freiem Antrieb ins Auge gefasst habe. Er habe ihr dies Unternehmen eröffnet, als weder Zeit noch Ort gelegen war, und beide schaffen wollen; nun, da sie sich selbst geschaffen, entschaffe ihr Bequemsein ihn. Sie wisse aus Erfahrung, wie süss es sei, einem Kinde die Brust zu geben, aber sie würde es vom Mutterbusen reissen und ihm das Hirn ausschmettern, hätte sie geschworen, wie er jenes schwur. Damit entreisst sie ihm den eigentlichen Grund; „Wenn es uns fehlschlagen sollte,“ und nun enthüllt sie ihren Plan: die Kämmerer will sie mit gewürztem Wein betäuben und auf sie die Schuld des Mordes werfen. Damit hat sie sein Bedenken gehoben, er stimmt sofort in ihren Plan ein und führt ihn näher aus: sie wollen die beiden Schläfer mit Blut zeichnen und deren eigene Dolche brauchen, um den Schein der That von sich abzuwälzen. Der Entschluss ist gefasst.

Diese Unterredung beleuchtet die Vergangenheit. Macbeths Gedanken schweifen nicht erst seit der Weissagung der Hexen verlangend um die Königskrone, schon früher hat er aus eignem Antrieb, als weder Zeit noch Ort gelegen war, seinem Weibe dies Unternehmen, die Ermordung Duncans, eröffnet und geschworen, es zu vollbringen. In wilder Zeit konnte die milde, wohlwollende Schwäche eines noch so gnadenreichen Herrschers in einem ehrgeizigen Heerführer, der sich als die Hauptstütze des Thrones fühlte, wohl solche aufrührerische Gelüste entfesseln, aber, wie wir sehen, Macbeth hat seine Thatkraft überschätzt. So lange er mit den Mordgedanken spielen konnte, war er bereit; sobald der Augenblick zur Ausführung naht, versagt die Entschlossenheit, weil die Hinwegräumung des Königs nicht möglich erscheint, ohne den Verdacht auf den Thäter zu lenken. Aber man spielt nicht umsonst mit dem Verbrechen. Macbeth hat sein Weib zur Vertrauten gemacht, und dies verwehrt ihm den Rückweg. Sein Monolog drückt, obwohl man dies bestritten hat, die Überlegung aus, ob die That stattfinden solle oder nicht, ein Schwanken vor der That, wodurch diese ernstlich in Frage gestellt wird. Weil er zu dem Schluss kommt, dass der Ehrgeiz, der sich in den Sattel schwingt, sich überschlägt und jenseits niederfällt, deshalb will er, durch die Gelegenheit zur Entscheidung gedrängt, den Vorsatz aufgeben. Wie wir Macbeth jetzt kennen, wissen wir, dass damit der Plan nur aufgeschoben wäre, aber das wäre er allerdings, weil die Bedenken zu mächtig sind; die Worte „wenn es uns fehlschlagen sollte“ sprechen Macbeths wirklichen Grund aus, die That zu unterlassen, dies zeigt der vorhergehende Monolog. Da aber setzt die Gattin ein, die in leidenschaftlichem Wollen von Zweifel frei ist und sein Bedenken aus dem Wege räumt durch den Anschlag, die Kämmerer als die Mörder erscheinen zu lassen. So reisst sie den Schwankenden mit sich fort. Sie selbst legt auf jene List keinen weiteren Wert, denn im Besitze der Macht glaubt sie auf das stille Denken der andren nicht achten zu müssen: „Wer darf es anders auffassen, da wir schrein lassen wollen unsren Gram um seinen Tod?“ Aber sie hat den Zweifel des Mannes mit jener List gehoben, sie hat ihre Lebensgeister in sein Ohr gegossen und mit der Kühnheit ihrer Zunge alles gezüchtigt, was ihn von dem goldnen Reif fernhielt.

Sicher entspringt also der Keim des Verbrechens der Brust Macbeths, aber er würde trotz der Förderung durch die Hexen und durch die günstige Gelegenheit nicht aufgegangen, sondern im Sonnenschein der königlichen Gunst und der goldenen Volksmeinung vorläufig und voraussichtlich immer wieder verkümmert sein, wenn nicht Lady Macbeth das Hindernis beseitigte. Diese aber, die, von den ehrgeizigen Plänen ihres Gemahls angesteckt, das Glück des Lebens nur in der Macht erblickt und vermöge ihrer leidenschaftlichen und entschiedeneren Natur kein Schwanken kennt, wo es die Befriedigung ihres Verlangens gilt, sie hilft ihm auf den Weg, den er allein nicht beschritten hätte. Scharfsinnig und rücksichtslos in der Verfolgung des gemeinsamen Ziels, vom Werte ihres Mannes und von der Herrlichkeit der Königskrone durchdrungen, ist sie taub gegen alle Stimmen, die dagegen laut werden können. Sie hat das Glück der Mutterliebe gekannt, aber es ist ihr genommen; dies mag auf ihr Gemüt verbitternd gewirkt haben. Dass sie aber nicht von Macbeth, sondern aus einer früheren Ehe Kinder gehabt habe, ist müssige Vermutung und erklärt nichts weiter.

Im zweiten Akte werden uns die näheren Umstände der Ermordung Duncans vorgeführt. Während Macbeth im Gemach des Königs die That ausführt, wartet seine Gemahlin in der Halle. Sie hat doch der Anfeuerung durch Wein bedurft, um ihre sanfteren Gefühle zum Schweigen zu bringen: was die Kämmerer voll machte, hat sie kühn gemacht, was deren Licht löschte, gab ihr Feuer. Die Kämmerer betrunken und im Schlaf, deren Dolche bereit gelegt, so dass Macbeth sie finden muss — das ist ihr Werk: sie hätte auch den König getötet, hätte er im Schlafe ihrem Vater nicht geglichen. Aber sie fürchtet trotzdem, dass Macbeth nicht zu stande kommen kann: „Der Versuch und nicht die That verdirbt uns.“ Da kommt ihr Gatte die Treppe herab, er hat es vollbracht, aber schon meldet sich in ihm das Entsetzen und die Reue. Sie höhnt sein Schaudern über den traurigen Anblick als närrischen Einfall und sucht über seine Erzählung von den betenden, schlaftrunkenen Kämmerern mit einer gleichgültigen Bemerkung hinwegzukommen, dann aber bittet sie ihn, hierüber nicht zu tief nachzudenken: „Diese Thaten dürfen nachträglich nicht so bedacht werden, sonst wird's uns wahnsinnig machen.“ Und als Macbeth trotzdem fortfährt und in dumpfem Hingenommensein von der Stimme spricht, die er zu hören geglaubt, dass er, der Mörder des erquickenden Schlafes, nicht mehr schlafen soll, weiss sie zuerst nichts andres zu sagen, als: „Was meint ihr?“, dann versucht sie ihm das Nichtige einer solchen Stimme zu zeigen und ihn auf das nächstliegende abzulenken. Er soll sich waschen und vor allem die Dolche, die er in seiner Betäubung heruntergebracht, zurücktragen und dabei die Kämmerer mit Blut beschmieren. Aber er kann nicht; schon die Erinnerung schreckt ihn, den Anblick wagt er nicht nochmals. Da tritt sie für den schwachen Gatten ein — Schlafende und Tote sind nur Gemälden gleich. Mit blutigen Händen kehrt sie zurück: ein wenig Wasser spült uns ab die That, wie leicht dann ist sie! Ihre Festigkeit hat sie nicht verlassen, besonnen fordert sie ihn auf, sich zurückzuziehen und ins Nachtgewand zu schlüpfen.

Macduff hat den Mord entdeckt: auf sein Geschrei und das Läuten der Sturmglocke tritt auch Lady Macbeth auf und fragt anscheinend unbefangen nach dem Grund des Lärmens. Als sie ihn erfährt, ist der erste Gedanke, den sie äussert: „Was? in unsrem Haus?" Dann schweigt sie und beobachtet nur, bis sie endlich in Ohnmacht fällt. Man hat darüber gestritten, ob dies eine wirkliche oder eine gemachte Ohnmacht sei. Jedenfalls ist der Augenblick gut gewählt, Macbeth entschuldigt sich nicht gerade sehr überzeugend, dass er die Kämmerer im Zorn und im Mute der Liebe getötet. Weiteren Erörterungen hierüber beugt die Ohnmacht der Lady vor. Freilich wäre es kein Wunder, wenn das vorangegangene Grauenvolle all ihre Widerstandskraft so absorbiert hätte, dass sie nun, da es ihr im Tageslichte der vollendeten und laut hinausschreienden Thatsache entgegentritt, wirklich und ohne Heuchelei zusammenbräche. Aber so richtig dies ist, scheint es mir doch besser in die Zeichnung der ganzen Gestalt zu passen, hier eine gewollte Ohnmacht anzunehmen: so lange Gefahr besteht und das Ziel, die Königsherrschaft, durch Anstrengung erreicht sein will, wird Lady Macbeth kaum zusammenbrechen; der Gemahl bedarf ihrer Hilfe, seine Verstellung reicht nicht aus; das Bedenkliche der Lage, das sie durchschaut, muss ihre Spannkraft und Besonnenheit aufs höchste steigern; erst später, wenn ihr nichts mehr zu thun bleibt und sie sieht, dass die Herrschaft das Opfer nicht wert ist, versagt die Selbstbeherrschung. Hier ist sie noch im Wahne, dass alles gut werden kann, dass ihr Gemahl als König den Schauder dieser Nacht überwinden werde. Sehen wir doch auch ihn im Beginn des nächsten Aktes seine Hoffnung auf die Sicherheit der Krone setzen, die er durch Banquos Tod erreichen will. Selbst die Worte der Lady „helft mir weg, o!" scheinen mir auf die Wirkung berechnet. Mindestens müsste man doch ein sehr günstiges Zusammentreffen der Ohnmacht mit der Forderung des Augenblicks annehmen.

Der dritte Akt zeigt uns im ersten Auftritt Macbeth und sein Weib gekrönt. Aber schon die nächste Scene, in der wir die beiden allein belauschen, unterrichtet uns davon, dass der Erfolg der Erwartung nicht entspricht. Wohl sucht die Lady ihren Gemahl aufzumuntern und verbirgt ihm die eigne Unzufriedenheit mit dem Erreichten; dass diese aber bereits vorhanden ist, bezeugen die wenigen Worte, die sie vor seinem Eintritt spricht:

Nichts hat man, alles war vergebens,
Fehlt uns Zufriedenheit am Ziel des Strebens.
S'ist sichrer, das, was wir zerstören, sein,
Als durch Zerstörung ernten Glück voll Pein.

(nought's had, all's spent,
Where our desire is got without content.
'T is safer to be that which we destroy,
Than, by destruction, dwell in doubtful joy).

Ihm dagegen redet sie zu, die traurigen Gedanken zu lassen; was geschehen, sei geschehen. Als er die Vorstellungen, die sie nur sich selbst ausgesprochen, in ähnlicher Weise äussert, bittet sie ihn, sein Gesicht zu besänftigen und abends unter den Gästen heiter zu sein. Er will dies thun und fordert sie auf, Banquo durch Blick und Wort auszuzeichnen, da jetzt noch die neugewonnenen Königsehren im Strom der Schmeichelei gewaschen werden müssen. Da er aber im Gedanken, dass Banquo und dessen Sohn Fleance leben, Pein empfindet, schreckt sie vor weiterem Morde nicht zurück: „Doch ist nicht ewig ihres Lebens Pakt," und wenn sie auch ihre Frage, was er thun wolle, auf seine Abweisung nicht wiederholt, sehen wir doch schon aus jener Bemerkung, dass sie jetzt noch nicht daran verzweifelt, die Zufriedenheit am Ziel des Strebens mindestens für ihren Gemahl zu erlangen, die Pein, wörtlich: den Zweifel dem erworbenen Glücke zu nehmen. Überhaupt hindert das Ungenügen, das sie empfindet, noch keineswegs das Streben, den Preis der Unthat zu wahren und zu befestigen. Dass sie sich trotz ihrer Niedergeschlagenheit dem Gatten mutig zeigt, ist doch nicht nur ein Erweis ihrer zartesten Aufmerksamkeit für ihn, sondern ist unumgänglich, wenn das Gewonnene nicht verloren gehen soll. Sie kennt ja Macbeths Gemütsart, der in der Heuchelei schon einmal ohne ihr Eingreifen Schiffbruch erlitten hätte, und der gerade jetzt in düstren Vorstellungen sich ergeht. Es muss ihr also, will sie sich und ihn nicht preisgeben, alles daran liegen, ihn wenigstens für den Abend von der Umgebung der traurigsten Gebilde loszumachen. Dass Macbeth ihr die Ermordung Banquos verschweigt, wie dies oft angenommen wird, ist doch nicht ganz richtig. Er tröstet sie auf ihre Erinnerung daran, dass Banquo und dessen Sohn nicht unsterblich sind, mit der Aufforderung, dann, wenn jene angreifbar sind, möge sie fröhlich sein, noch in dieser Nacht werde eine That des Schreckens geschehen. Dass es auf das Leben Banquos geht, ist demnach klar, und nur das nähere verbirgt ihr Macbeth. Hier braucht er ihre Unterstützung nicht, da er keine Bedenken hegt, und es fehlt die Gemeinsamkeit eines oft besprochenen Planes, die damals zur Mitteilung drängen musste, als es galt, die Beiden lange vorschwebende Möglichkeit des Königsmordes zur Wirklichkeit zu machen. Für die Lady aber ist dieser Mord gleichgültiger: der König musste fallen, damit der Thron für Macbeth frei wurde; Banquo ist ungefährlich, sein Tod nicht notwendig zur Behauptung der Krone. Sie hat nichts dagegen, dass er fällt, wenn ihr Gemahl dadurch von innerer Pein befreit wird, aber das überlässt sie diesem, der die Pein fühlt, sie selbst verspricht sich offenbar nichts von dieser neuen Blutthat. Sie hat ihren Gemahl kommen lassen, um ihm für den Festabend Ruhe und Mut einzuflössen; trägt zu Macbeths Ruhe der Tod Banquos bei, so ist ihr derselbe recht, aber ihr liegt weiter nichts daran.

Während des Festmahls überlässt sie die Begrüssung der Gäste ihrem Gemahl, während sie selbst als Königin thront. Es ist dies das gegebene, da sie die einzige Frau in der Versammlung ist. Aber sie beobachtet ihn, da sie seiner nicht sicher ist, und als er längere Zeit mit dem Mörder spricht und nach dessen Weggang wohl in Gedanken versunken bleibt, ermahnt sie ihn voll Angst und deshalb mit scharfen Worten, sich den Gästen zu widmen. Sie hält es also für nötig, einzugreifen, und benutzt dazu zweckmässig den Augenblick, wo der Mörder eben fort ist und sie nicht mehr Gefahr läuft, mit ihrer Erinnerung die allgemeine Aufmerksamkeit auf den Fremden zu lenken. Auch als Macbeth den Geist Banquos erblickt und von dessen blutigen Locken spricht, verliert sie die Fassung nicht trotz ihrer Angst, dass er sich verraten könne. Sie erklärt sein Gebahren mit Anfällen, die er von Jugend auf gehabt, und die rasch vorübergiengen, und sie bittet, ihn nicht zu beachten, um sein Leiden nicht zu vergrössern. Ihn selbst aber züchtigt sie mit bittren Worten, denen man die innere Erregung anmerkt. Aber als der Geist zum zweitenmal erscheint, und sie sieht, dass sie keine Gewalt über die Visionen ihres Gatten hat, lässt sie vergebliche Ermahnungen und sucht nur den Eindruck auf die Gäste möglichst abzuschwächen. Da nichts hilft, bricht sie das Fest kurz ab und verabschiedet die Edlen; genug, sie rettet, was unter diesen Umständen eben nur zu retten ist: die äussere Form. Bis die Gäste verschwunden sind, lässt sie sich nichts merken, dann aber ist sie erschöpft und gebrochen. Kein Unwille gegen den Gatten, der sich und sie blossgestellt, kein scharfes Wort wird von ihr geäussert. Sie beantwortet nur seine Frage nach der Nachtzeit und zeigt matte Teilnahme, als er Macduffs Weigerung, zu kommen, erwähnt. Aber sie weiss jetzt, dass ihr Glück stets zweifelvoll bleiben wird, dass alles vergebens gethan ist und Zufriedenheit dem Erfolg fehlt. Diese Erkenntnis und die tiefe Sehnsucht nach Ruhe bewirkt, dass sie auf den Entschluss ihres Gatten, sich an die Hexen zu wenden und immer weiter im Blut zu waten, nur kurz erwidert: „Euch fehlt die Würze aller Kräfte, Schlaf."

Von da an hören wir längere Zeit nichts über Lady Macbeth. Erst im fünften Akt tritt sie wieder auf, aber schlafwandelnd. Die Kammerfrau berichtet, dass dieser Zustand zuerst bemerkt worden sei, nachdem der König ins Feld gezogen, also mit ihr nach Dunsinanschloss übergesiedelt ist. Da sei die Königin aufgestanden, habe ihr Nachtgewand umgeworfen, ihren Schreibtisch aufgeschlossen, Papier genommen, es zusammengelegt, geschrieben, das Geschriebene gelesen, es versiegelt und sei dann wieder zu Bett gegangen, und die ganze Zeit im tiefen Schlafe. Dabei habe sie gesprochen, aber die Worte will die Kammerfrau nicht wiederholen. Dann tritt die Lady selbst auf, schlafend, aber mit offenen Augen, eine Kerze in der Hand. Wir erfahren, dass auf ihren Befehl stets Licht neben ihrem Bette brennt. Sie reibt die Hände, wie sie in solchem Zustande bisweilen eine Viertelstunde lang die Bewegung des Waschens wiederholt. Die Worte der Lady beziehen sich alle auf uns bekannte Vorgänge. Der Fleck, den sie auf ihrer Hand sieht, die Uhr, deren Schlag die Zeit zur That ankündigt, die Furchtsamkeit des Gatten, das viele Blut, das der alte Mann in sich hat, gehen offenbar auf die Ermordung Duncans. Die Worte: „Was haben wir zu fürchten, wer es weiss? Niemand kann unsre Macht zur Rechenschaft ziehen" wiederholen dem Sinne nach die Antwort der Lady auf Macbeths Bedenken vor der That (I, 7): „Wer darf es anders auffassen (nämlich als dass die Kämmerer die That verübt — who dares receive it other —), da wir schreien lassen wollen unseren Gram um seinen Tod?" Dann erwähnt sie Macduffs Frau, an deren Ermordung sie freilich nicht unmittelbar schuldig ist, und das entsetzte Zurückfahren Macbeths bei der Erscheinung des Geistes, immer aber kehren ihre Gedanken wieder auf das Blut zurück, das sie vergebens von ihrer Hand wischen will, und dessen Geruch daran haftet trotz allen Wohlgerüchen Arabiens. Auch nachher vermischt sie die Ermordung

Duncans und die Erscheinung Banquos. Teilweise sind es fast dieselben Worte, die sie in der Mordscene zu ihrem Gatten gesprochen. Aber in zwei Bemerkungen zeigt sich die veränderte Auffassung. Einst (I, 5) hatte sie gewünscht, die Nacht möchte sich in den braunsten Rauch der Hölle hüllen, damit der Dolch die Wunde nicht sehe; jetzt sagt sie mit andrem Ausdruck: die Hölle ist finster. Und gleich nach dem Morde hatte sie ihren Gatten getröstet: „ein wenig Wasser wäscht von uns die That, wie leicht dann ist sie": jetzt urteilt sie: „Geschehenes kann nicht ungeschehen werden."

Nach diesem Auftritt sehen wir die Königin nicht wieder. Wir hören nur das Geschrei bei ihrem Tode und erfahren später als Gerücht, dass sie durch Selbstmord geendet habe. Ich möchte glauben, dass der Dichter durch dies Gerücht seine wirkliche Meinung ausspricht, da er es durch die Mahnung des Arztes vorbereitet, die Mittel jeder Schädigung von ihr zu entfernen und stets ein Auge auf sie zu haben. Sonst würde auch zum Schluss Malcolms Worten von der Teufelsfürstin, die, wie man spricht, mit eigener, wilder Hand ihr Leben nahm, die rechte Veranlassung fehlen.

Wie bei König Lear und Hamlet, gehen auch bei der Lady Macbeth der Erkrankung Gemütsbewegungen niederdrückender Art voraus, verbunden mit Schlaflosigkeit, die besonders hervorgehoben wird. Dass der Dichter das Nachtwandeln als etwas Krankhaftes betrachtet, zeigt das Wort des Arztes, der es eine grosse Zerrüttung der Natur nennt, zugleich die Wohlthat des Schlafs zu empfangen und die Geschäfte des Wachens zu verrichten. Trotzdem begnügt sich der Arzt mit der Weisung, die Kranke gut zu beobachten, thut aber sonst nichts, um ihr Erleichterung zu bringen. Er nennt sie „nicht so krank als tief gestört von schwärmenden Phantomen, die ihr die Ruhe rauben," aber „hierin muss der Kranke sich selbst bedienen," und „ihr frommt mehr ein Priester als ein Arzt." Wie kommt dieser Gegensatz zu dem Verhalten des Arztes im König Lear, der weiss, dass die beste Wärterin der Natur Ruhe ist, und dass diese zu schenken manch heilsam Heilkraut vermag? Der Dichter lässt den Arzt der Lady den Grund selbst aussprechen: „Diese Krankheit liegt ausser dem Gebiete meiner Kunst. Und doch habe ich Menschen gekannt, die im Schlaf umherwandelten und fromm in ihrem Bett starben." Man vergleiche damit die Worte der Lady: „Diese Thaten dürfen nachträglich nicht so bedacht werden, sonst wird's uns wahnsinnig machen." Dass der Anlass der niederdrückenden Reue, die Erinnerung an jene That, fortwirkt, auch wenn Schlaf verschafft ward, das hindert den Erfolg ärztlicher Mittel. Die Erkrankung selbst aber wird von Shakespeare offenbar nicht als eigentlicher Wahnsinn aufgefasst: der Arzt ist, wie sich aus dem Anfang des betr. Auftritts ergiebt, nur des Nachtwandelns wegen hinzugezogen, sonst sind Krankheitserscheinungen nicht bekannt, und auch nachträglich hören wir von keinen. Es ist also nicht möglich, hier etwa an das Leiden zu denken, das wir heutzutage Melancholie nennen, sondern wir müssen uns mit der Annahme einer Nervenüberreizung begnügen, in deren Gefolge auch nach unsrem jetzigen Wissen Schlafwandeln auftritt. Dass dazu Gemütsbewegungen und Schlaflosigkeit beitragen können, steht auch für uns ausser Zweifel. Ebenso können wir die Schilderung des Nachtwandelns nur billigen. Handlungen, wie Umhergehen, Tragen von Gegenständen, Schreiben und sonst eingeübte, aber scheinbar willkürliche Bewegungen kommen dabei vor, ebenso wird Wahrnehmung der nächsten Gegenstände durch die halb offenstehenden starren Augen beobachtet. Dem Charakter der Lady aber entspricht es völlig, dass sie sich aufrecht hält, solange es für sie zu thun giebt und ihr ein Ziel winkt. Als ihre Hoffnungen gescheitert sind, sie ihren Gemahl, den sie als mächtigen Herrscher geträumt hatte, durch Schreckgebilde seiner freudigen Kraft beraubt sieht, und er ihren Einfluss, ihre Sorge und Mühe nicht mehr braucht noch annehmen kann, da bricht sie zusammen. Die Unruhe, die ihn zu blinden Thaten treibt, zeigt sich bei ihr im nächtlichen Schlafwandel. Macbeth, der zuerst trotz bösem Wollen durch Bedenken in Bezug auf das Gelingen von der That abgehalten wird und fremden Einflusses bedarf, wirft unter der Geissel des schlagenden Gewissens alle Zweifel ab, der Erstling seines Herzens wird der Erstling seiner Hand, er kann nicht in der Ordnung Gürtel mehr sein massloses Treiben schnallen, so dass man ihn wahnsinnig sagt; die viel thatkräftigere und entschlossene Lady, die, sobald der Zweck es gebietet, vor keinem notwendigen Mittel zurückscheut, wird gerade dadurch, dass nun kein Zweck sie mehr über sich selbst hinaushebt, der inneren Pein gegenüber wehrlos; im Wachen kann sie Selbstbeherrschung üben, im Schlaf macht sich die zurückgedrängte Qual umsomehr geltend. Dass aber ihre Nerven überreizt sind, zeigt sich auch darin, dass sie nachts stets ein Licht neben ihrem Bette brennen lässt — ein häufiges Vorkommen bei Nervenkranken mit Angstgefühlen und so bezeichnend für sie, deren Geist mit Mordthaten und den Gesichten ihres Gatten beschäftigt ist.

Ihr vorzeitiges Ende ist nicht durch ihr Nervenleiden bedingt in dem Sinne, als ob der Zerstörungsprozess, den wir in der Nachtscene gesehen, ausreichte, sie umzubringen; eine Steigerung oder das Hinzutreten einer andren Krankheit wird aber im Stück nicht erwähnt und darf also auch von uns nicht zur Erklärung herangezogen werden. Wir werden demnach auch von dieser Seite aus in der vom Dichter erwähnten Annahme des Selbstmords bestärkt. Diesen erleichtert ihre Nervenzerrüttung wesentlich, die eigentliche Triebfeder aber ist die Qual der berechtigten Reue. So ist auch des Dichters Meinung, die er durch den Arzt im Stück aussprechen lässt: „ihr frommt mehr ein Priester als ein Arzt. Gott, Gott! Vergieb uns allen! Seht nach ihr, entfernt von ihr die Mittel aller Schädigung!"

Man hat es als einen Fehler bezeichnet, dass die Motive, die das Benehmen der Lady in letzter Instanz bestimmen, nicht klar und deutlich hervortreten, und dass daher auch die Gemütskrankheit, der sie erliege, in ihrem plötzlichen, unvermittelten Ausbruche der näheren Begründung aus dem Charakter und den Seelenzuständen der Lady ermangele. Die Folge war, dass man sogar die Tragödie nicht in der echten, ursprünglichen Gestalt, in der sie Shakespeare hinterlassen, sondern nur in einer zum Gebrauch der Bühne verstümmelten Gestalt vor sich zu haben glaubte. Ich kann meinen Ausführungen zufolge weder die Unklarheit der Motive noch den Mangel an Begründung der Krankheit erkennen. Der Charakter ist deutlich gezeichnet, er in Verbindung mit den äusseren Umständen führt die Handlungen und im weiteren Verlauf die Nervenüberreizung klar und überzeugend herbei.

Woher nahm Shakespeare Auffassung und Einzelzüge krankhafter Geisteszustände?

a. Ärztliche Ansichten der Zeit.

Bisher haben wir die krankhaften Geisteszustände, die Shakespeare schildert, mit den Anschauungen der heutigen Psychiatrie verglichen und gefunden, dass Shakespeare uns zwar keine ausführlichen Krankengeschichten bietet, dass aber alles, was er uns giebt, mit unsren Erfahrungen übereinstimmt. Nun erhebt sich die Frage, aus welcher Quelle der Dichter geschöpft hat. Hat sein Genie Wahrheiten, die den Zeitgenossen unbekannt waren, durchschaut und „mit divinatorischer Intuition die langwierige und angestrengte Arbeit systematischer Forschung um Jahrhunderte antizipiert", oder war die damalige Medizin fähig, ihm den Rohstoff für seine Gestalten zu liefern, und schloss er sich an die Meinungen seiner Zeitgenossen über krankhafte Geisteszustände an? Um hierüber klar zu werden, dürfen wir ein kleine Abschweifung in Ansichten der damaligen Medizin nicht scheuen, die von vorn herein wenig Zusammenhang mit unsrem Thema zu haben scheinen. In einer sehr wesentlichen Beziehung glich nämlich die Lehre der Shakespeareschen Zeit über Geisteskrankheiten der unsrigen: sie stand nicht losgelöst von der übrigen Medizin da, sondern sie wurzelte in der Überzeugung, dass die geistigen Abweichungen in körperlichen Veränderungen begründet seien. Gerade für dies ärztliche Gebiet war es von besondrem Vorteil, dass der Humanismus die Quellen des Altertums neu erschlossen hatte, und somit auch die Medizin nicht mehr allein auf die im Laufe des Mittelalters getrübte und mit recht bedenklichen Beimischungen versetzte Lehre der vorhergehenden Jahrhunderte angewiesen war, sondern aus den alten Schriftstellern unmittelbar schöpfen konnte. Dem einfachen und klaren Sinn des Altertums war es selbstverständlich gewesen, dass die Störungen des gesunden Lebens, die wir als Geisteskrankheiten bezeichnen und durch diesen Namen in einen gewissen Gegensatz zu körperlichen Leiden bringen, innig mit diesen zusammenhängen und nicht von ihnen gesondert werden können. Fieberdelirien und Rauschzustände standen daher in einer Reihe mit länger dauernden Manien. Suchen die Schriftsteller des Altertums etwas, das der leiblichen Krankheit auf geistigem Gebiet entspricht, so finden sie dies nicht in dem, was wir Geisteskrankheit nennen, und was sie schon in die leiblichen Krankheiten einbezogen, ihnen also nicht entgegenstellen konnten, sondern in Lastern und moralischen Gebrechen. Diese gelten ihnen ganz allgemein als diejenige seelische Abweichung, die zur Vergleichung mit einer Krankheit auffordert, wie denn die Tugend als die Gesundheit der Seele der Gesundheit des Leibes entgegengestellt wird.

Fussten die humanistisch gebildeten Ärzte des 16. Jahrhunderts auf den Grundlagen, die ihnen die neuentdeckten Schätze des Altertums darboten, so mussten sie vorzugsweise in Bezug auf seelische Veränderungen in einen Gegensatz zu den Anschauungen der Kirche treten. Diese hatte sich immer mehr gewöhnt, gerade in den Geistesstörungen die unmittelbare Wirkung teuflicher Einflüsse zu sehen, und folgerichtig die Handlung solcher Zustände durch Beschwörung der bösen Geister selbst in die Hand genommen. Auch als die Kirche, „vor Blut zurückschaudernd,“ ihren Dienern die Ausübung der Chirurgie, später auch das Studium der Medizin überhaupt untersagte, hatte sie nichts gegen die Austreibung der Teufel einzuwenden, die der Natur der Sache nach vorzüglich Geisteskranken gegenüber in Anwendung kam. Dieser Gegensatz zwischen ärztlicher und kirchlicher Ansicht trat aber damals nicht in so schroffer Weise hervor, weil von beiden Seiten die Grundvorstellung nicht einseitig durchgeführt wurde. Wie die Kirche zugeben musste, dass der Geist vom Körper abhängig sein könne — lag es doch auf der Hand, dass z. B. im Fieber die bösen Geister sich auf Grund einer leiblichen Veränderung den Lebensgeistern beizumischen pflegten —, so ward auch von ärztlicher Seite die Möglichkeit der Besessenheit durch teuflische Geister nicht bestritten, wohl aber im allgemeinen die geistige Störung als Äusserung körperlicher Krankheit für die Medizin in Anspruch genommen. Leichenöffnungen wurden damals nur sehr selten vorgenommen und konnten daher zu näherer Zurückführung krankhafter Erscheinungen auf regelmässig nachweisbare Veränderungen im Innern des Körpers nicht verwertet werden. Gegen die Herleitung seelischer Störung aus körperlicher Erkrankung konnte damals also noch nicht der Einwand erhoben werden, dass die Spuren solcher körperlichen Erkrankung eben meistens nach dem Tode nicht aufzufinden sind, ein Einwand, der später Bedeutung gewann, und den erst unsre Zeit mit ihren genaueren Forschungsmitteln zu beseitigen begonnen hat. Ausserdem hätte die Schwierigkeit, eine anatomische Ursache für eine geistige Veränderung aufzufinden, in jener Zeit die Anerkennung der Abhängigkeit geistiger Störungen von leiblichen umsoweniger hindern können, als die zu Grunde liegende leibliche Störung nicht in festen Organen, sondern in den Säften, nicht in Veränderungen der Form, sondern in solchen der Mischung gesucht wurde. Die damalige Chemie aber, wenn wir von einer solchen reden wollen, war über die Feststellung nach Farbenunterschieden und derartigen Ergebnissen einfacher Sinnesprüfung nicht hinausgekommen und hätte also bei der Unsicherheit ihrer Leistung noch weniger wie die Anatomie jene vom Altertum überkommene und schon deshalb wenig angezweifelte Lehre erschüttern können.

So galten denn geistige wie körperliche Störungen als Folge von Säfteveränderungen. Die Grundlage der Medizin bildete demnach die Lehre von der Mischung der Körpersäfte, dem „Temperament". Wie vier Elemente die Welt zusammensetzten, so war der Körper aus vier Säften gebildet: Blut, Schleim, gelbe und schwarze Galle, die sich nach Farbe, Geschmack, Wärme, Dichtigkeit und Wirkung unterschieden. Der Luft entsprach das Blut; beide sollten von Natur warm und dünnflüssig sein. Kalt und dünnflüssig waren dagegen Wasser und Schleim. Als warm und dickflüssig galt die gelbe Galle, die dem warmen und trockenen Feuer am nächsten stand, als kalt und dickflüssig die schwarze Galle, in der die kalte und trockne Beschaffenheit der Erde zu Tage trat. Das Blut musste also, um als Ernährungsflüssigkeit tauglich zu sein, zugleich die drei andren Körpersäfte enthalten: beim Aderlass erkannte man, in welchem Verhältnis die vier Flüssigkeiten gemischt waren. Lässt man nämlich aufgefangenes Blut im Glase stehen, so senken sich, falls die Gerinnung langsam genug vor sich geht, die Blutkörperchen, welche die Färbung bedingen, so dass die oberste Schicht des Blutkuchens gelb aussieht. Hier lag also für den, der die vier Körpersäfte nach der Farbe sondern wollte, die gelbe Galle klar zu Tage. Aber auch der rote Blutkuchen darunter zeigt alsdann in den tieferen Teilen eine dunklere Färbung, weil die Bodenschicht die meisten Blutkörperchen enthält und zugleich vom Sauerstoff der Luft, der das Blut hellrot färbt, am weitesten entfernt ist. Man konnte also hier, wenn auch nicht in so scharfer Sonderung, das rote Blut von der schwarzen Galle unterscheiden. Und endlich hatte man den Schleim in der farblosen Blutflüssigkeit, die allmählich aus dem sich zusammenziehenden Blutkuchen herausgepresst wird.

Alle vier Säfte waren also im Blute vorhanden, sie konnten aber in verschiedenem Verhältnis zu einander stehen, so dass der eine oder andre Saft besonders reichlich vertreten war. Beim Sanguiniker hatte das Blut die geringsten Beimengungen von Schleim, gelber und schwarzer Galle: er galt als harmlos und beweglich, dem Kinde gleich, und konnte wie dieses durch Übung und Erziehung sich nach verschiedenen Seiten besonders weit entwickeln. War freilich das Blut gar zu ungemischt, so bestand harmlose Dummheit, sonst aber gab es durch Weisheit hervorragende Sanguiniker. Diese waren dann bei dem verhältnismässig geringen Zusatz von der erhitzenden gelben Galle massvoll und heftigen Leidenschaften wenig unterworfen, ihnen fehlte die Reizbarkeit und Bitterkeit, aber sie waren behend im Auffassen, klar im Urteilen und lebendig im Handeln. Als Beispiel eines solchen ausgezeichneten Sanguinikers kann Shakespeare's Heinrich V. gelten, wie denn dies Temperament als das wünschenswerteste angesehen wurde.

Herrschte der Schleim vor, so äusserte sich dies auf geistigem Gebiete in Trägheit und Schläfrigkeit, Mangel an Scharfsinn, aber auch in Gutmütigkeit und Sanftmut. Das körperliche Bild des Phlegmatikers zeigte eine mehr breite als hohe Gestalt mit Neigung zu Fettansatz, weicher Haut, die die Gefässe und Muskeln nicht deutlich hervortreten liess, hellgelber, leicht ergrauender Haarfarbe, geringer Schärfe der Sinne, seltenem Puls und langsamem Gang. Der Schlaf war tief und lang mit Neigung zum Träumen, und zwar sollten die Träume, dem nassen und kühlen Temperament entsprechend, vorzugsweise von Wasser u. dergl. handeln. Zum Helden einer Tragödie war der reine Phlegmatiker daher wenig verwendbar; am nächsten kommt noch Heinrich VI. dem Urbilde desselben.

Den Gegensatz zum Phlegmatiker bildete der Choleriker. Ihm eignete ein magerer, muskulöser Körper, mittelgross oder klein, aber beweglich und kräftig, die Haut bräunlich oder blass, mit deutlichen Adern, das Haar schwarz und oft kraus, doch auch rötlich, der Puls rasch, wie auch der Gang und die Sprache. Dazu eine Adlernase, unruhiger Schlaf mit Neigung zu Bewegungen und schreckhaften Träumen, besonders von Krieg, Feuer und Mord. Von Gemütsart war der Choleriker, der heissen gelben Galle entsprechend, reizbar, wild, herrisch, unbändig, leicht aufbrausend und ebenso rasch versöhnt. Ein Muster rein cholerischen Temperaments ist Percy Heisssporn.

Das unerfreulichste Temperament war das melancholische. Darauf deutete ein magerer Körper mit blasser, trockener, wenig behaarter Haut, langsame Bewegungen, gesenkte Kopfhaltung, düstre Miene und

Blick. Der Melancholiker war im allgemeinen schweigsam, launisch, zu Klagen geneigt, schwer zu befriedigen und zu behandeln. Aber Melancholie in mässigem Grade befähigte auch zu besondrer Beredsamkeit, Erfindungsgabe und Scharfsinn. Denn die schwarze Galle wirkte ähnlich dem Wein, der den einen begeistert, den andern stumpfsinnig macht. Jaques in „Wie es euch gefällt“ dürfte am ersten dem Bilde des geborenen Melancholikers entsprechen, da auch die Sinnlichkeit, die ihm vom Herzog nachgesagt wird, bei der Melancholie oft erwähnt wird.

Natürlich lag es nicht in dieser Anschauung, nun jeden Menschen einem der vier Temperamente einzuordnen. Ob ein mittleres Temperament vorkomme, in dem alle Säfte genau im rechten Verhältnis vertreten seien, darüber war man sich nicht einig. Christus sollte ein solches besessen haben, und das hergebrachte Christusideal der Maler zeigt uns noch heute die Formen und Farben, die der Ausdruck des vollkommenen, mittleren Temperaments waren. Sonst aber galt das mittlere Temperament nur als Norm, auf welche man die Abweichungen bezog. Diese Abweichungen konnten sehr gering sein, so dass nur wenig für einen bestimmten Grundsaft Charakteristisches hervortrat. Dann aber konnten auch Übergänge von zwei sich berührenden Temperamenten stattfinden. So konnte jemand nach der melancholischen und cholerischen oder nach der melancholischen und phlegmatischen Seite das Mittelmass überschreiten, in jenem Falle wog also das Schwerflüssige, in diesem das Kühle vor; nur war es nicht möglich, das Entgegengesetzte zu vereinen und also etwa zu gleicher Zeit in Bezug auf die Mischung der Säfte melancholisch und sanguinisch zu sein. Anders stand es in Bezug auf die einzelnen Organe, die von Natur schon verschiedene Temperamente hatten und auch in Krankheiten hierin vielfache Änderung erlitten. Dagegen konnte jemand jetzt sanguinisch und später melancholisch sein, denn die angeborene Mischung war nicht unveränderlich. Schon die verschiedenen Jahreszeiten beeinflussten das Temperament ihrem warmen und kalten, nassen und trockenen Charakter gemäss, und ebenso that dies das Alter, das Klima, die Nahrung, die Lebensweise, geistige und körperliche Einflüsse. So konnte ein Temperament natürlich oder naturwidrig (praeter naturam) sein, und man fand in solchem naturwidrigen Temperamente Unterschiede je nach der ursprünglichen Mischung. Ein Melancholiker, dessen Mischung aus krankhafter Umwandlung eines cholerischen oder sanguinischen Temperaments hervorgegangen war, bot ein anderes Bild als jemand, der, ursprünglich Phlegmatiker, naturwidrig melancholisch geworden war. Jener neigte mehr zu Kopfkongestionen, bald war er rasch, bald langsam, Ausbrüche von Lachen und Fröhlichkeit wechselten plötzlich mit Traurigkeit; in jenen waren gerade diese Melancholiker zu Gesang, Tanz und allem Heitren aufgelegt, um nachher sich dessen zu schämen nnd ihre Thorheit zu bereuen. Denn die schwarze Galle, die aus ursprünglich heissen Grundsäften entstanden war, konnte wohl leicht sich entflammen, erkaltete dann aber wieder und nahm alles Selbstvertrauen und alle männliche Stärke, so dass die Fähigkeit zu grossen Thaten sehr abgeschwächt wurde. Hingegen neigten die Melancholiker, die früher Phlegmatiker gewesen waren, zu Trägheit, Feigheit, Stumpfsinn und Vergesslichkeit.

Wir sehen, wie weitgehend die Abhängigkeit des Gemüts vom Körper gefasst wurde, und zugleich, wie viel greifbarer und einfacher der Zusammenhang seelischer und leiblicher Eigenschaften erschien. Freilich war zwischen Seele und Grundsäften noch ein geistiger Stoff eingeschoben, die sogenannten Lebensgeister und die aus diesen entstehenden tierischen Geister. Die Schnelligkeit der Wahrnehmung und der Umsetzung des Willens in Handlung machte die Annahme dieser raschen Geister notwendig, deren Beschaffenheit sich nach der Art der Säftemischung richtete, so dass also fehlerhafte Verdauung, die dieser Mischung schädliche Bestandteile zuführte, sofort auch die Lebensgeister ungünstig beeinflusste. Ausserdem hatten hierauf noch Klima und Luft unmittelbaren Einfluss. Denn die Lebensgeister entstanden im Herzen, wohin die Atmungsluft durch die Gefässe der Lunge geführt wurde. Im Herzen vereinigten sich mit dieser Atmungsluft die Ausdünstungen der Säfte, und die so entstandenen Lebensgeister, die luftartig gedacht wurden, verbreiteten sich durch die Arterien im ganzen Körper. Sie trugen die Lebenswärme in sich und erhielten die Glieder lebensfähig, sie leisteten also etwa das, was wir, freilich in ganz andrer Weise, dem Sauerstoff des Blutes zuschreiben. Im Gehirn entstanden aus ihnen die tierischen Geister, die durch die Nerven liefen und Empfindung und Bewegung vermittelten, also etwa unsrem „Nervenstrom“ entsprachen. Die tierischen Geister, deren Beschaffenheit als ätherisch bezeichnet wurde und demnach feiner war als die der luftförmigen Lebensgeister, waren die Werkzeuge der vernünftigen Seele, die im Gehirn wohnte. Sie lieferten ihr den Stoff der Wahrnehmungen und führten ihren Willen aus. Aber die vernünftige Seele wurde zugleich beeinflusst durch die Lebensgeister, die vom Herzen aufstiegen und je nach ihren Eigenschaften die Thätigkeit des Gehirns und der Seele erleichterten oder erschwerten. Denn wie das Gehirn als Mittelpunkt der tierischen Geister der Sitz der Wahrnehmungen, des Denkens und Wollens war, so war das Herz als Mittelpunkt des arteriellen Blutes und der Lebensgeister der Sitz der gemütlichen Gefühle, der Affekte. Bei niederdrückenden Gefühlen, wie Schreck, Angst, Traurigkeit, zogen sich die Lebensgeister samt dem Blute in das Herz und dessen Umgebung zurück, so dass die Haut blass und die Glieder der Lebenswärme beraubt und so in ihrer Beweglichkeit gehemmt wurden, das Herz aber schwer und belastet, „niedergedrückt“ ward. Umgekehrt sandte das Herz bei freudigen Affekten Blut und Geister aus, so dass die Haut rot und warm wurde und das Herz frei und leicht. Die niederdrückenden Affekte wirkten zugleich abkühlend, die freudigen und erhebenden erwärmend.

Die drei Hauptorgane waren also das Gehirn als Ausgangspunkt der Nerven und tierischen Geister, das Herz als Mittelpunkt der Arterien und des mit den Lebensgeistern gemischten arteriellen Blutes und die Leber als Mittelpunkt der Venen und des venösen Blutes mit seinen ungereinigten Ausdünstungen, die man wohl auch als natürliche Geister bezeichnete. Im Gehirn sass die vernünftige Seele, dort fand Wahrnehmen, Denken und vernünftiges Wollen vermittelst der ätherischen tierischen Geister statt. Das Herz war der Sitz der Affekte, d. h. der gemütlichen Gefühle und Triebe, die durch Vorgänge in der Aussenwelt angeregt werden konnten. Freilich wurden diese Vorgänge hier nur dunkel empfunden, da die Bilder der Aussenwelt nur durch die im Vergleich zu den tierischen Geistern recht groben und stofflichen Lebensgeister übermittelt wurden, und es war deshalb geraten, das Herz durch das Gehirn leiten zu lassen. Aber die Lebensgeister konnten auch in das Gehirn eindringen und dessen Thätigkeit verwirren. Ja, auch die Ausdünstungen des Blutes, die in der Leber entstanden, konnten emporsteigen und sich mit den feineren Geistern mischen, so dass dann eine unmittelbare Einwirkung des Blutes und damit der rein körperlichen Triebe stattfand.

Heutzutage ist die Art, wie wir uns die Abhängigkeit seelischer Vorgänge von leiblichen denken, recht verwickelt, und es gehört ein eingehendes Studium dazu, um die Möglichkeiten, die hier in Frage kommen, zu übersehen. Die Nervenphysiologie hat eine gewaltige Ausdehnung gewonnen und wird beständig durch neue Entdeckungen bereichert; die Brücken, welche von ihr zu den geistigen Erscheinungen hinüberführen, erschienen bisweilen ganz abgebrochen, und wenn auch jetzt wieder einzelne Pfeiler, unsrem Auge erkennbar, aus dem Nebel hervortauchen, so fehlt heute doch viel an der Sicherheit, mit der in

Skakespeares Zeitalter jene Verbindung gewonnen schien. Das Vertrauen auf die Überlieferung war damals eben bedeutend grösser als jetzt. Die Anatomie hatte sich freilich schon von den Fesseln des Altertums befreit, aber die Ansicht über die Lebensvorgänge ward davon zunächst nicht getroffen. Zwar hatte Paracelsus auch das Lehrgebäude, das auf Galen errichtet war, bekämpft, was er aber statt dessen gab, war mit phantastischen Zuthaten so verbrämt, dass mehr die unklaren Naturen ihm zufielen. Einen wirklichen Fortschritt, der nicht einzelne Thatsachen, sondern die ganze Anschauung berichtigte, brachte erst nach Shakespeares Tode William Harvey mit seiner Entdeckung des Blutkreislaufs, die in ihren Folgen den Zusammensturz der antiken Medizin herbeiführte. So fand also Shakespeare eine leicht fassliche Vorstellung über das Verhältnis von Seele und Leib vor, die Jahrhunderte hindurch gegolten und daher Zeit gefunden hatte, in das Bewusstsein der Gebildeten einzudringen. Diese Auffassung war durch den Humanismus im wesentlichen beibehalten und durch die unmittelbare Zurückführung auf das Altertum mit neuer Weihe umgeben. Die ganze Ausdrucksweise der Zeit war darauf begründet, und so ist es nur natürlich, dass Shakespeare sich ebenfalls ihrer bediente. Sie war allen verständlich und bot dem Dichter willkommene Gelegenheit, seelische Vorgänge in sinnlicher Prägung deutlich und bezeichnend wiederzugeben. Dass aber Shakespeare sich dieser Auffassung in ganz anderer Weise bemächtigt hat als die andren hervorragenden Dramatiker seiner Zeit, dass er seelische Vorgänge dadurch ganz anders veranschaulicht und uns nahe bringt, das hängt mit seiner dichterischen Grösse zusammen, die überall aus der Verschwommenheit des Gedankens zu klarer Form und Bestimmtheit drängt.

Die Lehre vom Temperament führte die seelischen Eigenschaften des einzelnen Menschen auf leicht verständliche körperliche Zustände zurück. Der Grad der Wärme und Feuchtigkeit bestimmte in einfachster Weise die verschiedensten Neigungen und Triebe. Das Organ, in dem die Bildung der Grundsäfte vor sich ging, war die Leber. Im Magen und Darm waren die genossenen Speisen gekocht und die nährenden Säfte ihnen entzogen. Diese wanderten in die Leber und wurden dort von neuem gekocht. So entstand das Blut. Wieviel Schleim, gelbe und schwarze Galle dies enthielt, hing einmal von der Nahrung, dann aber auch von der Stärke des Kochens in der Leber ab, Schleim bedurfte der geringsten, die gelbe und zumal die schwarze Galle der stärksten Hitze. Die für die Blutmischung nicht gebrauchte gelbe Galle floss in die Gallenblase und von da in den Darm ab, die überschüssige schwarze Galle in die Milz und von da in den Magen, wo sie Hungergefühl bewirkte. Störungen in ihrem Abfluss mussten sie also im Blute überhandnehmen lassen. So gewann die Leber besondre Beziehungen zum cholerischen Temperament und zu den zur That treibenden Affekten. Wurde sie erhitzt, so kochte die Galle und erfüllte das Blut mit cholerischen, zu Thaten treibenden Lebensgeistern. Konnte die Milz die schwarze Galle nicht aufnehmen und bewältigen, so nahm die Melancholie mit ihren mehr hemmenden Wirkungen überhand. Diese Beziehung der Milz zu krankhaften Verstimmungen hat sich ja bis auf unsre Zeit in dem Ausdruck „Spleen“ erhalten.

Erschienen so dem Bewusstsein der Gebildeten die gemütlichen Regungen viel enger und handgreiflicher mit leiblichen Vorgängen verknüpft als unserer Zeit, so musste auch alles das, was die Natur des Körpers zu verändern im stande ist, in seiner Wirkung auf das geistige Verhalten ganz anders gewürdigt werden. So hatten besondre Bedeutung erlangt die sogenannten sechs nicht natürlichen Dinge (res non naturales), die diesen Namen im Gegensatz zu der naturgegebenen Körpermischung führten und das Temperament mit allem, was von diesem abhing, je nach ihrer Einwirkung erhalten oder abändern konnten. Es waren dies 1) die umgebende Luft, 2) die Nahrungsmittel, 3) Bewegung und Ruhe, 4) Schlaf und Wachen, 5) Ausscheidungen, 6) Gemütsbewegungen. Sie konnten also auch gelegentlich das Temperament melancholisch machen und die dieser Blutmischung eigentümlichen Erscheinungen hervorrufen. Drängten alsdann die der schwarzen Galle entsteigenden Lebensgeister sich in das Gehirn ein, so brachten sie der vernünftigen Seele allerhand falsche Bilder, so dass dieselbe wie in einem Nebel Unrichtiges wahrnahm und infolgedessen falsch auffasste und verarbeitete, sich also irrte, irrsinnig wurde. Es war dies keine seelische oder geistige Erkrankung, sondern eine solche der Säfte. Die Erkrankung der vernünftigen Seele und des Geistes (animus im Gegensatz zu spiritus) wäre unmöglich gewesen oder konnte höchstens als Bild für die Sünde gebraucht werden. Allerdings zog diese „Geisteskrankheit“, die Sünde, körperliche Veränderungen nach sich, indem sie Gemütsbewegungen herbeiführte, die ihrerseits das Temperament umwandeln konnten. Vor der Sünde konnte nur die göttliche Gnade schützen, ohne deren Hilfe war der Mensch ohnmächtig dagegen, die sechs nicht natürlichen Dinge hatten hiermit nichts zu thun. Irrsinn dagegen war von diesen und vom Temperament, sei es des Körpers, sei es des Gehirns allein, abhängig und stand in keiner Verbindung mit Schuld und Gnade, wenigstens konnte nur eine recht entfernte Verbindung hiermit stattfinden. Die Herleitung des Irrsinns aus der Sünde gehört, soweit die Ansicht der Ärzte in Betracht kommt, einer viel späteren Zeit an, die jenen einleuchtenden Zusammenhang der körperlichen und seelischen Vorgänge als falsch erkannt hatte, ohne doch im stande zu sein, einen besser begründeten an die Stelle zu setzen.

Diese Ausführungen erschienen nötig, um zu zeigen, dass die allgemeinen Anschauungen Shakespeares über krankhafte Geisteszustände nicht ihm allein, sondern der Zeitbildung angehören. Sowohl die Auffassung des Irrsinns als einer Krankheit wie die Herleitung desselben von bestimmten körperlichen und gemütlichen Einflüssen war ihm gegeben und ist nicht Ausfluss einer ihm eigentümlichen Erkenntnis. Dagegen werden wir anerkennen müssen, dass er sich mehr mit den Ergebnissen der medizinischen Wissenschaft vertraut gemacht oder wenigstens dieselben weit ausgedehnter herangezogen hat als seine Vorgänger; weder bei Marlow noch bei Greene, um von Peele und dem späteren Arzte Lodge ganz zu schweigen, trifft man auch nur annähernd den Reichtum an physiologischen Anschauungen wie bei ihm. Man sehe beispielsweise nur die feine Würdigung des Sekts durch Falstaff (Heinrich IV. 2. Teil, IV. 3), die vollkommen im Geiste der damaligen Medizin gehalten ist: vom dünnen Getränk und den Fischmahlzeiten, die die Blutmischung kalt und phlegmatisch, also blass machen, bis zu dem Vergleich der Verbesserung des ererbten kalten Blutes mit der Fruchtbarmachung eines magren Ackers könnte alles von einem damaligen Arzte herrühren, der es allerdings voraussichtlich weniger witzig ausgedrückt und gewiss bei der Empfehlung des Weins eine massvolle Verwendung desselben betont hätte.

Der Nachweis, dass die zahlreichen Anspielungen Shakespeares auf physiologische Ansichten der damaligen Wissenschaft meist genau entsprechen, gehört nicht hierher und kann von mir um so mehr unterlassen werden, als das wesentliche in R. Loenings Aufsatz „Über die physiologischen Grundlagen der Shakespeare'schen Psychologie" (31. Jahrgang des Jahrbuchs der deutschen Shakespearegesellschaft) enthalten ist. Nur wenige Unrichtigkeiten finden sich daselbst; die für uns wichtigste ist die, dass Shakespeare die herrschende Lehre von den vier Säften und Temperamenten verworfen habe. Durch Korporal Nym mit seinen Humoren macht er aber nicht jene Lehre, sondern die kenntnislose und schiefe Anwendung des Wortes lächerlich. Und andrerseits lässt die Lehre von den Temperamenten die grosse Mannigfaltigkeit der menschlichen Charaktere unangetastet und versucht sie nur durch Zurückführung auf die vier Grundsäfte zu erklären, deren Mischung die mannigfaltigsten Verhältnisse gestattet. Ausserdem bezeichnete ja das Temperament nicht etwas Starres, Unabänderliches, sondern war im Gegenteil von allen möglichen Einflüssen abhängig und konnte sogar nach einer ursprünglich nicht gegebenen Richtung sich umwandeln. Es ist daher z. B. keineswegs in der Zeitanschauung begründet, deshalb, weil Hamlet während des Verlaufs des Stücks melancholisch ist, dies Temperament als ein ihm angeborenes anzusehen. Die psychischen Anlässe der Lage genügten in seinem Falle allein zur Aufbringung der Melancholie.

Shakespeare stimmt demnach mit den ärztlichen Anschauungen seiner Zeit überein sowohl in der Sicherheit, mit der er die Geistesstörung als eine Krankheit gleich andren auffasst, wie auch in der Ansicht darüber, welche Ursachen zu Veränderungen der seelischen Thätigkeit führen können. Für den Dramatiker, der den Nachdruck auf die Zustände des Gemüts legt, mussten selbstverständlich von den sechs nicht natürlichen Dingen, die ein krankhaftes Temperament hervorrufen konnten, vor andren die Gemütsbewegungen von Wichtigkeit sein. Sie spielen daher in allen Fällen bei Shakespeare die hervorragendste Rolle. Der melancholische Zustand, in den Pericles zweimal verfällt, ist in beiden Fällen durch niederdrückende Gemütsbewegungen herbeigeführt, und nichts deutet darauf hin, dass etwa die Anstrengungen der Reise u. dergl. von Einfluss seien. Der Wahnsinn der Constanze im „König Johann“ geht auf das leidenschaftliche Temperament derselben und auf die starken Affekte zurück, die auf das von Ehrgeiz und Zweifel hin und her getriebene Gemüt vernichtend wirken. Auch die Geisteszerrüttung des Cardinal Beaufort im zweiten Teile König Heinrichs VI. und die der Königin im Cymbeline lassen keinen andren Grund als den stark wirkender Gemütsbewegungen erkennen, wenngleich beide vielleicht nicht ganz hierhergehören, da in jenem Falle sich ein andres, fieberhaftes Leiden zwischen Gemütsbewegung und Delirien einzuschieben scheint und in diesem die Mutmassung einer Vergiftung durch eigne Hand nicht ganz auszuschliessen ist. Ja selbst der Wahnsinn, den im „Sturm“ Prosperos Zauber hervorbringt, wird, nachdem schwächende Einwirkungen vorausgegangen sind, durch Gemütsbewegungen vermittelt, indem Ariel in den Schuldigen Gewissensbisse und Furcht erregt. Dass Shakespeare aber den Gemütsbewegungen den vornehmsten Anteil an der Erzeugung krankhafter Geisteszustände zuweist, sagt er in der „Komödie der Irrungen“ durch den Mund der Äbtissin. Diese fragt in betreff des vermeintlich wahnsinnigen Antipholus sofort, ob derselbe grosse Güter oder einen Freund verloren oder durch unerlaubte Liebe Kummer habe: „An welcher dieser Sorgen liegt er krank?“ Zugleich aber zeigt die Fortsetzung, dass Shakespeare durch Hervorhebung dieses einen Punktes die andren „nicht natürlichen Dinge“ nicht ausschliessen will, denn Gemütsbewegungen führen andre ungünstige Einflüsse herbei:

> Das Mahl, den Scherz, den süssen Schlummer wehren,
> Verwirrt den Geist und muss den Sinn zerstören;
> Und hieraus folgt: durch dein Eifersucht
> Ward dein Gemahl von Tollheit heimgesucht.

Mangel an Schlaf und Nahrung wird auch bei Hamlet betont und kann bei Lear gefolgert werden, steht aber offenbar erst in zweiter Reihe. Bei Ophelia ist gar keine Andeutung davon zu finden. Übermässige körperliche Bewegung kann man höchstens bei Lear herauslesen. Bei diesem wäre auch ein Zusammenhang mit der Sturmnacht nach damaliger Anschauung nicht ausgeschlossen. Wenigstens findet sich die Bemerkung, dass bei denen, die erregten Geistes und in ihren Sinnen geschwächt sind, oder deren tierischer Geist von schädlicher Beschaffenheit ist, die Erregung vor einem Unwetter sich steigere — Lemnius (De occultis nat. mirac. III, 3, S. 289 in der Ausgabe von 1574, Antwerpen) führt dies als etwas in Belgien ganz gewöhnliches an. Dass dagegen eine unzweckmässige Ernährung oder etwa gar Unregelmässigkeiten der Ausscheidung in der Dichtung wenig verwertet werden können, liegt in der Natur der Sache. Das gleiche gilt für die ärztlichen Anordnungen im Lear. In Wirklichkeit hätte der damalige Arzt neben Ruhe, Schlaf und Fernhaltung gemütlicher Reize wahrscheinlich eine genaue Diät, Reinigung des Körpers durch Anregung der Ausscheidungen oder durch Aderlass und möglicherweise Luftveränderung vorgeschrieben. Dies konnte Shakespeare ohne Schaden fortlassen, da es ihm nur auf die Massnahmen ankam, die dem Augenschein nach unmittelbar auf das Gemüt wirken. Wohl auf dem gleichen Grunde beruht die Hochschätzung der Musik als eines Heilmittels bei Geisteskrankheit, die aus dem Altertum stammt und von Shakespeare mehrmals verwendet ist, während die jetzige Anschauung die Musik wohl als oft recht günstige Beschäftigung anerkennt und pflegt, aber doch auch ihre Schäden in andren Fällen nicht übersieht und jedenfalls ihre Wirkung nicht im damaligen Sinne auffasst. Aber wenn die Musik nach Richard II. (V, 4) auch „Tollen schon zum Witz geholfen“, so sehen wir bei Lear und Pericles ihren Einfluss doch recht eingeschränkt. Im Lear dient sie nur als Mittel, den kranken König sanft und allmählich aus dem heilbringenden

Schlafe zu erwecken, und Pericles hört nicht einmal auf den Sang der Marina, sondern es bedarf erst deren Anrede, um seine Aufmerksamkeit zu erregen. Andre Mittel, wie Hunger, Peitsche, Dunkelheit, Binden werden wohl in Shakespeares Stücken erwähnt, aber ihr Gebrauch tritt nicht in Erscheinung. Der Hunger mochte in einer Zeit, die ihn vielfach zur Unterstützung von Heilmitteln anwandte, oft als berechtigte Massnahme erscheinen, das Binden als Sicherungsmittel nicht zu umgehen sein. Peitsche und Dunkelheit dagegen sind Überreste der mittelalterlichen Anschauung, ebenso wie die Beschwörung Geisteskranker, die Shakespeare in der „Komödie der Irrungen“ und in „Was ihr wollt“ so ergötzlich verspottet, indem er sie beidemale an Gesunden vornehmen lässt.

Dass die Art, wie sich der Wahnsinn bei den einzelnen Kranken äussert, nicht nur davon abhänge, aus welchem Temperament die Melancholie entstanden sei, sondern auch nach Erziehung, Gewohnheit, Stand und Neigungen sich verschieden zeige, wird von den damaligen Ärzten oft ausgesprochen. Damit stimmt die abweichende Färbung in den Reden und Affekten Lears und Ophelias überein, und ebenso richten sich nach Charakter, Vergangenheit und Anlass die Störungen des Kardinal Beaufort, des Pericles und der Schuldigen im Sturm.

Sonst bot die Wissenschaft dem Dichter nicht allzuviel brauchbares, die Einzelheiten musste er zumeist selbst liefern. Sinnestäuschungen und Wahnideen werden zwar von manchen Ärzten jener Zeit ganz verständig geschildert, ebenso die Schwankungen der Stimmung und das Springen von einem Gedanken zum andern; auch ohnmächtiger Zorn bei Greisen wird als Ursache von Geistesstörung genannt. Aber die Zusammensetzung dieser Einzelheiten zu einem lebendigen Bilde, die allmähliche Steigerung der Erscheinungen war von dieser Seite nicht gegeben. Höchstens konnte die Anschauung, dass zuerst die Einbildungskraft und dann die Thätigkeit der Vernunft leide, dem Dichter den Weg weisen zu der meisterhaften Darstellung der Krankheitszunahme im 3. und 4. Akt des König Lear. Zuerst in der Sturmnacht sehen wir die Einbildungskraft des Königs erkranken: Ablenkung auf ferner stehende Dinge, Umdeutung wirklicher Wahrnehmungen, Verkennung der Vorgänge und Personen, deutliche Sinnestäuschungen: aber ein zusammenhaltender Faden blickt überall hindurch. Später in den Feldern bei Dover treten die eigentlichen Sinnestäuschungen mehr zurück, die Umdeutung und Verkennung bleibt bestehen, aber in erheblichem Masse tritt Ideenflucht und Bestimmbarkeit der Vorstellungen durch äussere Wahrnehmungen hinzu: der Störung der Einbildungskraft hat sich eine Beeinträchtigung der beherrschenden Vernunft gesellt, die Seele wird von den aufsteigenden Dünsten nicht nur in ihrem Wahrnehmen und Erkennen, sondern auch in ihrem Zusammenfassen und Ordnen gehindert, die Krankheit hat ihren Höhepunkt erreicht. Auch der Wechsel zwischen Ruhe und Erregung, der von Kent hervorgehoben wird, kann auf ärztlichen Angaben beruhen, da solcher Wechsel vielfach angeführt wird. Merkwürdig ist endlich die Erwähnung eines einzelnen medizinischen Ausdrucks in der Scene vor Glosters Schloss (II. 4). Lear ruft da aus:

> O wie der Krampf mir auf zum Herzen schwillt!
> Hinab, aufsteigend Weh! Dein Element ist unten!
> (O, how this mother swells up toward my heart!
> Hysterica passio! down, thou climbing sorrow!
> Thy element's below.)

Es ist hier eigentlich kein Krampf gemeint, sondern man verstand unter hysterica passio ein schmerzhaftes Gefühl des Drucks und Vollseins der Magen- und Herzgegend, als wenn ein Fremdkörper sich dort hinaufdrängte, oft verbunden mit Schwindel und Ohnmacht, auch wohl mit Lähmung und Krämpfen. Man kann also hier nicht an ein Aufschwellen des Herzens vor Zorn denken, sondern aus dem Unterleibe drängt etwas gegen das Herz und hebt dies. Dies ist zunächst ein rein körperliches Gefühl, das mit dem das Herz schwellenden Zorne nichts zu thun hat, sondern die schon zu krankhaften Vorgängen und Empfindungen führende Stärke des seelischen Schmerzes bezeichnet. Ebenso nachher: Weh mir, mein Herz, mein steigend Herz, hinunter! Das Herz erscheint in die Höhe gehoben von dem fremden Gegenstand, dessen Emporsteigen aus dem Unterleib in der Richtung zum Herzen vorher angeführt wurde.

Im wesentlichen konnte also die damalige Medizin dem Dichter für die Erkrankung Lears nur die Grundlage, gleichsam das Gerippe liefern, Fleisch und Blut musste er aus dem eignen hinzuthun. Und was für Lear, das gilt ebenso für Ophelia. Dagegen verdienen Hamlet und Lady Macbeth einige besondere Betrachtungen.

Wie sehr das oben angeführte Bild der aus krankhafter Umwandlung heisser Grundsäfte entstandenen Melancholie auf Hamlet passt, leuchtet ohne weiteres ein. Und wenn wir niedergedrückte Stimmung, Neigung zu trüber Auffassung und Furcht, einen ausgesprochenen Gegensatz zwischen Hartnäckigkeit im Verfolgen einzelner Zwecke und Nachgiebigkeit in andren Dingen, überhaupt das Widerspruchsvolle des ganzen Verhaltens bei der Melancholie in den ärztlichen Schriften hervorgehoben finden, so sehen wir in Hamlet die deutlichen Spuren dieser Anschauung. Weiter ist die scharfe Urteilskraft und der geniale Schwung in Hamlets Erörterungen ein Zug, der bei Melancholikern von den Zeitgenossen oft angeführt wird. Freilich sind dies im allgemeinen Erinnerungen aus dem Altertum, und sie bezogen sich ursprünglich auf den geborenen Melancholiker; aber der Melancholie des 16. Jahrhunderts, deren Bild sich bei den meisten gegen früher sehr verdüstert hat, wird doch noch gewöhnlich für einzelne Fälle Genie und Scharfsinn zugestanden, und gerade dem Krankhaften gegenüber sollen diese Geistesblitze dann um so seltsamer hervortreten. Ihnen entspricht ein wunderbares Ahnungsvermögen und eine prophetische Kraft, die einer besondren Form krankhafter Melancholie, der Extase, innewohnen sollte. Die Reizbarkeit des Geistes und die Neigung zu Sinnestäuschungen waren gleichfalls den Melancholikern eigen, denen auch die Geister der Verstorbenen sich am liebsten offenbarten.

Wir sehen also auch hier die Grundlage dem Dichter von der herrschenden Anschauung geboten; um so bewunderungswürdiger erscheint das eigene, was gerade im Hamlet dazukommt und dem Charakter die mangelnde Einheit, das Zusammenhaltende in den scheinbar entgegengesetzten Zügen verleiht. Für das Eigentümliche in Hamlets Verhalten zur Handlung, die Fruchtlosigkeit des zum Ziel drängenden Wollens, musste ein Grund gefunden werden, der nicht dem ursprünglichen Charakter anhaftet, sondern durch die Einwirkungen, welche die Lage schaffen, im Inneren des Helden zugleich mitgeschaffen wird. Feigheit, die das Handeln lähmt, wäre kaum brauchbar gewesen, wenn auch die Melancholie hierzu genügende Unterlage geboten hätte. Aber das scharfe Denken, dazu der Mangel an Selbstvertrauen und die Unfähigkeit zur gewollten That konnten durch eine bestimmte Färbung des Denkens zusammengefasst werden. War dasselbe in der Weise verändert, dass die ungünstigen Möglichkeiten den Hauptton und das Übergewicht erhielten, dass also gerade die Schärfe des Denkens die Ausführung hemmen musste, weil sie überall die Schwächen eines Plans hervortreten liess und dadurch die Furcht vor dem Scheitern der Aufgabe hervorrief, dann war nicht nur eine Verschmelzung der anscheinend widerstrebenden Charaktereigenheiten gegeben, sondern auch eine für das Drama höchst brauchbare Begründung gewonnen. In dieser Wendung, die ich in solcher Form nirgends in Beschreibungen der Melancholie vorbereitet finde, sehe ich die geniale Zugabe des Dichters, durch die der kranke Hamlet uns verständlich und menschlich nahe bleibt. Es ist ganz richtig, dass auch ein träger Hamlet als Melancholiker möglich gewesen wäre, wenn nemlich seine Melancholie der phlegmatischen Mischung entsprungen wäre, und dass diese Trägheit auch zur Begründung der Unthätigkeit ausgereicht hätte. Man mag auch hierfür anführen, dass Hamlet als fett und kurzathmig geschildert wird. Denn der Melancholiker wird stets als hager aufgefasst und nur bei der aus dem Phlegma hervorgegangenen Melancholie ein fetterer Körper für natürlich gehalten. Dass aber Hamlet in Wahrheit nicht als so fett gedacht werden darf, habe ich früher gezeigt, es widerspräche dies andren Bemerkungen im Stück, und ich glaube daher kaum fehlzugehen, wenn ich eine bei einem Dreissigjährigen nicht auffallende mittlere Korpulenz annehme, wie sie der Theorie nach dem Sanguiniker zukam. Nicht erklärt ist allerdings auch bei dieser Annahme, dass die Erkrankung, verbunden mit Appetit- und Schlaflosigkeit, während einiger Monate nicht grössere Abmagerung herbeigeführt hat. Man denke aber daran, dass der Schauspieler, für den Shakespeare schrieb, die vom ersten bis zum fünften Akt theoretisch gebotene Abmagerung nicht gut mitmachen konnte. So wird man sich vielleicht mit jenem Fettsein abfinden können, ohne auf eine Verderbnis des Textes schliessen zu müssen. Sehen wir aber von dieser Schwierigkeit ab, so fehlt jede Unterlage für den trägen Hamlet, und da dieser durch die Melancholie nicht gefordert wird, sondern nur mit ihr vereinbar ist, wobei noch dazu phlegmatischer Stumpfsinn eine theoretisch wünschenswerte Beigabe bilden würde, so werden wir unbedenklich hiervon absehen können.

In Bezug auf das Schlafwandeln der Lady Macbeth hat Shakespeare sich eng an die ärztlichen Anschauungen der Zeit angeschlossen. Gerade damals hat man ärztlicherseits dieser Erscheinung viel Interesse zugewandt. Man stritt darüber, ob das cholerische oder das melancholische Temperament die Grundlage dafür bilde. Welche Stellung Shakespeare oder seine Gewährsmänner in dieser Frage eingenommen, lässt sich nicht ersehen, da die ursprünglich deutlich cholerische Heldin durch Gram inzwischen melancholisch geworden sein kann. Jedenfalls ist Übereinstimmung mit der Zeitansicht vorhanden. Im übrigen erschien es den Ärzten ebenso unnatürlich und krankhaft, wie dem Arzte im Stück, „die Wohlthat des Schlafes und die Wirkungen des wachen Zustandes zu empfangen“. Sie wussten, dass Nachtwandler mit offenen Augen vorkommen, dass dieselben umhergehen, sehen und allerlei Handlungen ausführen können, dabei aber nach mancher Richtung unempfindlich sind und nicht alles wahrnehmen, sowie dass nachher keine oder nur schwache Erinnerung hieran vorhanden ist, und dass die Erscheinung sich nicht in jeder Nacht zeigt. Dass die Schlafwandler sich durch Zufall schädigen können, und dass man ihnen die Gelegenheit hierzu womöglich fernhalten müsse, war bekannt; man könnte daher sogar an die Möglichkeit denken, Shakespeare habe diese Gefahr und nicht die des Selbstmords bei der Warnung des Arztes im Auge gehabt, wenn nicht der Wortlaut in Verbindung mit den übrigen Äusserungen des Arztes mehr für die Gefahr des Selbstmords spräche. Von den Ursachen des Nachtwandelns, die auf die genannten sechs nicht natürlichen Dinge sich verteilten, konnte Shakespeare nur die Gemütsbewegungen brauchen. Kühnheit mit starker Einbildungskraft erschien den Ärzten besonders geeignet, und wird man nicht ganz an den Arzt des Stücks erinnert, wenn Horst (de natura, differentiis et causis eorum, qui dormientes ambulant, vigilantium opera, eaque difficilima perficiunt etc. Lipsiae, 1595, S. 229 und 237) davon spricht, dass diese Einbildungskraft mehr die Seele und deren Charakter, sowie die Lenker desselben, also die Geistlichen, angeht, als den Körper und die Ärzte, die für den Körper Sorge tragen? Und wenn derselbe erzählt (S. 234), dass man durch Befreiung von Gemütsbewegungen das Nachtwandeln gehoben habe?

Überall ergiebt sich also bei genauerer Nachforschung, wie sehr sich Shakespeare in den wissenschaftlichen Anschauungen seiner Zeit bewegte, und wie genau er gerade das für seine Zwecke passende herauszugreifen und zu beleben wusste. Für uns aber steht er auch hierin auf der Höhe der Zeit. Denn sind auch die Ansichten des 16. Jahrhunderts über die Art des Zusammenhangs von Leib und Seele, über die krankmachenden und heilenden Vorgänge im Körper, zumal auch über die Wirkungen der Gifte, meist veraltet, die Beobachtungen über das Gemütsleben, über das gleichzeitige Vorkommen verschiedener seelischer Eigenschaften und über die Entstehung und die Folgen von Gemütsbewegungen haben grossenteils ihre Richtigkeit auch später bewährt. Was also Shakespeare dazu geführt hat, meist und zwar gerade in den wesentlichen Punkten das bleibende aus den damaligen Anschauungen herauszugreifen, ist nicht notwendig ein intuitives Vorwegnehmen späterer Erkenntnis; sein dramatisches Fühlen und Denken, das nur auf Vorgänge des Gemüts und ihre nächste Herleitung, nicht aber auf andre hierfür unwichtigere Dinge Gewicht legte, bewahrte ihn damit vor Fehlgriffen, zumal er unnötige Einzelheiten und alles, was seiner Aufgabe nicht diente, aus seinen Dramen fernhielt.

b. Dramen älterer Zeitgenossen.

Der englischen Bühne waren zur Zeit Shakespeares Vorführungen krankhafter Geisteszustände nichts Ungewöhnliches. Dienten sie auch zum Teil der Lachlust des Publikums, so sind sie doch ganz überwiegend darauf berechnet, Grausen oder Rührung zu erregen. Häufig sind auch Versuche, die Entwicklung der Geistesstörung darzustellen und sie seelisch tiefer zu fassen und zu begründen. Freilich sind diese Leistungen, mit denen Shakespeares verglichen, unvollkommen, und das gilt auch von denen, die nach Hamlet und Lear gedichtet wurden, so eng sich dieselben auch teilweis an diese unerreichten Vorbilder, namentlich in Einzelheiten, anschlossen. Um die Wirkung zu steigern, liessen einzelne Dichter sogar Geisteskranke in Massen auftreten; so erscheinen in der „Herzogin von Malfi“ J. Websters die Wahnsinnigen eines Krankenhauses vor der Heldin und führen allerlei Sänge und Tänze auf, und ein andrer Dichter, Th. Decker, verlegt sogar einmal die Scene in den Hof einer Irrenanstalt. Aber diese Neigung, Wahnsinnsscenen auf die Bühne zu bringen, ist zum grossen Teil wohl erst auf Shakespeare zurückzuführen. Für uns kommen hier nur die Stücke in Betracht, die auf Shakespeares Darstellung fördernd einwirken konnten, also vor seinen hierher gehörigen Tragödien verfasst waren. Da beschränkt sich denn die Zahl dieser Dramen ganz erheblich.

Eines derselben, G. Peeles „Altweibermärchen“ (1595 gedruckt) braucht nur genannt zu werden. Zwar kommt darin eine „wahnsinnige Dame“, Venelia, vor, die, „wahnsinnig, ganz in Wut, den Wald durcheilt, verwandelt durch verfluchtes Zauberwort“. Da sie aber, ganz abgesehen von der zauberhaften Entstehung ihres Leidens, nur zweimal stumm auf die Bühne tritt, erfordert sie keine nähere Besprechung.

Dagegen bringt ein Drama R. Greenes, „die Geschichte des rasenden Roland“, spätestens 1591 aufgeführt, die ausführliche Schilderung eines Geisteskranken. Das Stück beginnt mit der feierlichen Werbung verschiedener Fürsten um die Hand Angelicas, der Tochter des Kaisers Marsilius von Afrika. Diese wählt Roland und erzürnt dadurch aufs äusserste ihre andren Freier, die nun Marsilius und Roland mit Krieg bedrohen. Roland schlägt zwei derselben, den König von Cuba und den König der Inseln, wird aber von dem gewissenlosen Grafen Sacripant, der sich des Reichs und der Angelica bemächtigen will, durch eine etwas plumpe List hinters Licht geführt. Sacripant schneidet nämlich in die Bäume eines Wäldchens, in welchem

Roland liebeseufzend umherzugehen pflegt, die Namen „Angelica“ und „Medor“ ein, hängt Lieder an, aus denen ein geheimes Einverständnis Angelicas mit jenem Medor, einem Ritter ihres Vaters, hervorgeht, und stiftet endlich seinen Knappen an, als Hirt sich dort aufzuhalten und die Untreue Angelicas zu bestätigen. Der tückische Plan gelingt; Roland glaubt sich von der Geliebten hintergangen und bricht erst in Klagen aus, schimpft dann auf die Frauen im allgemeinen, wobei er in lateinischen und italienischen Strophen spricht, zuletzt hält er seinen Pagen Orgalio für Medor und will ihn strafen, doch lenkt derselbe noch rechtzeitig die Wut seines Herrn auf den Knappen des Sacripant ab. Diesen Unglücklichen ergreift Roland am Bein und schleppt ihn fort im Wahn, Medor vor sich zu haben. Gleich darauf tritt er wieder auf die Bühne, das ausgerissene Bein des Knappen auf der Schulter tragend, und herrscht seinen Pagen und eine Schar aquitanischer Krieger, die inzwischen angekommen ist, folgendermassen an:

Schurke, besorg' mir gleich 'ne Löwenhaut,
Ich bin der starke Herkules; sieh hier
Die schwere Keul' auf meinem Nacken ruh'n.
Ich muss zur Höll',
Zu suchen Medor und Angelica,
Sonst sterbe ich.
Ihr Übrigen macht schleunigst euch davon,
Besorgt euch Pferde ganz von gleissendem Gold,
Korksättel, weil ich leicht sie haben will;
Denn Karl der Grosse ist in Waffen da,
Und Arthur kommt mit einer Brittenschar,
Zu suchen Medor und Angelica.

Er treibt die Soldaten mit Schlägen fort und erscheint bald darauf, „wie ein Wahnsinniger angethan“. Auch seine Rede hat unterdessen weitere Fortschritte in der Verwirrtheit gemacht. Vorher fanden sich noch Anklänge an wirkliche Wahrnehmungen, so leitete das Bein auf seiner Schulter auf die Keule des Herkules, und die Kriegerschar vor seinen Augen auf Karl den Grossen und Arthur über; jetzt lauten seine Worte:

Wälder, Bäume, Blätter; Blätter, Bäume, Wälder; tria sequuntur tria. Ho, Minerva! salve, guten Morgen, was machst du heute? Sag' mir, gute Göttin, wird Jupiter den Merkur zu Kalypso schicken, dass sie mich gehen lässt? wird er? So, dann ist er ein Ehrenmann, jedes Haar auf seinem Haupte! Aber ho, Orgalio, wo bist du, Knabe?

Orgalio kommt, und es entwickelt sich folgendes Gespräch:

Orgalio: Hier, Herr, rieft ihr mich?
Roland: Nein, und nannte dich nicht.
Orgalio: Dann Gott befohlen! (er versucht fortzugehen).
Roland: Halt, Freund Orgalio, bleib' da,
Kannst mir nicht sagen, was geschah?
Orgalio: Nein, wahrhaftig nicht.
Roland: O, dies ist's. Angelica ist tot.
Orgalio: Gut, dem sei so.
Roland: Aber sie ist tot und begraben.
Orgalio: Ich will's glauben.
Roland: Nichts als „ich wills glauben" und „dem sei so!" (er schlägt ihn).
Orgalio: Was soll das heissen, Herr?
Roland: Wie? sag' ich dir, dass meine Liebe tot, und du kannst nicht um sie weinen?
Orgalio: Ja, ja, Herr, ich will.
Roland: Gut, so thu's. — Orgalio!
Orgalio: Herr?
Roland: Angelica ist tot! (Orgalio weint laut).
Ach, armer Knecht! So, schrei' nicht mehr!
Orgalio: Schön: das war rasch abgemacht.
Roland: Orgalio!
Orgalio: Herr?
Roland: Medors Angelica ist tot (Orgalio weint laut, und Roland schlägt ihn wieder).
Orgalio: Weshalb schlagt ihr mich, Herr?
Roland: Was, Knecht, willst du über Medors Angelica weinen? Du musst über sie lachen.
Orgalio: Lachen? ja, ich will den ganzen Tag lachen, und ihr auch!
Roland: Orgalio!
Orgalio: Herr?
Roland: Medors Angelica ist tot.
Orgalio: Ha, ha, ha, ha!
Roland: So, nun ist's gut.
Orgalio: Schön, das ist leichter als das andre war.
Roland: Jetzt fort! Such' das Kraut Moly, denn ich muss zur Hölle, zu suchen Medor und Angelica.
Orgalio: Ich kenne das Kraut Moly nicht, wirklich nicht.
Roland: Komm', ich will dich an den Ohren hinführen.
Orgalio: Hier, Herr, hier ist es.
Roland: Das ist's, wahrhaftig! Jetzt zu Charon, sag' ihm, er soll seinen Kahn schmücken, denn solchen Fahrgast hatte er noch nie.

Orgalio: Soll ich ihm euren Namen sagen?
Roland: Nein, sonst wird er erschrecken und nicht zu Haus sein. (Orgalio geht ab).

Die nächsten Scenen bringen für den Wahnsinn des Helden keine weitere Entwicklung und keine neuen Züge. Roland trifft mit Angelica zusammen, die von ihrem Vater wegen ihrer vermeintlichen Untreue verbannt ist und als armes Weib verkleidet umherirrt; er erkennt sie nicht und schlägt sie zum Ritter, damit sie gegen Medor fechte, er schlägt einen als Angelica verkleideten Bauern, wie denn überhaupt Schläge reichlich von ihm ausgeteilt werden, und sein Wahnsinn zu einer Reihe possenhafter Scenen ausgebeutet wird. Endlich tritt Roland „einem Dichter gleich" auf, er spricht davon, Angelica zu besingen, will dann seinen Pagen in die Wolken zu Apollo schicken, um das Hemd der Dejanira herabzuholen, und schläft nach einigen gleich sinnigen Einfällen ein. Einem Fiedler, der ihn mit einer alten Weise weckt, nimmt er die Geige weg, um damit Medor anzugreifen, da er sie für ein Schwert hält, endlich aber wird er von einer Zauberin mit Trank und Stab eingeschläfert, Satyrn kommen mit Musik und umtanzen ihn, er erwacht und wird durch die Macht der Töne und des Schauspiels in Lust und Reue versetzt:

Roland: Der Himmel strahlt von Lichtern ew'ger Lust,
An Glanz dem stolzen Sonnengotte gleich;
Der zündet an die Kerzen all der Nacht.
Mnemosyne hat König Jupiter
Geküsst, ihr Freudensaal war mein Gehirn
Und meine Stirne ihrer Tochter Thron.
Mich dünkt, ich fühl's: Gedanken trüber Reu'
Klingt Venus an und sänftigt jenen Wunsch,
Den Wahnsinn zeitigte in meinem Haupt.
Ate, dir küssen die rastlose Wang'
Will ich und dulden niedrer Reue Sieg.

Nun ruft die Zauberin auf Lateinisch allerlei Gottheiten an, Rolands Haupt mit Himmelsnass zu besprengen, durch welches seine unglückliche Seele den Schatten entrissen werden soll. Er bricht in die Worte aus:

Was musst' ich schaun? welch schreckliches Gesicht,
Furchtbarer als was Hecuba erblickt,
Wenn ihr der Traum vorführte Trojas Fall!
Juno, von Jupiter herabgesandt,
So schiens, kam prunkend durch die dunkle Luft,
Rief Fama, Satyrn, Nymphen, denen sie

Gefässe reichte, voll von Himmelstau.
Auf ihren bunten Wagen stieg sie dann,
Von Pfauen stolz gezogen durch die Luft,
Und flog mit Iris auf zu Jovis Thron.
Welch schreckliche Gedanken weckt dies Bild?
Welch öder Wald dies? und ich so entstellt?
Wo ist Orgalio?

Und als Orgalio sich meldet, erkundigt sich Roland ganz verständig, wie er in diese Verkleidung hineingeraten sei gleich dem wahnsinnigen Orestes. Jetzt klärt ihn die Zauberin über den Betrug Sacripants und über alles das auf, was sich während seines Wahnsinns begeben, und reicht ihm Waffen, die er im bevorstehenden Kampfe zwischen Sacripant und Marsilius schwingen soll. Der Schluss dieses Kampfes wird uns vorgeführt. Sacripant tritt als Sieger und gekrönt auf und wird von Roland erschlagen, vor seinem Tode aber gesteht er seine Frevelthat und seinen Betrug ein. Roland kommt dann gerade dazu, als der zärtliche Vater Marsilius seine Tochter ihrer Untreue halber möglichst grausamer Todesqual überantworten will, wirft sich maskiert und daher unerkannt zum Ritter der Angelica auf und kämpft als solcher siegreich mit seinen Freunden. An seinen Hieben wird er zuletzt erkannt, und alles nimmt ein gutes Ende.

Der „rasende Roland" ist ein ziemlich roher Versuch, eine geistige Erkrankung auf die Bühne zu bringen. Sie wird durch Verkennung der Umgebung und rasches, häufig ganz unmotiviertes Überspringen von einer Vorstellung zur andren charakterisiert, aber es schimmert doch zum Teil die frühere Persönlichkeit durch. So äussert sich Rolands Heldentum in gewaltthätigen Handlungen, seine Eifersucht in dem immer wieder durchbrechenden Streben nach Rache an Medor. Auch lässt sich eine gewisse Kunst in der Art der Krankheitsentwicklung und Heilung nicht verkennen, insofern der Held zuerst in wütender Erregung, dann stumpfer und ruhiger dargestellt wird, und endlich der zauberischen Genesung eine Scene vorhergeht, welche uns den Kranken in sanfterer, dichterischer Liebesstimmung zeigt; statt der Eifersucht waltet hier in seinen verwirrten Gedanken die Sehnsucht nach der Geliebten vor, und nachdem dann Schlaf kräftigend und die Kunst der Musik und des Satyrspiels ablenkend gewirkt haben, ist die Krankheit gebrochen, die Aufmerksamkeit Rolands kehrt auf die wirkliche Umgebung zurück. Aber er findet sich nicht zurecht, er hat die Zeit der Krankheit vergessen und muss sich nun die nötige Aufklärung geben lassen. Mit dieser ist volle Genesung eingetreten.

Gerade weil Greenes rasender Roland ein so ungefüges Stück ist und die Eigentümlichkeiten der einzelnen Personen nur in den gröbsten Zügen ausgeprägt sind, überrascht es angenehm, jene Spuren einer seelischen Entwicklung vorzufinden. Dagegen ist gar nichts gethan, den Ausbruch der Geisteskrankheit auf die heftige Gemütserschütterung hin verständlich zu machen. Man könnte zwar sagen, Rolands hohes Selbstgefühl müsse ihn die unerwartete Verschmähung um so tiefer empfinden lassen, als es sich nicht auf dem ruhigen Bewusstsein inneren Wertes aufbaut, sondern vorwiegend auf äusseren Thaten und dem Eindruck derselben auf andre, so dass der Verlust der Geliebten für ihn zugleich einen Verlust an Selbstachtung einschliesst; aber das äusserliche Heldentum Rolands scheint vom Dichter als solches gar nicht empfunden zu sein. Jedenfalls fehlt jede vorangehende Erschütterung, die das plötzliche Zusammenbrechen unter der einzigen Gemütsbewegung vorbereitete. Und wie die Begründung, so ist die Entwicklung der Krankheit bis zu ihrer Höhe recht unerfreulich. Dann aber ist der traumhafte Zustand, in welchem die Umgebung wohl wahrgenommen, aber verkannt und mit fremden Vorstellungen verbunden wird, der rasche Wechsel der Gedanken und der Stimmung einigermassen getroffen, wenn auch vielfach zu Gunsten komischer Wirkung zu viel Zusammenhang in den Gedankenablauf hineingebracht ist, so in der oben wiedergegebenen Scene zwischen Roland und Orgalio. Dagegen werden wir die Neigung zu Gewaltthätigkeiten zumal bei einem Roland ganz natürlich finden, und die beständige Erwähnung Medors und Angelicas, die für den Zustand, wie er sonst geschildert ist, zu viel Bewusstsein voraussetzt, werden wir dem Dichter zu gute halten müssen, der die Ursache der Geistesstörung auch in deren Verlaufe immer wieder durchschimmern lassen wollte. Wie lange die Krankheit dauert, lässt sich dem Drama nicht entnehmen. Die Heilung wird durch Zauberei herbeigeführt, hat also mit natürlicher Genesung zunächst nichts zu thun. Auf Rechnung dieser magischen Ursache muss man jedenfalls schreiben, dass hier in wenigen Minuten völlige Heilung erzielt wird. Anerkennung aber gebührt dem Dichter dafür, dass er die Genesung von Ruhebedürfnis und Schlaf eingeleitet werden lässt. Auch sonst muss man, so unmöglich die Heilung ohne den Zauber wäre, der Hexe zugeben, dass sie nicht ohne Überlegung handelt. Der rote Faden in den verwirrten Reden und Handlungen Rolands war der Hass auf Medor gewesen. Die Musik und die mimischen Spiele der Satyrn lenken davon ab, das Gedächtnis des Kranken hört auf, an den unlustigen Vorstellungen der erfahrenen Kränkung zu haften, so dass das Bewusstsein der Kraft und damit das Gefühl der Liebe wieder aufleben kann: Mnemosyne hat König Jupiter in Rolands Gehirn geküsst, und diesem Bunde ist Venus entsprungen, die den Wunsch nach Rache sänftigt und Reue heraufführt, alles das in dunklen Gefühlen, da die Vergangenheit und der Anlass der Krankheit der Erinnerung fehlt. Nun lässt die Zauberin Juno erscheinen und durch die ihr untergeordneten Gottheiten Himmelsthau auf Rolands Haupt sprengen. Diesem, der von unbestimmten Reuegefühlen bestürmt wird, ist dies ein „schreckliches Gesicht", er ahnt, dass ihm etwas Furchtbares dadurch nahegebracht werden soll, Furchtbareres, als der Hecuba im Traum von Trojas Fall erschien. Wie jener Traum aber wirkliche Vergangenheit heraufführte, so sind nun Rolands Augen, die sich im Himmelsthau gesund gebadet, für die Wirklichkeit geöffnet, und er ist fähig, die schrecklichen Ereignisse der jüngsten Vergangenheit in sich aufzunehmen.

So erkennen wir bei Greene durch den Schleier der Zauberei hindurch ein Bemühen, die Genesung eines Geisteskranken psychologisch verständlich zu machen. Wenn auch gar zu unmittelbar und trotzdem nicht zu eindrucksvoller Deutlichkeit durchgearbeitet, lässt dieser Versuch doch eine gewisse Ähnlichkeit mit Goethes dichterisch vollendeter Genesung des Orest zu. Die heilenden Bilder, die dem Roland und dem Orest vorschweben, führen weitab von der Wirklichkeit, sie lösen die wahnhaften Vorstellungen der Krankheit bei Roland nach Schlaf, bei Orest nach einer Betäubung ab; beide sind in ihrer Stimmung vorher auf die Art der Bilder vorbereitet worden, Roland, der als Dichter seine Liebe besingen will, Orest, der seinen Tod durch die liebevolle Schwester vor Augen sieht, und beiden wird durch die ihnen vorschwebenden Bilder das Herbe und Peinigende der Gedanken genommen und eine milde, ruhige Anschauung geschaffen. Wie viel folgerichtiger aus der ganzen Gedankenrichtung des Kranken diese Umwandlung bei Orest hervorgeht, brauche ich nicht auszuführen; sie steht so hoch über der Zauberheilung des Roland, wie das Drama Goethes über dem R. Greenes steht. Das Gemeinsame ist eben nur darin gegeben, dass beide Dichter allein (Goethe) oder doch ganz vorzugsweise (Greene) durch unmittelbare psychische Beeinflussung ihre Helden heilen. Wir haben gesehen, dass Shakespeare in dieser Hinsicht wesentlich von ihnen abweicht und sich enger an die Wirklichkeit anschliesst.

Wie Greene, so hat auch der gewaltigste unter den Vorläufern Shakespeares, Chr. Marlow, nur einmal in den uns erhaltenen Dramen das Bild einer geistigen Erkrankung gezeichnet, weit kürzer, aber dafür auch viel wuchtiger und eindrucksvoller als jener. Es geschieht dies in seinem Tamerlan, dessen Titelheld selbst, wenn sein Schöpfer dies auch nicht beabsichtigt, nur als pathologisch angelegter Charakter einigen Anspruch auf Glaubwürdigkeit erheben kann. Aber nicht ihn. den ruhelosen Weltdurchstürmer, dessen sonst völliger Mangel an menschlichen Regungen seltsam absticht von seiner wilden Zärtlichkeit zur geliebten Zenokrate, nicht ihn, der plötzlich in seiner ganzen Entsetzlichkeit vor uns auftaucht, ohne dass für seinen abweichenden Charakter uns auch nur der Versuch einer Erklärung geboten würde, wollen wir jetzt betrachten, sondern uns geht hier nur die Türkenkaiserin Zabina an. deren Selbstmord der Dichter auf Geisteskrankheit zurückführt.

Der Türkenkaiser Bajazet ist gegen Tamerlan zu Felde gezogen. Vor der Entscheidungsschlacht übertrumpfen sich die beiden gegenseitig mit siegestrunkenen Prahlereien, die darin ihren Gipfel erreichen, dass jeder seine Gemahlin auf einen Stuhl setzt mit der Weisung, nicht eher aufzustehen, als bis er ihr den Gegner als Gefangenen vorgeführt. Während die Krieger die Waffen führen, sollen die Kaiserinnen Worte gegen einander brauchen. Der Zungenkampf findet denn auch in gebührender Weise statt, und die Schimpfworte fliegen. Zabina will ihre Gegnerin Zenokrate zur Wäscherin ihrer Kammerfrau machen. Da naht Tamerlan als Sieger mit dem überwundenen Bajazet und lässt sich von Zenokrate mit Zabinas Krone zum Kaiser von Afrika krönen. Die nichtswürdigsten Quälereien und Verhöhnungen werden nun an dem gefangenen Kaiserpaar verübt. Bajazet wird von Tamerlan in einem Käfig auf den Kriegszügen mitgeschleppt, und sein Rücken dient als Schemel für den Fuss des Siegers, wenn dieser den Thronsessel besteigt. Zabina aber kostet das Loos, das sie ihrer Feindin zugedacht, sie muss der Dienerin Zenokrates als Sklavin dienen. Vor dem belagerten Damaskus feiert Tamerlan ein schwelgerisches Mahl, während der hungernde Bajazet in seinem Käfig die schauderhaftesten Verwünschungen ausstösst und damit das Herz seines triumphierenden Feindes erfreut. „Bist du so zart erzogen, dass du dein eigenes Fleisch nicht essen kannst?“ ruft er dem Türken zu, und als einer der Tischgenossen dem Gefangenen witzelnd vorschlägt, seine Gattin zu töten. dann werde er für einen Monat Nahrung haben, höhnt der Welteroberer: „hier hast du meinen Dolch, weg mit ihr, solange sie noch fett ist!“ Solches Elend ist schliesslich auch dem armen Türkenkaiser unerträglich; erst fristet er noch sein jammervolles Leben mit den Brocken, die ihm von Tamerlans Tafel abfallen, als aber mit Damaskus seine letzte Hoffnung auf Befreiung dahinsinkt, schickt er die Genossin seines Leids, Zabina, die ihn im Schimpfen und Fluchen getreulich unterstützt hat, hinaus, um einen Trunk Wasser zu holen, und zerschmettert sich den Schädel an den Eisenstangen seines Käfigs. Zabina kehrt zurück:

Was muss mein Auge sehn? mein Gatte tot!
Sein Schädel ganz zerschellt! sein Hirn verspritzt,
Bajazets, meines Herrn und Königs Hirn!
O Bajazet, mein Gatte und mein Herr!
O Bajazet, o Türk', o Kaiser!

Ihm diesen Trank geben? Nein. Bringt Milch und Feuer und mein Blut geb' ich ihm wieder. Reisst mich in Stücke — gebt mir das Schwert mit einer Feuerkugel darauf. — Nieder mit ihm! Nieder mit ihm! — Geh zu meinem Kind! Hinweg! hinweg! hinweg! — Ach, rettet dies Kind, rettet es! — Ich, ja ich, zu ihr sprechen. — Die Sonne sank — Fahnen weiss, rot, schwarz — hier, hier, hier! Wirf ihm das Fleisch ins Gesicht — Tamerlan, Tamerlan. — Lasst die Soldaten begraben. — Hölle! Tod, Tamerlan, Hölle! — Macht meinen Wagen fertig, meine Sänfte, meine Juwelen. — Ich komme! ich komme! ich komme! (Sie läuft gegen den Käfig und zerschmettert sich das Gehirn.)

Klein urteilt in seiner „Geschichte des englischen Dramas“ über diesen Auftritt: „Zabinas Wahnsinn klingt wie aus einem bereits hirnlosen Schädel. Nicht gehauen und nicht gestochen, solches Geplapper. wahnsinnloser Unsinn, wüstes, pathosleeres Gefasel; mechanisches Zungenlallen des fünften, in den letzten Zügen röchelnden Tamerlanaktes ersten Teils, abschnurrendes Räderwerk, Kett' und Feder zerrissen, schnurr, schnurr!“ Man wird ihm vom Standpunkt des Künstlers zuzustimmen geneigt sein, weil Zabina vorher uns zu wenig menschlich nahe getreten ist, als dass wir ihr Geschick anders als abstossend schauderhaft empfinden könnten. Prüfen wir aber die Worte allein auf ihre Naturwahrheit, so erscheint solch pathosleeres Gefasel, solch mechanisches Zungenlallen an diesem Orte sicher realistischer, der Wirklichkeit entsprechender, als eine pathosreiche Rede, die in der Tragödie vielleicht mehr Wirkung hervorbrächte. Zabina ist lange Zeit den höchsten Aufregungen ausgesetzt gewesen, Angst und Verzweiflung, Zorn und Hass haben ihre Seele auf das tiefste durchwühlt und ihr sicher Schlaf und Appetit geraubt. Noch ist sie nicht abgezehrt, aber ihrem Gatten kann doch angeraten werden, sie bald zu töten, so lange sie fett ist. Nach solchen beständigen Gemütsbewegungen, die noch dazu unter ganz veränderten Lebensbedingungen eingetreten sind, ist die Annahme einer schweren Gehirnerschöpfung gewiss nicht gewagt. Der letzte Schreck beim entsetzlichen Anblick des toten Gemahls löst nun plötzlich die geistige Störung aus, die sich in völliger Verwirrtheit mit lebhaften Sinnestäuschungen und blindem Bewegungsdrange ausspricht. Der Zusammenhang der Gedanken ist fast ganz aufgehoben, die Sätze werden teilweise nicht beendet, weil vorher neue Vorstellungen zum Ausdruck drängen. Sehr richtig ist hier auf der Höhe der Verwirrtheit die völlige Loslösung von der wirklichen Umgebung ausgedrückt, Zabina ist nach den Worten „ihm diesen Trank geben" nur noch ein Spielball innerer Vorgänge, die Lage, in der sie sich empfindet, wechselt beständig, sie sieht und hört die verschiedensten Dinge und folgt den damit einhergehenden Antrieben rücksichtslos, so rücksichtslos, dass sie gegen den Käfig anrennt und sich den Kopf zerschlägt. Denn hier ist offenbar von einem überlegten Selbstmord, wie bei Bajazet, nicht die Rede; die Kranke hört sich rufen und stürzt blind in der Richtung fort, in der sie den Ruf zu vernehmen meint.

Schweben denn nun aber die Vorstellungen, mögen sie von entsprechenden Sinnestäuschungen begleitet sein oder nicht, wirklich so ganz in der Luft? Ihr Zusammenhang unter einander ist aufgehoben, aber ihr Zusammenhang mit dem, was wir von der Vergangenheit der Kranken wissen, ist doch nachzuweisen. Aus den Schreckensscenen des Kriegs und der Knechtschaft, zuletzt auch aus der früheren Vergangenheit schlagen verlorene Klänge an, das entrissene Kind taucht empor, sogar die Farbe der Fahnen ist in früheren Erlebnissen begründet: Tamerlan pflegt bei einer Belagerung am ersten Tage durch weisses Gewand und weisse Fahnen Milde im Fall der Übergabe anzudeuten, am zweiten Tage kehrt er statt dessen die rote Fahne heraus als Zeichen, dass die Besatzung über die Klinge springen muss, und am dritten zeigt das tötliche Schwarz an, dass keine Seele in der Stadt verschont werden wird. Die Vorstellungen sind also deutlich auf Erinnerungen zurückzuführen, und nur das Band, das sie unter einander zusammenhält, ist uns unerkennbar. Dies dürfte aber unerlässlich sein, wenn der Dichter eine so akute Verwirrtheit überhaupt auf die Bühne bringen wollte. Dass die Zeit vom Beginn der Erkrankung bis zum Tode der Zabina so kurz ist, erleichtert dem Dichter die Treue des Bildes und dem Zuschauer den Anblick desselben.

Dass Zabina zuletzt nach ihrem Wagen ruft, erinnert an Ophelia. Sonst sind Einzelheiten für Shakespeare schon deshalb nicht brauchbar gewesen, weil eine so starke Verwirrtheit von ihm nicht dargestellt wurde.

Viel wichtiger ist für unsren Zweck „die spanische Tragödie" von Th. Kyd, weil sie Shakespeare nachweislich viel Anregung gegeben hat. Sie muss daher genauer betrachtet werden.

Hieronimo, Marschall von Spanien, wird nachts durch Hilferufe aus seinem Bett in den Garten gelockt und findet dort den Leichnam seines einzigen Sohnes Horatio durchbohrt und an einen Baum gehängt vor. Horatio hatte im Kriege gegen Portugal den Kronprinzen dieses Reichs, Balthasar, besiegt, der sich dann Lorenzo, dem Sohne des Herzogs von Castilien, gefangen gab. Horatio und Lorenzo, schon hierdurch voll Eifersucht auf einander, gerieten noch mehr in Zwist, als Horatio die Liebe der schönen Belimperia, der Schwester Lorenzo's, gewann, deren ersten Liebhaber Balthasar im Kampf getötet hatte. Zudem verliebte sich der gefangene Balthasar in Belimperia und ward von Lorenzo darin begünstigt. Als nun Horatio ein Stelldichein mit seiner geliebten Belimperia verabredet hatte, ward er dabei von Lorenzo und Balthasar mit Hilfe von zwei Dienern verräterisch ermordet.

Während Hieronimo über den gemordeten Sohn klagt, kommt seine Gattin Isabella. Nach kurzen Wechselreden, in denen Hieronimo die Gattin bittet, ihm klagen zu helfen, da er keine Seufzer und Thränen habe, und sein Bedauern ausspricht, den Thäter nicht zu kennen, da in der Rache das Herz Erleichterung fände, schwört er, nicht zu rasten, bis er Vergeltung geübt, und will durch Verstellung die Mörder ausfindig machen. In der gewöhnlichen Ausgabe redet er vorher plötzlich irre, doch ist diese Stelle von Ben Jonson später hinzugedichtet, offenbar in Nachahmung Hamlets, und kann deshalb hier nicht berücksichtigt werden.

Hieronimo: **Liebliche Rose, vor der Zeit gepflückt,
Ruhmwürd'ger Sohn, verraten, nicht besiegt,
Ich küss' dich, da das Wort der Thrän' erliegt.**

Isabella: **Die Fenster seines Sehens schliess' ich; war
Doch meine einz'ge Lust dies Augenpaar!**

Hieronimo: **Siehst du dies blutgefärbte Taschentuch?
Ich lass' es nicht von mir, bis ich gerächt.
Siehst du die Wunden hier, frisch blutend noch?
Ich lass' sie nicht ins Grab, bis ich gerächt.
Dann will aufjubeln ich in allem Leid;
Bis dahin ist mein Leben gramgeweiht.**

Isabella: **Gott ist gerecht, der Mord bleibt nicht geheim.
Zeit macht, dass Recht und Wahrheit Sieg erringen.
Zeit wird ans Licht auch diesen Frevel bringen.**

Hieronimo: **Hör' auf zu klagen, gute Isabella,
Oder verbirg es wenigstens zunächst.
So spüren wir die Ränke leichter aus
Und finden, wer dies alles that, heraus.**

Komm, Isabella, nehmen wir ihn auf
Und tragen ihn vom schnöden Mordplatz fort.
Sein Grablied sprech' ich — Sang wär' nicht am Ort.

Nachdem Hieronimo das Grablied — lateinische Hexameter — gesprochen, wird die Leiche herausgetragen. Damit schliesst der zweite Akt.

Der dritte Akt spielt anfangs in Portugal. Weiterhin wird uns Hieronimo im Selbstgespräch vorgeführt:

O Augen — nein, Springbrunnen thränenvoll!
O Leben — nein, nur Lebensschein des Tods!
O Welt — nein, Schauplatz frevelhaften Thuns,
Ganz ausgefüllt von Mord und Missethat!
O heil'ger Gott, wenn dies verruchte Werk,
Wenn dieses roh unmenschliche Vergehn,
Wenn dieser Mord, der ohne Gleichen ist,
An meinem — ach, jetzt nicht mehr meinem Sohn
Geheim hingehen soll und ungesühnt,
Wie könnt' ich als gerecht dein Thun anschau'n,
Wenn ungerecht du triffst, die dir als dem Gerechten trau'n?
Die Nacht, Vertraute meiner Klagen, quält
Mit schrecklichen Gesichten meine Seel',
Und mit den Wunden meines armen Sohns
Heischt sie von mir Erinn'rung seines Tods.
Hässliche Teufel brechen aus der Höll'
Und heften meinen Fuss auf öden Pfad
Und ängst'gen mich mit wilden Glutgedanken.
Der wolk'ge Tag verzeichnet meine Qual,
Schreibt früh schon meine Träume in sein Buch
Und treibt mich auf die Spur des Mörders fort.
Augen, Leben, Welt, Gott, Höll', Nacht und Tag
Schau'n aus nach einem Mann, einem Weg, der mag . . . . . (ein Brief fällt herab.)
Was ist das hier? ein Brief? Still! 's ist nicht so!
Ein Brief, geschrieben an Hieronimo!

Dieser Brief kommt von Belimperia und bezeichnet Balthasar und Lorenzo als Horatios Mörder. Hieronimo aber, der von Belimperias Liebe zu seinem Sohn nichts erfahren hat, ist misstrauisch und fürchtet, dass man ihn durch jenen Brief zu einer That veranlassen wolle, die ihn verderben müsse:

Schwer wog das Leben meines lieben Sohns,
Und mir gebührt's, zu rächen seinen Tod.

So wag' nicht deinen, Hieronimo,
Nein, lebe, auszuführen deinen Plan!
Drum will ich sehn, was für Umstände ich
Erspähn kann zur Bestät'gung dieses Briefs.

Ähnlich wie Hamlet, macht sich Hieronimo dem Mörder verdächtig weil er trotz bestem Vorsatz sein Innres nicht verbergen kann. Um sicher zu gehen, stiftet Lorenzo, der ausser seinem Freunde Balthasar ja noch zwei Diener zu Mitwissern und Helfern des Mordes hat, den einen dieser Diener zur Ermordung des andren an. Dies gelingt, aber der Mörder wird bei der That überrascht und vor den Richterstuhl Hieronimos gebracht. Dieser will strenge Gerechtigkeit üben, obwohl er weder bei den Menschen noch bei Gott für sich selbst Gerechtigkeit finden könne, und verurteilt den Diener zum Tode. Da derselbe, einer Lüge Lorenzos vertrauend, bis zum letzten Augenblick auf Begnadigung hofft, bekennt er sich frech zum letzten Morde, verrät aber nichts von der Ermordung Horatios.

Hierauf hören wir ein neues Selbstgespräch Hieronimos:

Wo soll ich hin, des Wehs mich zu entladen,
Das, auf der Erde lastend, sie erschöpft,
Und meiner Klagen um den toten Sohn,
Die, endlos ausgehaucht, die Luft beschweren?
Der Sturmwind hat, im Bund mit meinem Wort,
Auf meinen Klageschrei den Wald entblättert,
Die Wiesen ihres grünen Schmucks beraubt,
Berge mit meiner Thränenflut entwurzelt
Und losgesprengt der Hölle eh'rnes Thor.
Und doch wird meine Seele stets gequält
Von Seufzern und ruhloser Leidenschaft,
Die auf sich schwingt und, schwebend in der Luft,
An des gestirnten Himmels Fenster klopft,
Mahnend an Rache und Gerechtigkeit.
Doch diese wohnen in so stolzen Höh'n,
Dass ich, von diamant'ner Wand gehemmt,
Nicht kann erreichen die ersehnte Stufe,
Vergebens klage nnd vergebens rufe.

Jetzt aber erlangt er Gewissheit; der Henker kommt und überreicht ihm einen Brief, den er bei dem hingerichteten Diener gefunden. Aus diesem Briefe geht hervor, dass Lorenzo, Prinz Balthasar und der gehenkte Diener Horatio gemordet haben. Die Klage, in die Hieronimo ausbricht, endet mit folgenden Zeilen:

Weshalb vergeud' ich unfruchtbare Worte,
Da meinem Weh nur Blut genugthun kann?
Zu meinem König will ich gehn und klagen,
Durch seinen Hof schrein um Gerechtigkeit,
Mit meinen alten Knie'n die Stein' ermüdend.
Siegt nicht durch Bitten die gerechte Sache,
Einförmig töne dann mein Ruf nach Rache!

Der Beginn des vierten Aktes bringt eine Überraschung, indem Isabella wahnsinnig wird. Sie tritt mit ihrer Dienerin auf.

Isabella: Ihr sagt, dass dieses Kraut dem Auge hilft
Und dies dem Kopf — ach, keines hilft dem Herzen!
Nein, für mein Leid giebt's keine Medizin,
Kein Mittel stellt die Toten wieder her! (sie wird wahnsinnig.)
Horatio, o wo ist Horatio?

Dienerin: Ach, gute Herrin, schreckt doch nicht so wild
Empor um euren Sohn Horatio!
Der schläft in Ruhe auf Elysiums Feld.

Isabella: Gab ich euch Kleider nicht und schöne Sachen,
Kauft' euch 'ne Pfeife und 'nen Peitschenstiel,
Dass ihr mich rächt an ihrer Schurkerei?

Dienerin: Die Stimmung thut mir in der Seele weh.

Isabella: Der Seele? arme Seele — ja, du sprichst
Und weisst's nicht — meine Seel' hat Silberschwingen,
Die tragen mich empor zum höchsten Himmel,
Zum Himmel, dort sitzt mein Horatio,
Umringt von Scharen feuriger Cherubim;
Die tanzen um die frisch geheilten Wunden
Und singen süsse Himmelsmelodie'n,
Mit seltnem Wohlklang den Unschuld'gen grüssend,
Der starb, ja starb, ein Spiegel unsrer Zeit.
Doch sag', wo find' ich sie, die Mörder, welche
Horatio schlugen? Wohin soll ich gehn,
Die Mörder meines Sohnes zu erspähn? (Sie gehen ab).

Nach einigen Scenen, die sich mit Belimperia beschäftigen, sehen wir Hieronimo mit zwei portugiesischen Wandrern zusammentreffen. Ein längeres Selbstgespräch, das mit den Portugiesen gar nichts zu thun hat, sondern zunächst über den Wert eines Sohnes im Vergleich zu dem eines viel nützlicheren Kalbes oder Ferkels handelt, aber dann zu dem Schlusse kommt, Horatio habe nicht, wie andre Söhne, seinen Eltern vorzeitig graue Haare gemacht, sondern sei ihr Trost und ihre Freude gewesen, ist von Ben Jonson eingeschoben. Alsdann erkundigen sich die Portugiesen nach dem nächsten Wege zum Schlosse des Herzogs von Castilien, und ob dessen Sohn Lorenzo daselbst anwesend sei.

Hieronimo: Lasst das, weit besser sprächen wir von andrem;
Doch drängt's euch wirklich so, den Weg zu ihm
Zu wissen und den Ort, wo er zu finden,
Dann horcht, auf dass ich euren Zweifel löse.
Zu eurer linken Seite liegt ein Pfad,
Der führt von einem schuldigen Gewissen
Zu einem Wald von Furcht und Misstraun. Trüb'
Ist jener Ort und voll Gefahr; ihr trefft
Dort melancholische Gedanken an:
Wofern ihr deren Elend euch vertraut,
So kommt ihr zur Verzweiflung und zum Tod.
Und wenn ihr deren fels'ge Klippen schaut
In einem ries'gen Thale ew'ger Nacht,
Das, von der Missethat der Welt erwärmt,
Abscheulich schmutz'ge Dünste aufwärts schickt:
Nicht weit von da, wo Mörder sich ein Haus
Für ihre schnöden Seelen aufgeführt,
Dort steht ein eh'rner Kessel, den im Grimm
Zeus über Schwefelflammen festgemacht,
Drin werdet ihr Lorenzo finden, badend
In siedendem Blei und in unschuld'gem Blut.

In das Lachen der Portugiesen, die ihn für wahnsinnig oder für altersschwach halten, stimmt Hieronimo ein und entfernt sich dann, tritt jedoch sofort in der nächsten Scene wieder auf, einen Dolch in der einen, einen Strick in der andren Hand. Aber er beschliesst, beide nicht zu brauchen,

Denn wenn ich mich aufhänge oder töte,
Lasst sehn, wer rächte dann Horatios Tod?

Den König, der mit seinem Gefolge vorüberkommt und ein längeres Gespräch mit dem portugiesischen Gesandten über die Verbindung seiner Nichte Belimperia mit dem portugiesischen Thronfolger Balthasar hat, unterbricht Hieronimo mehrmals mit dem Ruf um Gerechtigkeit, wird aber von jenem nicht verstanden. Da gräbt er mit seinem Dolche die Erde auf:

Der Erde Eingeweide reiss' ich auf
Und schiff' hinüber nach Elysium,
Hol' meinen Sohn und zeige seine Wunden.
Steht fern! aus meinem Dolche mach' ich eine Spitzaxt,

Und hier geb' ich zurück mein Marschallamt,
Weil ich die Höllenteufel gegen euch
Als Marschall führen will zum Rachewerk.

Der König sieht nun, dass Hieronimo wahnsinnig ist, möchte ihm aber sein Amt lassen, um seine Melancholie nicht zu vermehren.

Aus einem Gespräche, das Hieronimos Fackelträger führen, erfahren wir, dass er bisweilen bei der Mahlzeit spricht, als ob Horatio bei ihm stände,

Dann springt er auf in Wut, fällt auf die Erde
Und schreit: „Horatio! wo ist mein Horatio?"
So dass vor schlimmem Gram und scharfem Kummer
Vom Mann in ihm kein Zoll mehr übrig ist.

Hieronimo tritt dazu:

Ich späh durch jeden Spalt in jeder Wand,
Auf jeden Baum seh' ich, in jeden Busch,
Schlag' auf die Sträucher, stampf' Grossmutter Erde,
Tauche ins Wasser, blick hinauf zum Himmel —
Und seh' doch meinen Sohn Horatio nicht.

Er hält die Fackelträger zunächst für Gespenster und leugnet dann, sie herbestellt zu haben, sie sollten lieber zur Mittagszeit leuchten, denn

die Nacht ist eine Mörderin,
Die ihre Frevel nicht gern sehen lässt;
Und dort die bleiche Hecate, der Mond,
Giebt seine Zustimmung zu dunkler That,
Und alle Sterne, die ihr Antlitz schaun,
Sind ihres Ärmels, ihrer Schleppe Schmuck,
Selbst die als mächtig, göttlich sonst gegolten,
Tauchen in Dunkel, wenn sie wirken sollten.

Dann will Hieronimo beweisen, dass dies nicht irre Reden sind: hätte der Mond auf Horatios Antlitz geschienen, so hätte der Mörder die Waffe fallen lassen und nur die Erde verwundet. Hierauf kommt Isabella, die wieder ganz vernünftig spricht; ein Maler wird gemeldet und von Hieronimo angenommen. Jener bittet um Gerechtigkeit, sein einziger Sohn sei ihm gemordet. Da heisst Hieronimo Frau und Diener sich zurückziehen; er und der Maler wollen im Garten auf und abgehen gleich zwei ihrer Jungen beraubten Löwinnen.

Hieronimo: Komm, lass uns jetzt klug reden. Ward dein Sohn ermordet?

Maler: Ja, Herr.

Hieronimo: Auch der meinige.
Wie nahmst du's auf? Bist du nicht manchmal toll?
Kommt dir nicht etwas, was das Auge täuscht?
Maler: Gebieter, ja.

Nun beauftragt Hieronimo den Maler, ihn erst im Glück, mit seinem Weibe und Horatio vereint, zu malen, dann diesen Baum und einen Schmerzensschrei und einen Jüngling, durchbohrt und an den Baum gehängt, dazu Mörder mit roten Judasbärten und Lärm und ihn selbst, Hieronimo, im Hemd herausstürzend. So geht der unmögliche Auftrag noch lange weiter, indem Hieronimo die Entdeckung der Leiche schildert.

Hieronimo: Da kannst du ein Leid darstellen, da kannst du ein Leid darstellen,
Mal mich wie den alten Priam von Troja,
Schreiend: das Haus brennt, das Haus brennt —,
Und die Fackel ob meinem Haupt. Lass mich fluchen,
Rasen und schreien, wahnsinnig sein,
Dann wieder wohl sein, der Hölle bald fluchen,
Bald sie anrufen, und endlich lass mich
Ohne Empfindung (in a trance), und so fort!
Maler: Ist dies das Ende?
Hieronimo: O nein, kein Ende. Das Ende ist Tod und Wahnsinn.
Ich bin nie wohler, als wenn ich toll,
Dann denk' ich, ich bin ein stattlicher Bursch,
Dann thu ich Wunder, doch die Vernunft hintergeht mich,
Und das ist die Qual, und das ist die Hölle!
Zuletzt, Herr, bring mir einen der Mörder,
Und hätte er Hektors Stärke, so wollt' ich
Auf und herab ihn zerren und schleppen.
(Er treibt den Maler mit Schlägen fort und kommt dann wieder, ein Buch in der Hand).
„Vindicta mihi (die Rache ist mein)"
Ja, Gott wird rächen jede Schlechtigkeit
Und wird nicht dulden ungerechten Mord.
Drum, Hieronimo, harre seines Willens,
Denn Menschen können ihm die Zeit nicht weisen.

— — — — — — — —

In meiner Unruh will ich ruhig sein
Und Frieden heucheln, da ich friedlos bin,
Dem Anschein nach nicht kennen ihre Frevel,
Dass mein unschuld'ges Thun sie glauben lässt,
Ich liesse, weil nichts ahnend, alles gehn.

— — — — — — — —

Auch kann's nicht helfen, wollt' ich ihnen drohn,
Die, wie der Wintersturm auf ebener Flur,
Mich niederwürfen mit der Hoheit Macht.
Nein, Hieronimo, Beobachtung
Musst du dem Aug' gebieten, deiner Zunge
Milderes Wort, als dein Empfinden giebt,
Geduld dem Herzen, Ruhe deiner Hand,
Dem Hute art'gen Gruss, Beugung dem Knie,
Bis dass du kennst der Rache Wann, Wo, Wie.

Einige Bürger stören ihn in seinen Betrachtungen, die ihn zu ihrem Anwalt in gerichtlichen Händeln machen wollen. Von dreien lässt er sich ohne weiteres ihre Papiere einhändigen, aber der vierte, ein alter Mann, fesselt seine ganze Aufmerksamkeit, da er Klage erhebt wegen Ermordung seines einzigen Sohnes.

Hieronimo: Sieh her und schäm dich, Hieronimo;
Sieh, dieser Vater hier liebt seinen Sohn,
Vernimm die Trauerklage und den Gram,
Die er vorbringt um seines Sohnes Tod.
Wenn Liebe so in niedren Dingen wirkt,
Wenn Liebe so geringren Sinn entflammt,
Wenn Lieb' so stark sich zeigt in armem Stand —
Hieronimo, es stürzt die zorn'ge See,
Von Wind und Flut erregt, die obren Wogen,
Dass sie die Wellenrichtung halten, während
Der Unterstrom arbeitet in der Tiefe —:
Schämst du dich dann nicht, Hieronimo,
Horatios süsse Rache zu versäumen?
Weilt hier auf Erden nicht Gerechtigkeit,
Will ich zur Hölle und in meinem Leid
Gleich Herkules an Pluto's Höllenthor
Anklopfen und von Furien und Hexen
Gewaltsam eine Quälerschar mir werben,
Lorenzo und den übrigen zur Pein.
Doch dass mir der dreiköpf'ge Wächter nicht
Die Fahrt verwehre nach dem schlamm'gen Strand,
So stelle du den thracischen Sänger vor:
Komm, alter Vater, sei mein Orpheus du.
Und wenn du nicht die Harfe spielen kannst,
Dann lass ertönen deines Herzens Gram,
Bis wir's erreichen, dass Proserpina
Rache gewährt an meines Sohnes Mördern.
So will ich sie zerreissen, so zerpflücken,
Mit meinen Zähnen Glied um Glied zerstücken.

Damit zerreisst er die ihm übergebenen Papiere. Alle stürzen auf ihn los und machen ihm Vorwürfe; dem einen, der klagt:

O weh, mein Pachtvertrag, er gilt 10 Pfund,
Und ihr, mein Herr, ihr habt ihn mir zerrissen!

erwidert Hieronimo:

Unmöglich. Niemals hab' ich ihn verwundet;
Zeig mir 'nen Tropfen Bluts, der ihm entfiel.
Wie kannst du sagen, dass ich ihn erschlug?
Still! Nein, lauft nach, erhascht mich, wenn ihr könnt!

Alle laufen fort: nur der alte Mann bleibt zurück. Zu ihm gesellt sich dann wieder Hieronimo und starrt ihm ins Gesicht.

Hieronimo: Kamst aus der Tiefe du, Horatio,
Gerechtigkeit zu fordern hier auf Erden,
Mir zuzurufen, dass du ungerächt,
Mehr Thränen zu entlocken deiner Mutter,
Die, stets wehklagend, sich fast blind geweint?
Sohn, geh zurück zu Aeacus, klag' ihm!
Hier giebts kein Recht, verbannt ist von der Erde
Gerechtigkeit, drum geh, mein lieber Sohn!
Hieronimo wird dein Begleiter sein,
Und deine Mutter schreit um Rache wider
Die Mörder zum gerechten Radamant.

Greis: Ach, Herr, was ist der wirren Rede Grund?

Hieronimo: Lasst mich doch nur anschauen meinen Sohn!
Wie bist verwandelt du im Todesschatten?
Gab mitleidlos Proserpina es zu,
Dass deiner Jugend rosenfarbner Lenz
In welken Winter so dahingeschrumpft?
Horatio, du bist älter als dein Vater;
Grausam Geschick, das Schönheit so zerstört!

Greis: Ach, Herr, ich bin nicht euer junger Sohn.

Hieronimo: Was, nicht mein Sohn? Dann bist du eine Furie,
Gesandt vom leeren Reich der schwarzen Nacht,
Mich vor den Richterstuhl des grimmen Minos
Und des gerechten Radamant zu laden,
Dass sie mich strafen, weil ich träge bin
Und für Horatios Tod nicht Rache suche.

Greis: Ich bin ein schwerbedrückter Mann, kein Geist,
Und kam um Recht für meines Sohnes Mord.

Hieronimo: Ja, jetzt erkenn' ich dich, da deinen Sohn
Du nennst, du meines Grams lebend'ges Bild;

Mein Leid kann ich in deinem Antlitz sehn:
Von Thränen klebt dein Aug', die Wang' ist blass,
Die Stirn verstört, und deine Lippen murmeln
Jäh' abgebroch'ne Klagen, deine Brust
Atmet gezwungen stürmische Seufzer aus,
Und all dies Leid steigt auf für deinen Sohn,
Und gleiches Leid fühl' ich für meinen Sohn.
Komm, alter Mann, hinein zu meinem Weib,
Nimm meinen Arm; ich stütze dich, du mich.
Du, ich und sie, wir singen dann ein Lied,
Dreistimmig, doch aus Missklang ganz gebildet.
Sprich nicht von Stricken, geh'n wir lieber fort —
Mit einem Strick geschah Horatios Mord.

Inzwischen wird Belimperia trotz ihrem Widerstreben mit Balthasar verlobt, und der Herzog von Castilien versöhnt seinen Sohn Lorenzo mit Hieronimo, was dieser sich scheinbar unter Zögern gefallen lässt.

Der fünfte Akt beginnt mit scharfen Vorwürfen, die Belimperia gegen Hieronimo richtet, weil dieser nicht zur Rache schreite. Sie selbst wolle den Geliebten rächen, wenn dessen Vater sich zur That nicht aufraffen könne. Hieronimo überzeugt sie von seinem Rachevorsatz und verspricht, ihr bald einen festen Plan mitzuteilen. Ihr Gespräch wird von Balthasar und Lorenzo gestört, die Hieronimo bitten, seine bewährte Geschicklichkeit in Hofbelustigungen auch jetzt zu bewähren und zu Ehren des portugiesischen Königs eine Schaustellung zu veranstalten. Hieronimo willigt ein. Er habe in seiner Jugend als Student in Toledo eine Tragödie verfertigt, die zu diesem Zwecke sehr passend sei. Balthasar und Lorenzo, er selbst und Belimperia sollen darin auftreten. Er verteilt gleich die Rollen, beschwichtigt die Bedenken Balthasars und Lorenzos und schlägt vor, um mehr Abwechslung in die Vorstellung zu bringen, solle der eine seine Rolle lateinisch, der andre italienisch, er selbst griechisch und Belimperia französisch sprechen. Die Herren gehen auch hierauf ein, entschlossen, seinen Launen zu schmeicheln.

Hierauf tritt Isabella mit einem Dolche auf.

Isabella: Sagt mir nicht mehr: o schnöde Mörder! Bringt
Den König weder Liebe noch Erbarmen
Zu thät'gem Mitleid und Gerechtigkeit,
So will ich Rache nehmen an dem Ort,
Wo man gemordet meinen lieben Sohn (sie fällt den Baum).
Herab die Zweige, die verhassten Äste
Dieses unsel'gen schnöden Fichtenbaums,

Herunter! Isabella, reiss' sie ab!
Verbrenn' die Wurzeln, draus der Stamm entsprang!
Ich lasse weder Wurzeln, Stamm noch Stiel,
Nicht Ast noch Zweig noch Blatt und Blüte stehn,
Nein, nicht ein Kraut in diesem Gartenfleck —
Verfluchte Rotte, schuld an meiner Pein!
Unfruchtbar stets soll dieser Garten sein,
Dürr sei das Land, und der sei segenlos,
Der etwa neu es zu bepflanzen denkt!
Ostwind, mit gift'gem Dunst geschwängert, mache
Die Pflanzen und die jungen Bäume welk,
Von Schlangen sei fortan das Land durchseucht,
Der Wandrer stehe fern, Ansteckung fürchtend,
Und spreche, scheu herblickend auf den Ort:
Hierselbst starb Isabellas Sohn durch Mord!
Hier starb er, ja, und hier umarm' ich ihn.
Sieh, Rache ruft sein blut'ger Geist herab
Auf die, die rächen sollte seinen Tod.
Hieronimo, eil', deinen Sohn zu sehn!
Mich lud des Grams Verzweiflung her, zu hören
Die Rede meines Sohns vor Radamant.
Komm schnell, Hieronimo, dich zu entschuld'gen,
Dass du so lässig deren Tod betriebst,
Die, grimmig hassend, ihn vom Leben schieden.
Ach, sie zu töten schiebst du auf,
Vergiebst den Mördern deines edlen Sohns,
Und ich nur mühe mich — zu keinem Zweck!
Und wie der Baum hier keine Frucht mehr trägt,
Weil ich ihm fluchte: sei mein Leib verflucht,
Und dieser Dolch durchbohre meine Brust,
Die Unglücksbrust, die meinen Sohn genährt!

Damit durchbohrt sich Isabella. Wir sehen dann Hieronimo bei den Vorbereitungen zum Schauspiel. Er feuert sich an:

Erinn're dich, Hieronimo,
Nimm deinen Witz zusammen, denk' der Kränkung,
Die durch des Sohns Ermordung du erlittst,
Der jüngsten, nicht geringsten, auch, wie sie,
Die seine Mutter und mein teures Weib,
Für ihn ganz Weh geworden, sich erschlug:
Ziemt's, Hieronimo, sich nun, zu rächen?
Der Anschlag ist gemacht zu grauser Rache;
Auf denn, Hieronimo, führ aus die Rache,
Denn nichts fehlt, als allein die That der Rache.

Der König und sein Gefolge tritt ein, und es beginnt die Vorstellung, die übrigens in englischer Sprache vor sich geht, obwohl nachher auf die fremden darin gebrauchten Sprachen Bezug genommen wird. Das Trauerspiel bringt es mit sich, dass Hieronimo den Lorenzo und Belimperia erst den Balthasar und dann sich ersticht. Das Spiel verwandelt sich aber in Ernst, indem wirkliche Dolche gebraucht werden, so dass am Schlusse drei Leichen daliegen. Die Zuschauer freuen sich über das natürliche Spiel, bis Hieronimo in längerer Rede die Wirklichkeit enthüllt. Er zeigt die Leiche Horatios und dessen blutiges Taschentuch vor, indem er die Väter der Gemordeten an den Schmerz erinnert, den er selbst in gleicher Weise empfunden. Sein langer Bericht über das Vorgefallene schliesst folgendermassen:

Und, Prinzen, jetzt seht Hieronimo,
Autor und Spieler in dem Trauerspiel:
Er trägt sein letztes Schicksal in der Hand
Und wird so herzhaft, wie die andren Spieler
Vor ihm, das Ende seiner Rolle spielen.
Und Herrn, so schliesse ich mein Stück;
Fragt nicht! zu sagen blieb mir nichts zurück.

Hier läuft er fort, um sich aufzuhängen, wird aber daran gehindert. Auf die Frage, weshalb er die abscheuliche That gethan, stellt er die Gegenfrage, ob seine Opfer auch sicher tot seien, und als dies bejaht wird, ruft er:

Schön, dann ist's gleich. Kommt, lasst uns Freunde sein
Und unsre Köpfe zusammenlegen,
Der brave Strick hier wird sie alle halten!

Da der König von Portugal sich wundert, wie sorglos Hieronimo sei, fährt dieser fort:

Sorglos? Was wunderst du dich drüber?
Ich sag' dir, König, heute schaut' ich Rache
Und ward in dieser Schau ein stolzrer Fürst,
Als jemals unter Spaniens Krone sass.
Hätt' soviel Leben ich, als Sterne sind,
Und ständen mir gleich viele Himmel offen,
Ich gäb' sie all' und meine Seel' dazu,
Dass ich in diesem See von Blut dich säh!

Der König ruft nach Folterwerkzeugen. Hieronimo fällt ein:

Ja, holt sie nur! Inzwischen foltr' ich euch!
Du hatt'st 'nen Sohn, nicht wahr? und dieser Sohn

War deiner Tochter zugesprochen, war's nicht so?
Du hattest auch 'nen Sohn, des Königs Neffen,
Stolz und verschlagen. Lebt' er noch, er wär'
Wohl gar vielleicht auf Spaniens Thron gelangt,
So war es doch? — und ich hab' ihn getötet.
Seht ihr, dies ist die Hand, die hat durchbohrt
Sein Herz — hier diese Hand, seht ihr? —
Für einen Jüngling, wenn ihr ihn gekannt,
Horatio, den man aufgehängt in seines Vaters Garten,
Einen, der euren (zum König von Portugal) tapfren Sohn bezwang,
Wenn auch eu'r (zum Herzog von Castilien) tapfrer Sohn ihn nahm gefangen.

Dann beisst er sich die Zunge ab, und als man ihn zwingen will, weitere Enthüllungen zu machen, und ihm zu diesem Zweck eine Feder in die Hand giebt, bittet er durch Zeichen um ein Messer, dieselbe zu spitzen. Mit dem Messer durchbohrt er den Herzog und sich selbst. Unter einem Trauermarsch schliesst das Stück.

Diese wunderbare Tragödie wird dadurch noch wunderbarer, dass der erste Liebhaber der Belimperia, der im Kampfe mit den Portugiesen erschlagen wurde, als Geist in Gesellschaft der „Rache" der ganzen Handlung zuschaut. Der Geist soll nemlich sehen, wie er auf Erden an seinen Feinden gerächt wird. Nach jedem Akt wendet er sich ungeduldig an die Rache, diese aber bedeutet ihn stets, er solle nur das Ende abwarten, die Vergeltung werde schon kommen. Zuletzt ist er denn auch sehr befriedigt und will seine toten Freunde in die Wonnen Elysiums einführen, die toten Feinde aber empfiehlt er der Rache zu weiterer Qual.

Wie vorher die Wahnsinnsscene im Tamerlan, so muss ich auch die „spanische Tragödie" gegen die sehr absprechenden Ausführungen J. L. Kleins in Schutz nehmen. Hieronimo wird ganz plötzlich durch die Ermordung seines Sohns aus Glück in Verzweiflung versetzt. Er schwört, Vergeltung zu üben, aber die Mörder sind unbekannt, nur Verstellung kann zu ihrer Entdeckung führen. Schreckliche Gesichte in der Nacht quälen und ängstigen ihn, aber die gewünschte Rache ist zunächst unmöglich, da die Thäter verborgen sind. Belimperias Brief bringt ihm keine Gewissheit, da er von ihrer Liebe zu seinem Sohne nichts weiss, er fürchtet, dass seine Gegner ihm damit eine Falle stellen. Im geheimen will er Bestätigung suchen, aber unfähig, sich zu beherrschen, verrät er sich dem Anstifter der That, der die beiden Diener, die Mitwisser des Mords, aus dem Wege räumt. Trotzdem wird

Hieronimo durch den Brief des einen Dieners gewiss, dass Belimperias Brief seinem Rachedurst den richtigen Weg wies, und will nun vom König Gerechtigkeit fordern.

Soweit sind Hieronimos seelische Zustände deutlich, er steht auf der Grenze geistiger Gesundheit und Krankheit. Selbstmordanwandlungen beschwichtigt er mit dem Hinweis darauf, dass von seinem Leben der Vollzug der Rache abhänge. In halbklarem Zustande sehen wir ihn vom König Gerechtigkeit fordern und, da dies nicht gelingt, in ohnmächtigem Zorne die Erde mit seinem Dolche aufgraben, um seinen wundenbedeckten Sohn als Zeugen für seine Sache heraufzuholen. Das beständige Denken an seinen toten Sohn bewirkt, dass er bald zu ihm spricht, bald vergebens nach ihm ausspäht. Er überlässt sich eben ohne Widerstand den in ihm aufsteigenden Vorstellungen so lange, bis ihm die Gelegenheit zur Rache geboten wird, und bisweilen sehen wir diese Hingabe an die rein innerlich begründeten Vorstellungen in wirkliche Ausbrüche krankhafter Erregung übergehen, in denen ein Zurechtfinden in der Aussenwelt nicht mehr möglich erscheint. Kann man in der Scene mit den Dienern Hieronimos Verhalten noch als bewusstes Spiel mit Gedanken auffassen, die seiner Stimmung entsprechen, so redet er sich in den Scenen mit dem Maler und den Bürgern in so krankhafte Erregung hinein, dass das Bewusstsein des Verkehrten offenbar ganz schwindet. Erst als die Möglichkeit der Rache heranrückt, tritt das Krankhafte zurück. Die Ausführung derselben und der Triumph des Gelingens zeigt die unversöhnliche Wildheit des Rächers, enthält aber keine Züge geistiger Erkrankung.

Gewiss wünschte man vieles besser ausgeführt und genauer begründet, manches ist einfach geschmacklos oder schlägt ins Lächerliche um, und namentlich der Schluss verliert durch Häufung völlig das Fürchterliche für unsren Geschmack, aber wir begreifen doch, dass die „spanische Tragödie“ das begehrteste und auch das gelesenste Stück des damaligen Londons war. Der Reiz desselben lag gewiss vorzugsweise sowohl in der eigentümlichen Art der Rache wie in dem Schwanken des Helden zwischen geistiger Klarheit und Umnachtung. Gerade dies Schwanken scheint mir gar nicht so ungeschickt ausgeführt. Hieronimo lässt, solange er nicht zur That kommen kann, seiner Phantasie so den Zügel schiessen, dass er mehrmals den Weg zur Wirklichkeit erst nach einem Ausbruch der Erregung zurückfinden kann. Es ist kein Bild einer bestimmten Form geistiger Erkrankung, sondern ähnlich wie bei Hamlet trotz den bei Hieronimo deutlicher, vielleicht zu geflissentlich hervorgehobenen Gesichtstäuschungen ein Zustand reizbarer Schwäche im Nervensystem, den man erforderlichenfalls im Grenzgebiete zwischen Geistesgesundheit und Geisteskrankheit unterbringen müsste.

In dieser Beziehung zu Hamlet liegt nun auch der Grund, weshalb ich die „spanische Tragödie“ so ausführlich behandelt habe. Schon Klein weist auf eine Reihe von Ähnlichkeiten hin. Zunächst habe „aus der Verschmelzung des Kyd'schen Doppelgespenstes, des Ghost und Revenge, zu einem Hamletgeist, die Tragik von dessen Mark und Seele durchschauerndem Racheruf sich entbinden“ können. Sodann wolle Hieronimo, gleich Hamlet, horchend spionieren, ohne zunächst zu handeln. Auch die Vorführung des Malers und des Greises, die beide einen gemordeten Sohn beklagen, zeige „die Parallelschilderung tragischer Geschicke, die Shakespeares in allen Quellen und Vorlagen forschendes Genie hier zuerst in noch kunstlosester, roher, rudimentärer Form freilich, frappierten.“ Und endlich sei die Aufführung von Hieronimos Schauspiel das „offenbare Vorbild zu Hamlets seinem.“ Ja, Klein nennt den alten Hieronimo „eine Art von Lear-Hamlet, als lächerlich missgestalte Fehlgeburt.“

In der That ist die Ähnlichkeit auffallend. Hieronimo ist gleich Hamlet sofort zur Rache entschlossen, obwohl er das ihm zugefügte Unrecht verallgemeinert und in der Welt nur einen Schauplatz frevelhaften Thuns sieht, ganz ausgefüllt von Mord und Missethat. Er hegt, als ihm die Mörder genannt werden, zunächst Zweifel an der Richtigkeit der Nachricht und will Grund, der sichrer ist. Er sieht im Bilde andrer die beschämende Mahnung, die Rache nicht zu versäumen, und schilt sich wiederholt, dass er klagt, statt zu handeln, dass er träge ist und nicht die Rache sucht; er feuert sich an durch die Frage, ob es sich nach alledem für ihn zieme, sich zu rächen. Er will Frieden heucheln, da er friedlos ist, dem Anschein nach nicht kennen ihre Frevel, dass sein unschuld'ges Thun sie glauben lässt, er liesse, weil nichts ahnend, alles gehn. Geduld und Beobachtung soll ihm helfen, da er wegen der Macht der Gegner nicht offen drohen kann. Aber er kann die Veränderung in ihm nicht verbergen und verrät sich dadurch. Auch die Art, wie Hieronimo den Dienern die Vernunft in seinen Reden nachweisen will, erinnert an Hamlets Versuch, vor der Mutter seine geistige Gesundheit klarzustellen. Sogar die zweite Erscheinung des alten Hamlet hat ein schwaches Vorbild in der spanischen Tragödie, wenn Hieronimo den Greis für seinen gemordeten Sohn hält, der aus der Tiefe komme, um an die Rache zu mahnen. Nehmen wir dann, um von dem Schauspiel im Schauspiel ganz zu schweigen, noch die vielen Monologe, in denen Hieronimo seine Gefühle ausspricht, die

Reden in Gegenwart andrer, die nicht für diese bestimmt sind und nur dem eignen Gemütszustand Rechnung tragen, die Absicht des Selbstmords, die als nicht zum Ziele führend aufgegeben wird, die lebhafte Phantasie und die über die Grenzen normaler Geistesthätigkeit und Selbstbeherrschung leicht hinausführende Erregbarkeit und Wandelbarkeit der Stimmung, so können wir gar nicht daran zweifeln, dass Shakespeare aus der spanischen Tragödie manche Züge in das glänzende Bild Hamlets hinübergenommen hat. Selbst Altvater Priamus, dessen Ermordung sich Hamlet vortragen lässt, erinnert an Hieronimos Wunsch, wie der alte Priam von Troja gemalt zu werden.

Aber freilich tritt gerade bei solcher Vergleichung die höhere und abgeklärte Kunst Shakespeares um so deutlicher zu Tage. Selbst wenn einzelne Gedanken scheinbar fast unverändert im Hamlet sich wiederfinden, ihre Wirkung ist eine andere geworden. Man vergleiche Hieronimos Abschiedswort an die Könige nach Ausführung der Rache mit Hamlets letztem Wort. Hieronimo schliesst seine Rede mit dem Satze: „ich habe nichts mehr zu sagen“ — nur des Reimes wegen übersetzte ich oben „zu sagen blieb mir nichts zurück“ —, dies erinnert deutlich an Hamlets „der Rest ist Schweigen“, aber die Veränderung des Sinnes und der Lage ist für die Wirkung entscheidend.

Ganz ebenso steht es mit der Herübernahme von Motiven und einzelnen Zügen. Der die Rache wollende, sich immer wieder dazu anspornende und erst zum Schluss anscheinend durch einen Zufall zur Ausführung gelangende Held mit seinem Schwanken zwischen gesundem und krankhaftem Wesen ist bei Shakespeare durch die grössere Folgerichtigkeit und den Reichtum des Innern, den ihm der grössere Dichter geben konnte, unsrer Teilnahme so unendlich näher gerückt, dass wir trotz mannigfacher Ähnlichkeit in Hieronimo eben nur die rohen Umrisse sehen können, aus denen der Charakter Hamlets herausgearbeitet ist.

Hieronimo ist uns gleichgiltig, bis wir im zweiten Akte seinen Schmerz um die Ermordung seines Sohnes wahrnehmen; Hamlets erstes Auftreten und seine ersten Worte fesseln uns. Die Einführung in die tragische Lage, die Entwicklung der erschütternden Begebenheiten, die Ableitung der Gemütsbewegungen des Helden aus dem gegebenen Charakter, die Einengung der Handlung auf das Notwendige, d. h. auf das, was sie klar und einleuchtend macht und sie heraushebt aus dem gewöhnlichen Verlauf der Dinge, dessen Folgerichtigkeit uns verborgen bleibt, dies macht, dass der Eindruck des Hamlet mit dem des Hieronimo nicht zu vergleichen ist, wie viele Einzelheiten auch beiden gemeinsam sind. So wächst auch das Krankhafte Hamlets viel inniger aus seinem Charakter heraus und ist genauer motiviert, als das des Hieronimo, aber wir sehen, dass auch hier kein Schaffen aus dem Nichts stattgefunden hat, sondern eine Fortentwicklung gegebener Keime.

Die Parallelschilderung tragischer Geschicke, wie Klein sich ausdrückt, zeigt die spanische Tragödie nicht nur darin, dass mehrere Väter gemordeter Söhne in Beziehung zu Hieronimo treten, sondern auch darin, dass Isabellas Wahnsinn dem schwankenden Geisteszustand ihres Gatten zur Seite gesetzt wird. Auch dies erinnert an das Verhältnis Ophelias zu Hamlet. Aber gerade hier zeigt sich der gewaltige Unterschied der beiden Dichter. Bei Kyd wird uns der Wahnsinn Isabellas einfach als Thatsache vorgeführt, später ihre Klarheit und zuletzt ihr Selbstmord in geistiger Störung ebenfalls als Thatsache; Shakespeare bringt uns den Charakter der zarten, gewissenhaften, unselbständigen Ophelia so deutlich vor Augen, dass ihr späterer Wahnsinn, obwohl dessen Entwicklung übergangen wird, uns sofort verständlich und folgerichtig erscheint.

Sehr viel schwächer ist der Zusammenhang Hieronimos mit Lear. Ich möchte ihn im Wesentlichen darauf beschränken, dass auch Hieronimo ein älterer Mann ist, der durch seelischen Schmerz und das Gefühl der Ohnmacht seinen triumphierenden Feinden gegenüber aus dem seelischen Gleichgewicht gebracht wird. Sonst kann man neben einzelnen Ausdrücken nur das Fortlaufen Hieronimos — „Still! nein, lauft nach, erhascht mich, wenn ihr könnt“ — und vielleicht die Personenverkennung heranziehen, die in der spanischen Tragödie entschieden viel wirksamer gehandhabt wird als im rasenden Roland und daher wohl den Dichter des Lear auf die dramatische Wirksamkeit dieser Krankheitserscheinung aufmerksam machen konnte.

Viel deutlicher lässt sich in Isabella, die durch den Verlust des Sohns in Wahnsinn und Selbstmord getrieben wird, eine Vorblüte der Constanze finden, wie dies bereits Klein gesehen hat. Selbst die Verfluchung des „Sündentags“, den Constanze aus der Woche ausstossen möchte, weil er durch die Verlobung Blancas mit dem Dauphin die Zukunft ihres Sohnes zerstört hat, erinnert an Isabellas Verfluchung des Gartens, in dem Horatio ermordet ist, wie denn auch Constanzes rührende Klage, dass sie ihr Kind im Himmel nicht wiedererkennen werde, weil der Sorgen Wurm ihr Knöspchen nage, an Hieronimos Worte zum vermeintlichen Horatio anklingt, dessen rosenfarbner Lenz in welken Winter so dahingeschrumpft sei. Aber gerade die Vergleichung der Constanze mit Isabella lässt wieder Shakespeares Vorzüge uns deutlicher hervortreten. Isabella wird erst durch das Unglück, das sie trifft, mit besondren Zügen ausgestattet und kann damit Teilnahme erwecken; Constanze dagegen steht von Anfang an als deutliche, sich von andren klar abhebende Gestalt vor uns, wir erleben mit ihr die Wirkung des Unglücks, dessen Wirkung auf ihren besondren Charakter uns durch die vorhergehende Darstellung desselben verständlich ist. Sobald ihre Geisteszerrüttung vollendet, ihr Loos erfüllt ist, tritt sie von der Bühne ab. Shakespeare giebt also eine eingehende Entwicklung dort, wo Kyd den blossen Thatbestand vorführt und nur ihm die rührenden Seiten abzugewinnen sucht.

c. Eigene Beobachtung.

Der Versuch, Shakespeares Darstellung krankhafter Geisteszustände auf zeitlich Gegebenes zurückzuführen und sie gleichsam entwicklungsgeschichtlich zu betrachten, hat uns nach zwei Seiten gefördert. Wir sahen, dass der Dichter sowohl die ärztlichen Ansichten seiner Zeit wie die Gestalten der damaligen Bühne eingehend benutzt hat. Und zwar möchte ich das Hauptgewicht auf die zweite Quelle legen. Die ärztliche Wissenschaft bot gewiss in Bezug auf Ursachen und Behandlung krankhafter Geisteszustände manches, was über die Schilderungen der früheren Dramatiker hinausging, dagegen fand Shakespeare bei diesen bestimmte krankhafte Züge und deren Zusammenstellung in brauchbarer Form. Sogar die Hysterica passio des Lear, so sehr sie der Anschauung der damaligen Medizin entspricht, stammt nicht unmittelbar aus einer ärztlichen Schrift, sondern aus Harsnet's Declaration of Popish Impostures, der auch Einzelheiten in Edgars gespieltem Wahnsinn entnommen sind. Dort finden sich die gleichen Bezeichnungen — Hysterica passio und moother — und zwar auch in Anwendung auf einen Mann. Als Ursache des Leidens werden Winde im Unterleib genannt, die anschwellen und eine sehr schmerzhafte Magenkolik und ausserordentlichen Kopfschwindel bewirken. Wenn aber für die Schilderung der Krankheitserscheinungen die Medizin unsrem Dichter — vielleicht abgesehen vom Schlafwandeln der Lady Macbeth — wenig Einzelheiten geben konnte, so ist ihr Einfluss auf die allgemeine Anschauung vom Wesen geistiger Störungen gewiss nicht zu unterschätzen. Gerade weil die damaligen Anschauungen hierüber verhältnismässig so einfach waren, konnte ein Gebildeter, der nicht selbst Arzt war, sich viel leichter damit vertraut machen und, wenn er ein grosser Dichter war, seine Gestalten mit ihrem Geiste erfüllen. Für die einzelnen Abweichungen vom gesunden Seelenleben wiesen dagegen die von mir angeführten Dramen Beispiele auf, deren Verwertung Shakespeare sich nicht entgehen lassen konnte.

Eine dritte Fundgrube, die wir freilich nicht in gleicher Art aufdecken können, werden wir in Shakespeares eigener Beobachtung voraussetzen. Dass Shakespeare Gelegenheit hatte, Geisteskranke zu sehen, ist zweifellos. Einmal bestand in London seit 1246 das „Hospital zur St. Maria von Bethlehem", später Bedlam genannt, das zur Pflege Geisteskranker gegründet war. Shakespeare erwähnt es im 2. Teil König Heinrich VI. (V, 1), und die Schilderung einer Irrenanstalt in einem Drama Deckers, eines jüngeren Zeitgenossen, geht offenbar auf jenes Londoner Hospital zurück, obgleich die Scene nach Italien verlegt ist. Dieser Schilderung ist zu entnehmen, dass vornehme Herren ebenso wie Landleute und Bürger sich in der Anstalt einfanden, um sich nach der Sitte der Zeit, die ja auch in Deutschland herrschte, an den Krankheitsäusserungen der Insassen zu belustigen und wohl auch milde Gaben zu spenden. Ausserdem aber zogen harmlose Geisteskranke, zum Teil solche, die aus Bedlam ungeheilt entlassen waren, in grosser Zahl als Landstreicher umher und lebten vom Betteln; oft wurden ihnen auch aus Furcht ihre Forderungen bewilligt. Anspielungen auf diese „Abrahamleute" oder „Bedlambettler" finden sich in Schriften jener Zeit öfters: Edgar im König Lear sagt von ihnen (II, 3):

Die Gegend beut Vorbild und Muster mir
An Tollhausbettlern, die mit hohler Stimme
Holzpflöcke, Nägel, Splitter, Rosmarin
In ihre nackten, tauben Arme schlagen
Und in so grausem Anblick sich in Mühlen,
Schafhürden, armen Dörfern, Meiereien,
Bald mit irrsinn'gem Fluch, bald mit Gebet,
Mitleid erzwingen.

Endlich wäre es ja auch nicht unmöglich, dass Shakespeare in Bekanntenkreisen oder als Freund von Ärzten mit Geisteskranken in Berührung kam. Ein Arzt, John Hall, heiratete im Juni 1607 Shakespeares älteste Tochter Susanna; derselbe war, wenn man seiner Grabschrift trauen darf, ein äusserst erfahrener Arzt (medicus peritissimus) und hinterliess eine später gedruckte Sammlung von Krankheitsbeobachtungen, die freilich erst mit dem Jahre 1617 beginnt und zudem in Bezug auf Geisteskrankheiten nichts Wesentliches enthält. Im Dezember 1606 fand die erste Aufführung des König Lear statt. Die Vermutung, dass

Shakespeare zur Zeit der Abfassung dieses Stücks mit einem Arzte näher befreundet war, ist demnach nicht von der Hand zu weisen. Doch ist dies unwesentlich. Die ärztlichen Anschauungen über Melancholie und im Besondren über Geisteskrankheit konnte der Dichter durch Lesen, die eigne Beobachtung Geisteskranker durch Benutzung der einem jeden gebotenen Gelegenheit auch ohne ärztliche Bekanntschaft sich verschafft haben.

Jedoch bin ich durchaus nicht der Meinung, dass Shakespeare notwendig viel Geisteskranke gesehen und studiert haben muss, und möchte vielmehr behaupten, dass das, was seine Wahnsinnsschilderungen von denen Greene's, Marlow's und Kyd's unterscheidet, sich hinlänglich aus seiner höheren allgemeinen Bildung, seiner grossen Menschenkenntnis und seiner dramatischen Veranlagung herleiten lässt, ohne dass man zur Erklärung genaue, noch dazu andauernde eigene Beobachtung anzunehmen gezwungen wäre. Wie ein grosser Dichter Anregungen verwerten und zu Eigenem umgestalten kann, sehen wir an Goethe, der neben andren hierher gehörigen Gestalten vor allem die des wahnsinnigen Gretchen im Faust geschaffen hat. Wüssten wir nicht, dass die Berührung mit Geisteskranken ihm abstossend und peinlich war, so würden wir vielleicht geneigt sein, auch hier sorgsame eigene Beobachtung vorauszusetzen, da nichts in der Schilderung Gretchens der Möglichkeit widerspricht. In diesem Falle können wir nun die Vorlage, die ihm die wesentlichen Züge lieferte, herausfinden. Es ist dies unzweifelhaft Ophelia. Goethe lässt über diese seinen Wilhelm Meister folgendermassen sprechen:

„Ihr ganzes Wesen schwebt in reifer, süsser Sinnlichkeit. Ihre Neigung zu dem Prinzen, auf dessen Hand sie Anspruch machen darf, fliesst so aus der Quelle, das gute Herz überlässt sich so ganz seinem Verlangen, dass Vater und Bruder beide fürchten, beide geradezu und unbescheiden warnen. Der Wohlstand, wie der leichte Flor auf ihrem Busen, kann die Bewegung ihres Herzens nicht verbergen, er wird vielmehr ein Verräter dieser leisen Bewegung. Ihre Einbildungskraft ist angesteckt, ihre stille Bescheidenheit atmet eine liebevolle Begierde, und sollte die bequeme Göttin Gelegenheit das Bäumchen schütteln, so würde die Frucht sogleich herabfallen.

Und nun, . . . , wenn sie sich verlassen sieht, verstossen und verschmäht, wenn in der Seele ihres wahnsinnigen Geliebten sich das Höchste zum Tiefsten umwendet, und er ihr, statt des süssen Bechers der Liebe, den bittren Kelch der Leiden hinreicht! —

Ihr Herz bricht, . . . , das ganze Gerüst ihres Daseins rückt aus den Fugen; der Tod ihres Vaters stürmt herein, und das schöne Gebäude stürzt völlig zusammen."

Im Faust ist es nicht der Tod des Vaters, sondern der Mutter, der auf Gretchen hereinstürmt, der Geliebte ist nicht wahnsinnig, aber wendet sich von ihr, so dass sie sich verlassen, verstossen und verschmäht sieht. Sie ist wie Ophelia in ihrem Unglück allein auf sich angewiesen, da sie sich ebensowenig wie jene, wenn auch aus andrem Grunde, an ihren Bruder wenden kann, und wenn ihr die Zurückweisung des Geliebten und die quälende Vorstellung, denselben dadurch in Wahnsinn gestürzt zu haben, nicht zugemutet wird, so tritt dafür die Reue ein, dass die Mutter durch sie „zur langen, langen Pein hinüberschlief." Und für die Gemütsbewegung, die Ophelia im Anblick des kranken Hamlet empfindet, hat Goethe eine mindestens gleichwirkende Krankheitsursache geschaffen, die Pein der Sünde und Schande, die ihres Fehltritts Folge ist. Denn die von ihm für Ophelia angenommene Voraussetzung, dass, wenn die bequeme Göttin Gelegenheit das Bäumchen schüttelte, die Frucht sogleich herabfallen würde, hat er in Bezug auf Gretchen aus der bedingten Form in die Wirklichkeit übertragen und damit den rein psychischen Ursachen auch eine körperliche Veranlassung zum Ausbruch der Geisteskrankheit hinzugefügt. Wie Ophelia, verschwindet Gretchen während der Krankheitsentwicklung längere Zeit aus unsrem Gesichtskreis, wir folgen Faust auf den Blocksberg, nachdem Gretchen uns die Gedanken enthüllt hat, die ihr herüber und hinüber gehen wider sie, und wir erblicken sie erst wieder, als die Geistesstörung auf der Höhe der Verwirrtheit steht. Gleich Ophelia singt sie Worte, die sie früher nicht in den Mund genommen hätte — ein Zug, den Wilhelm Meister an Ophelia anderswo besonders hervorhebt und begründet —, vermischt in ihren Reden Vergangenheit und Gegenwart, Märchen und Erlebtes, springt von einem Gedanken zum andren über; sie verkennt anfangs Faust, wie Ophelia Laertes verkennt. Hamlet wie Faust werden von dem rächenden Bruder der Geliebten angegriffen und töten denselben im Zweikampf, und um alle Zweifel zu zerstreuen, dass Goethe hier der Hamlet vorgeschwebt hat, ist das „moralische Lied", das Mephistopheles singt, um Gretchen gewisser zu betören, eine unmittelbare Nachbildung des Liedes der Ophelia vom Valentinstag, an den wiederum der Gretchens Bruder beigelegte Name Valentin anklingt.

Wodurch hat nun Goethe trotz dieser Anlehnung an gegebenes eine ganz neue Gestalt geschaffen und die volle Selbständigkeit des grossen Dichters seinem Vorbilde gegenüber gewahrt? Ausser den angeführten Änderungen, deren wichtigste die Umwandlung des möglichen Fehltritts in einen wirklichen ist, sehen wir vor allem die Heldin in eine ganz andre Umgebung gestellt. Das Verhältnis, in dem Faust zu Gretchen steht, ist schon durch den Charakter Fausts weit verschieden von dem des melancholischen Dänenprinzen zu dem Hoffräulein seiner Mutter. Hamlets Liebesbrief, der uns bekannt gegeben wird, ist im Hofton gehalten, trotz dem Hindurchbrechen innigen Gefühls von geistreichen Spitzfindigkeiten nicht frei und jedenfalls kein Zeugnis einer stürmischen Leidenschaft, die alles andre beiseite setzt, um in den Besitz der Geliebten zu gelangen. Ist doch Hamlets Seele schon verwundet durch den dreifachen Schlag, der ihn im Tode des Vaters, der Heirat der Mutter und der Vernichtung seiner Zukunftsaussicht getroffen; er stürmt nicht in unersättlicher Lebenslust in die Welt hinaus, sondern sucht aus der inneren Qual und dem Ekel vor seiner Umgebung heraus dem Herzen einen Ort des Friedens und des Vergessens und findet diese Zuflucht im reinen Gefühl erwiderter Neigung. Er könnte noch eher dem anfänglichen Faust verglichen werden, dem alle Hoffnungen zerstört sind, und der sich mit Selbstmordgedanken trägt, als dem späteren Faust, dem nicht ein Geist des Fegefeuers, sondern ein Geist der Hölle die Lebensrichtung weist. Diesem Faust steht Gretchen so wehrlos gegenüber, wie Ophelia ihrem Vater, aber wenn diese nachträglich verzweiflungsvollen Schmerz über die Folgen ihrer That empfindet, so mischt sich doch nicht die schneidende Reue hinein, die in Gretchens Wahnsinn sich zu ergreifendem Jammer und angstvollem Schauder steigert. Dieser Unterschied des Gefühlstons bringt in der Darstellung der Verwirrtheit trotz der im wesentlichen gleichen Grundzeichnung ein verändertes Bild hervor. Bei beiden machen sich Gefühlschwankungen geltend, aber bei Ophelia zwischen Sinnlichkeit und sanfter Trauer, bei Gretchen zwischen flammendster Liebe und wildester Angst, bei jener infolgedessen Schwermut und Trauer, Leid, die Hölle selbst zur Anmut und zur Artigkeit gewandelt, bei dieser neben dem Ausdruck zartester Empfindung die stärksten Töne leidenschaftlicher Erregung, die über Anmut und Artigkeit weit hinausgehen. In gleicher Weise und aus demselben Grunde ist der Wechsel der Vorstellungen, das Hineinziehen von Gehörtem und Erlebtem in die Eindrücke der Gegenwart, der Bewegungsdrang, kurz, der Grundriss der Zeichnung beiden gemeinsam und dennoch die Wirkung ganz verschieden. Goethe hat eben das Bild der Verwirrtheit, das er von seinem grossen Vorgänger übernahm, nicht in seinen zufälligen Einzelheiten nachgeahmt, sondern die Grundzüge übernommen und mit eigenem ausgefüllt. Er hat sich in das

Wesen der Krankheit, wie es sich ihm in Ophelien darbot, hineingefunden und hineingedacht und konnte deshalb der Form, die er sich zu eigen gemacht, ohne ängstliche Anlehnung einen neuen Inhalt geben.

In ähnlicher Weise könnte man sich wohl auch Shakespeares Schilderung krankhafter Geisteszustände entstanden denken. Wenn es mir auch fern liegt, bei ihm die Scheu Goethes vor persönlicher Berührung mit Geisteskranken vorauszusetzen, und ich im Gegenteil bei ihm aus den obengenannten Gründen eine verhältnismässig häufige Beobachtung solcher Kranken annehme, schlage ich den Nutzen dieses Umstandes lange nicht so hoch an, wie er andren erschienen ist. Ein Dichter muss die Zustände, die er uns im Drama vorführt, nicht selbst gesehen haben; das, was Shakespeare brauchte, um die ihm überkommenen Formen mit neuem Leben zu erfüllen, das konnte ihm keine Krankenbeobachtung liefern.

d. Anwendung auf die einzelnen Dramen.

Der erste Versuch Shakespeares, eine Seelenstörung zu zeichnen, liegt uns im Titus Andronicus vor. Alles deutet hier auf die spanische Tragödie als Vorbild hin. Der unglückliche Titus fleht die Tribunen kniefällig an, die achtlos an ihm vorübergehen, wie der König an Hieronimo. Wie dieser, findet Titus auf Erden nirgends Gerechtigkeit und will mit dem Spaten, mit dem Karst zu der tiefsten Erde Kern vordringen —

> Dann, wenn ihr kommt in Plutos Region,
> Ich bitt' euch, reicht ihm diese Bittschrift ein,
> Sagt ihm, Gerechtigkeit und Hilfe fehlen,
> Und dass euch sandte Greis Andronicus.

Überhaupt giebt Titus wie Hieronimo seinen Einfällen ohne Wahl und Überlegung nach und gefällt sich namentlich in breiter Ausführung von Wanderungen in Himmel und Hölle und Botschaften an die Götter. Sobald aber die Möglichkeit der Rache herannaht, weiss er geschickt und mit zweckmässiger List zu handeln. Auch die Verkleidung der Kaiserin und ihrer Söhne, durch die der feindliche Titus verhöhnt werden soll, erinnert an den Versuch Lorenzos in der spanischen Tragödie, den erzürnten Hieronimo durch den Vorschlag eines Maskenscherzes und das Eingehen in die tollsten Launen zu besänftigen. Wie Hieronimo benutzt Titus dies Entgegenkommen zur blutigen Ausführung der Rache. Und die störende Rede des Marcus am Schlusse, die das, was wir gesehen haben, dem römischen Volke klar legt, entspricht der ausführlichen Darlegung des Hieronimo nach dem Vollzug der Rache, wodurch die Zuschauer seines Trauerspiels von dem unterrichtet werden, was die Zuschauer der spanischen Tragödie schon einmal erlebt haben.

Man kann nicht sagen, dass Shakespeare im Titus Andronicus in genauerer Begründung und in der Offenbarung eines inneren Zusammenhanges die spanische Tragödie übertroffen hat. Damals schwebte ihm offenbar eine andre Wirkung des Dramas vor: in der Häufung des Grausigen hat er seinen Meister noch weit hinter sich gelassen und es dabei besser verstanden, das Überschlagen des Fürchterlichen in das Lächerliche zu vermeiden.

Die nächste Schilderung eines krankhaften Geisteszustandes findet sich im zweiten Teile König Heinrichs VI. (III, 3) und betrifft den Kardinal Beaufort. Es sind Fieberphantasien in einer tötlichen Krankheit, die uns vorgeführt werden. Wir hören:

Kardinal Beaufort lieg' in letzten Zügen.
Denn jählings überfiel ihn schwere Krankheit,
So dass er keucht und starrt und schnappt nach Luft,
Gott lästernd und der Erde Kindern fluchend.
Bald spricht er, als ob Herzog Humphreys Geist
Zur Seit' ihm stände, ruft den König bald,
Und flüstert in sein Kissen, wie an ihn,
Der schwerbeladnen Seele Heimlichkeiten.

Der König eilt zu dem Sterbenden, aber dieser hält ihn für den Tod und verspricht ihm Englands Schätze, wenn er ihn ohne Pein leben lasse, glaubt dann, der König wolle ihn verhören, und will sich von der auf seinem Gewissen lastenden Mordthat reinigen; hierauf verspricht er zu bekennen, um nicht länger gefoltert zu werden, sieht den gemordeten Gloster vor sich und fleht um Gift. In dieser Qual stirbt er.

Das neue, was Shakespeare in dieser Krankheitsdarstellung bringt, liegt nicht auf ärztlichem Gebiete. Ideenflucht, Personenverkennung, Sinnestäuschungen und flüchtige Wahnideen, kurz, die krankhafte Entfesselung einer sich überlassenen Einbildungskraft, sehen wir auch von Shakespeares Vorgängern, namentlich von Kyd, in ähnlicher Weise vorgeführt. Dagegen ist die Einheit der Stimmung, die durch Zurückführung der Affekte und Vorstellungen auf die Reue um den Tod Glosters bewirkt wird, und die in der plötzlichen Erkrankung gleichsam ein Gottesurteil sehen lässt, Shakespeares ausschliessliches Eigentum.

Die Geistesstörung der Constanze im „König Johann“ ist schon im Anschluss an Kyds spanische Tragödie behandelt worden. Der Fortschritt liegt hier in der psychologischen Entwickelung der Krankheit aus dem Charakter der Constanze heraus, die sich ebenso leidenschaftlich und rücksichtslos, wie früher dem ehrgeizigen Streben nach Erhöhung ihres Sohns, jetzt dem Schmerze um dessen Verlust hingiebt und in dieser Verzweiflung das seelische Gleichgewicht verliert.

In der zeitlichen Reihenfolge der Stücke treffen wir sodann die nächste krankhafte Veränderung der Geistesthätigkeit im Hamlet an. Dessen Spur haben wir gleichfalls bis zur spanischen Tragödie zurückverfolgen können. Als das wesentliche, was Shakespeare aus seinem eigenen dazugab, haben wir auch im Hamlet die klare Entwicklung des Leidens erkannt. Die Anlage und folgerichtige Durchführung des Charakters uns so deutlich vor Augen zu führen, dass wir die seelische Veränderung nicht einfach als Thatsache in uns aufzunehmen haben, sondern sie glaubhaft gleichsam vor unsren Augen entstehen sehen, das erkennen wir als Shakespeares Art und Eigentümlichkeit. Und nicht nur bei Hamlet selbst, sondern auch bei Ophelia hat er diese Wirkung erreicht, obwohl Ophelia gerade in der Zeit uns entschwindet, wo die Entwicklung ihres Wahnsinns sich vollzieht. Ihr Wesen war eben unsrer Erinnerung so klar und tief eingeprägt, dass wir die Fäden ergänzen können, die von der früheren in die spätere Zeit hinüberlaufen, und dass ihre Krankheit uns in ihrer Charakteranlage und ihrem Schicksal sofort begründet erscheint. Bei Hamlet glaube ich aber auch deutlich den Einfluss wissenschaftlicher Anschauung auf Shakespeares Charakterzeichnung zu entdecken, wofür die älteren Stücke keine Belege lieferten, und verweise hierfür auf die früheren Darlegungen.

Dies gilt in gleichem Masse für Lear. Aber hier treffen wir etwas neues an, was wenigstens in dieser Weise bisher nicht dargestellt worden war, und was die damalige Wissenschaft höchstens andeutungsweise geben konnte, ich meine die allmähliche Steigerung und dann den Nachlass der Verwirrtheit. Bei Hamlet ist vom zweiten Akte an eine Änderung der Krankheitshöhe nicht wahrzunehmen, die vielen Schwankungen der Stimmung und Leistungsfähigkeit bleiben bis zum Schlusse bestehen, und nicht in einer Wandlung des Leidens, sondern in einer Wandlung der Stellung Hamlets zu dem gegebenen Leiden besteht der seelische Fortschritt, den nach dieser Richtung die folgenden Akte bringen. Er erkennt seine Unfähigkeit, selbst das Ziel zu erreichen, und vertraut der göttlichen Vorsehung, die die notwendige und gottgewollte Sühne trotz der Schwachheit des gewählten Werkzeugs heraufbringen werde, für ihn ist daher nicht mehr ein planvolles Handeln, das sich ihm als unmöglich erwiesen hat, sondern Bereitsein alles. Bei Lear dagegen sehen wir nicht nur die klare Entwicklung ausgeprägter

Verwirrtheit aus Charakteranlage und äusseren Einwirkungen, sondern auch verschiedene Höhegrade der Krankheit, und weil die Reihenfolge derselben mit ärztlichen Erfahrungen im Wesentlichen übereinstimmt, hat man gerade sie als Beweis für die genaue Beobachtung Geisteskranker durch Shakespeare genommen. In der Scene auf dem Felde bei Dover ist der Zusammenhang der Vorstellungen nicht nur unter einander, sondern auch mit den wirklichen Erlebnissen lockerer als früher, der König den durch die Ereignisse unmittelbar hervorgerufenen Affekten nicht so hingegeben, dagegen in viel höherem Masse schwankend und von zufälligen Wahrnehmungen in seinen Gefühlen und Gedanken bestimmt, heitere Vorstellungen schieben sich ein, und die Erinnerung an die Vergangenheit ist dunkler und unklarer. Etwas ähnliches hatten wir im „rasenden Roland" gefunden, und wir würden also auch bei Greene ein eingehendes Studium der Verwirrtheit mit genaueren Ergebnissen voraussetzen müssen, als den Ärzten der Zeit zu Gebote standen, wenn nicht eine andere Erklärung näher läge. Greene wie Shakespeare schildern nachher den Nachlass der Verwirrtheit und zwar beide in der Weise, dass dem erwachenden Helden die Zeit der Krankheit aus dem Gedächtnis geschwunden ist. Um dies glaublich darzustellen, war es doch wohl wünschenswert, den Anlass der Krankheit und die damit verbundenen Affekte allmählich dem Geiste des Kranken entschwinden zu lassen, d. h. die Verwirrung so zu steigern, dass der an Erinnerung und Urteilskraft geschwächte Geist von andren Eindrücken in Anspruch genommen und so gleichsam in eine andre Atmosphäre versetzt wurde. Dies ist bei Greene nicht so deutlich herausgearbeitet, aber wir sehen ja gerade eine der stärksten Seiten Shakespeares darin, dass er eine richtige und dramatisch wirksame Idee eines Vorgängers aus dem begleitenden Wust nebensächlicher Züge herauszuschälen und dadurch zu der rechten Wirkung zu erhöhen wusste. Er fand bei Greene ein Beispiel dafür vor, dass die Krankheit die Wurzel, der sie selbst entsprossen, zerstörte und damit die Heilung vorbereitete, und er führte dies in folgerichtigerer und einfacherer Weise glänzend durch. Zunehmende Verwirrtheit vernichtet die Fäden, die Lears Geist an die erlittenen Kränkungen und die dadurch erregten schmerzlichen und zornigen Gefühle binden, damit bereitet sie die Möglichkeit vor, denselben aus den Stürmen der Leidenschaft in den Hafen der Ruhe überzuführen, in dem eine Erholung möglich erscheint. Diese Erholung ist dann richtig und den ärztlichen Ansichten auch jener Zeit entsprechend durch Schlaf eingeleitet, wie bei Greene, nur dass im König Lear dieser Schlaf ganz anders in das rechte Licht gesetzt und in seiner Bedeutung hervorgehoben wird. Da aber Shakespeare die Zauberheilung verschmäht, konnte nach dem Abbrechen aller Beziehungen zur Vergangenheit nicht der alte Lear wieder erstehen, sondern der Dichter lässt in glücklichster Umwandlung einen „schwachen, alten, kind'schen Mann" aus dem Zusammenbruch hervorgehen, nicht nur in richtiger psychologischer Würdigung der Folgen, die eine solche Zerstörung der früheren Persönlichkeit zunächst haben muss, sondern namentlich von seinem dramatischen Sinne geleitet, der durch die rührende Hilflosigkeit und Liebesbedürftigkeit des einst so zornmütigen und herrischen Lear eine Wirkung hervorruft, die reiner und packender nicht gedacht werden kann.

Grösseres als im König Lear hat Shakespeare auf dem hier von uns betrachteten Gebiete nicht geleistet. Ich übergehe daher die Königin im „Cymbeline" und die Geistesstörungen im „Sturm", die in diesem Zusammenhange wesentlich neue Züge nicht bieten.

Dagegen nimmt Pericles eine Sonderstellung ein, indem hier sowohl die Krankheit und deren Heilung unmittelbar nach Shakespeares Quelle gebildet ist, als auch eine Krankheitsform vorliegt, die von den in den übrigen Stücken geschilderten Geistesstörungen abweicht. Wir sehen nemlich einen Zustand völliger geistiger Abwesenheit und Unempfänglichkeit für äussere Eindrücke vor uns, der aus tiefem Schmerz um den Verlust von Weib und Kind hervorgegangen ist und durch Auffindung des Kindes geheilt wird. Es ist dies besser bei Shakespeare durchgeführt als in der Vorlage, wo die Tochter dem Vater erst Rätsel vorlegt, ehe die Erkennung erfolgt. Diese Nebensachen hat Skakespeare beseitigt und allein die Wirkung geschildert, welche Marinas Erzählung von ihren Schicksalen und ihrer Abstammung, unterstützt durch die der Mutter ähnliche Erscheinung und Stimme, in Pericles hervorruft. Wir sehen also auch hier Skakespeare mit richtigem Gefühl das wesentliche aus dem gegebenen herausgreifen, brauchen aber im Pericles nicht auf andre Vorbilder oder auf ärztliche Anschauungen zurückzugehen.

Was veranlasste Shakespeare zur Darstellung krankhafter Geisteszustände?

Das Drama, das seinen Anfängen entwachsen ist, strebt danach, eine Reihe von Begebenheiten ursächlich an einander zu ketten und sie unter einen Gesichtspunkt zu stellen, so dass die verschiedenen Handlungen, die vorgeführt werden, sich in eine Handlung zusammenschliessen. Die ordnende Hand, deren Wirken uns im gewöhnlichen Leben selten offenbar wird, muss uns im Leben auf der Bühne erkennbar sein, wenn wir ihm mehr als blosse Neugier entgegenbringen sollen. Aber Handlungen gewinnen uns nur dann wärmere Empfindung ab, wenn wir sie in ihrer Beziehung auf das menschliche Gemüt erfassen, welchem sie entspringen, und auf welches sie in ihren Folgen zurückwirken. Viel mehr als auf die äussere Wahrscheinlichkeit kommt es daher darauf an, dass die Notwendigkeit, mit welcher die äusseren Vorgänge aus dem Innenleben der handelnden Personen hervorgehen und dasselbe ihrerseits abändern, überzeugend dargestellt wird. Man denke z. B. an Shakespeares „Sturm", wo Prosperos Zauber die Naturordnung mannigfach durchbricht, wo aber die Gesetze des menschlichen Denkens und Fühlens uns gerade in den Wirkungen des Zaubers auf das lebendigste enthüllt werden, so dass die Vernachlässigung der äusseren Wahrscheinlichkeit dazu dient, ein bewegtes Innenleben der Handelnden mit Notwendigkeit hervorzurufen. In diesem Innenleben selbst darf uns nichts Willkürliches entgegentreten, wenn unsre Teilnahme und unser Genuss nicht leiden sollen. Ein seelischer Zustand, dessen Entstehung uns nicht klar wird, eine seelische Regung, die uns aus dem gegebenen Charakter und den einwirkenden Verhältnissen nicht notwendig hervorzugehen scheint, kurz alles unmotivierte Innenleben, mag es an sich auch noch so rührend oder erhaben dargestellt werden, ist undramatisch.

Hieraus ergeben sich grosse Schwierigkeiten, die der Darstellung krankhafter Geisteszustände entgegenstehen. Das Fühlen, Denken und

Handeln erscheint uns in diesen vielfach unmotiviert, und gerade der Mangel an einleuchtender Begründung ist das eigentümliche, was sie aus dem gewöhnlichen Geistesleben als etwas besonderes heraushebt. Der Dichter sieht sich also vor die anscheinende Unmöglichkeit gestellt, seelischen Regungen, die er, um sie als abnorm zu kennzeichnen, unbegründet auftauchen lassen muss, dennoch zugleich eine Begründung zu geben, um sie dramatisch wirksam zu gestalten. Die Aufstellung dieser Schwierigkeit genügt freilich, um uns ihre Lösung zu geben. Unmotiviert erscheinen uns die krankhaften Seelenvorgänge ja nur deshalb, weil wir ihre Ursache im einzelnen Falle nicht zu durchschauen vermögen. Die organische Unterlage, die den seelischen Erscheinungen im Nervensystem gegeben ist, und über die wir für gewöhnlich hinwegsehen, weil ein seelischer Vorgang unmittelbar aus dem andren hervorzuwachsen scheint, macht sich hier geltend und bewirkt den Eindruck des Zwanges, wo wir im gesunden Leben den Eindruck der Freiheit haben. Der organische Zwang kann uns aber nur in seinen Wirkungen auf das Seelenleben sichtbar werden. Die Kunst des Dichters wird sich also darin zeigen, dass er die Folgerichtigkeit des seelischen Lebens, die er seinen Personen verleiht, in diesem Falle auf einen anderen Boden stellt und uns diese Umwandlung des Bodens als begreifliches und notwendiges Ergebnis klar macht. Daher die grosse Sorgfalt, die Shakespeare nicht nur — gleich seinen Vorgängern — auf die äusseren Veranlassungen der Geistesstörung, sondern auch auf den Charakter des Erkrankenden verwendet. Er lässt denselben von solchen Gemütsaufregungen getroffen werden, gegen die er am wenigsten geschützt ist, er bereitet dort, wo die Ausführung breiteren Raum zulässt, zugleich von leiblicher Seite die Erschütterung des Organismus vor, und er lässt die geistige Krankheit zuerst im Sinne der leidenschaftlichen Erregung und deren Veranlassung sich äussern, so dass die Erregung, die auch der Gesunde empfinden würde, in krankhafte Höhe sich steigert und so den veränderten Boden, auf dem sie erwächst, uns aufzeigt. Hat er so aus dem Gewohnten herausgeführt und die Veränderung des Bodens deutlich gemacht, so leitet er zu andren Störungen über, die uns nun natürlich erscheinen. Denn nachdem wir gesehen haben, dass die Grundlage der seelischen Erscheinungen eine andre geworden, dass das Mass der Erregbarkeit abgeändert ist, nehmen wir das Fremdartige, das uns in allgemeinen Zügen als Zubehör einer Geistesstörung bekannt ist, willig hin und sehen in ihm um so leichter das Ergebnis krankhaften Zwanges, je mehr wir die Einzelheiten, deren Verkettung uns zunächst fremd anmutet, auf bekannte Umstände aus der Vergangenheit des Kranken zurückführen können. Und wie hütet sich Shakespeare, hier keine Vorstellungen, Gefühle oder auch Sinnestäuschungen und Verkennungen zu bringen, deren Elemente oder deren Veranlassung uns unbekannt und unerklärlich erschienen. Ich habe der Zurückführung der einzelnen Erscheinungen auf Gegebenes bei der Besprechung der Krankheitsbilder deshalb so breiten Raum gewidmet, weil ich gerade hierin einen wesentlichen Grund dafür sehe, dass uns in Shakespeares Zeichnung nichts als Willkür erscheint.

Die Lösung der oben angedeuteten Schwierigkeit finden wir also darin, dass zunächst die Umänderung der Grundlage, auf der die seelischen Regungen erwachsen, uns verständlich gemacht wird, dass nun auch der Wegfall der gewohnten Verbindung der seelischen Vorgänge untereinander uns nicht mehr befremdet, und dass die Möglichkeit, jede unerwartet auftauchende Erscheinung auf bekannte Veranlassungen zurückzuverfolgen, die Überzeugung in uns hervorbringt, dass auch da, wo wir die Notwendigkeit des Auftauchens gerade in diesem Augenblick nicht erfassen können, dieselbe nicht fehlt, sondern in der Veränderung der körperlichen Grundlage gegeben ist. Von besonderer Wichtigkeit ist hierbei die Anknüpfung der einzelnen unerwartet entstehenden Vorstellungen an bestimmte äussere Wahrnehmungen, weil uns hier die Begründung derselben besonders deutlich wird und die veränderte Auffassung des thatsächlich Gegebenen sich aus der Krankheit leicht zu erklären scheint.

Dass ein Künstler, der in sich die Kraft fühlt, Schwierigkeiten zu überwinden, sich gern an einen Stoff wagt, der ihm hierzu Gelegenheit giebt, ist verständlich. Dies trifft jedoch auf diesem Gebiete bei Shakespeare nicht einmal zu. So weit wir dies übersehen können, waren die krankhaften Geisteszustände, die Shakespeare schildert, in den Vorlagen, welche ihm den Stoff zum Drama lieferten, meist nicht enthalten — vor allem beim Léar können wir dieses sogar mit ziemlicher Sicherheit ausschliessen. Nun ist es aber Shakespeare eigentümlich, sich so viel wie möglich an das Gegebene anzuschliessen, jedenfalls nicht ohne Grund davon abzuweichen; wir werden also in jedem einzelnen Falle uns zu fragen haben, weshalb er hier statt des gesunden einen krankhaften Zustand eintreten liess.

Die Verzweiflung Constanzes im „König Johann“ ist von Shakespeare auf einen Grad gesteigert, der den Übergang von bloss leidenschaftlichem Gefühl in Geistesstörung bildet und uns die spätere Nachricht, dass sie in Raserei gestorben, glaublich erscheinen lässt. Die Handlung des Stücks lässt sich den Hauptzügen nach dahin zusammenfassen: ein thatkräftiger Herrscher, dessen Ansprüche an den Thron nicht die besten sind, der sich aber auf sein Volk stützen kann, behauptet durch glückliche Benutzung der Umstände die Macht. Er wirft seine Gegner nieder und nimmt seinen Neffen, den berechtigten Thronerben, gefangen. Aber sein Glück wird sein Verderben. Er stiftet einen Diener zur Ermordung des Neffen an, und obwohl dieser nicht durch den Mordanschlag, sondern nur mittelbar infolge desselben zu Grunde geht, erntet der Herrscher, was er gesät. Er hat, um seine Unternehmungen kräftig durchführen zu können, Gewaltmassregeln nicht gescheut. Deren Folgen werden ihm deshalb verderblich, weil der Tod des Neffen ihn selbst unsicher und schwankend gemacht hat und ihm zudem die Herzen seiner Edlen entfremdet. Besiegt, stirbt er durch Gift, das ihm von einem Vertreter der Gegenpartei beigebracht ist. In den durch das Gift veranlassten Delirien fühlt er sich in einer Hölle, die durch nichts gelindert wird, das Gift erscheint ihm wie ein böser Feind, der in seinen Körper gesperrt ist, um rettungslos verdammtes Blut zu quälen. Das letzte Wort, das er vernimmt, betrifft die Vernichtung seiner besten Kriegsmacht; die Nachricht, dass sein Land und seine Herrschaft trotzdem gerettet ist, kommt zu spät, um ihm Linderung zu schaffen.

Constanze ist in ihrem Bestreben, ihrem Sohn Englands Krone zu verschaffen, die einzige berechtigte Gegnerin König Johanns. Durch leidenschaftliche und unbesonnene Verfolgung ihres Rechtes gefährdet sie den geliebten Sohn. Als derselbe gefangen und in der Gewalt des harten Oheims ist, zerstört dieser Verlust ihr seelisches Gleichgewicht. Sie endet in geistiger Zerrüttung, wie König Johann, nur dass bei diesem darin die Wirkung des Giftes zu Tage tritt. Die „eitlen Grübeleien" seines Gehirns, die „das Ende seiner Sterblichkeit vorhersagen", erscheinen dadurch, dass diejenige, die er am grausamsten getroffen, in ähnlicher Pein zu Grunde gegangen ist, in geheimnisvoller Verbindung mit den Folgen der eignen That. Wirkungsvoll wird diese „Parallelschilderung" ja nur dadurch, dass sie unbeabsichtigt erscheint, und dass beide Krankheitszustände für sich vollauf motiviert und keineswegs zu diesem Zwecke herbeigeführt scheinen. Aber dass diese Wirkung vorhanden und doch wohl auch vom Dichter gewollt ist, wird kaum jemand leugnen. Shakespeare fand den Keim zu derselben im älteren „König Johann", der die Unterlage zu seinem Stück abgab, verborgen vor und brachte ihn zur Entwicklung. Zu diesem Zwecke musste bei Constanze die Entstehung des Wahnsinns genauer ausgeführt werden, um ihn als notwendige Folge des Charakters und der Umstände erscheinen zu lassen, beim König war durch die Vergiftung das Delirium hinreichend motiviert. Ich sehe also in der Geistesstörung Constanzes und der näheren Ausführung der Vergiftungsdelirien des Königs das Bestreben des Dichters, den Tod seines Helden mit dessen Vergangenheit in eine nähere, in den Einzelheiten völlig motivierte und doch geheimnisvoll erscheinende Verbindung zu bringen, die ein verborgenes Walten des Schicksals ahnen lässt und damit die Wirkung des Stückes verstärkt.

Wie der Stoff des „König Johann“, so war auch der des Hamlet schon vor Shakespeare dramatisch behandelt worden. Von diesem älteren Hamlet wissen wir nur, dass der Geist auf der Bühne kläglich rief: „Hamlet, räche!“ Wir können also nicht sagen, ob in diesem früheren Drama die Hauptänderung des Sagenstoffes, die wir in Shakespeares Hamlet vorfinden, bereits vollzogen war: die Verlegung der Hindernisse, die dem Rachewerk entgegenstehen, aus den äusseren Verhältnissen in das Innere des Helden. Immerhin ist jene Einzelheit, die uns überliefert ist, wichtig genug für die Frage, was Shakespeare veranlasste, statt des gesunden, den Wahnsinn nur heuchelnden Hamlet der Sage einen kranken Helden auf die Bühne zu bringen. In der Sage war Hamlets Vater zwar verräterisch, aber nicht heimlich von seinem Bruder erschlagen, es brauchte also kein Geist zu kommen, um den Mörder zu nennen. Ob in dem vorshakespearischen Drama der Geist das Geheimnis seines Todes enthüllte, oder ob er nur nachdrücklich zur Rache mahnte, wissen wir nicht. Im allgemeinen war die englische Bühne vor und auch unmittelbar nach Shakespeare reich an Erscheinungen Ermordeter, die häufig sogar als Chor die Handlung einleiteten. Ich erinnere nur an „Arthurs Unglück“ (The Misfortunes of Arthur) und die „spanische Tragödie“, die ihrerseits darin auf Senecas Agamemnon und Thyestes zurückgehen. Dagegen treten in Shakespeares Tragödien Geister nicht auf, ohne dass die Seele des Helden für solche Erscheinungen vorbereitet ist. Man braucht ihm deshalb nicht den Glauben der Jetztzeit unterzuschieben, dass es sich in solchen Fällen um Sinnestäuschung oder sonstigen Irrtum der Auffassung handle; als geborener Dramatiker fühlte er, dass der Zuschauer für derartige Abweichungen vom Gewöhnlichen vorbereitet sein müsse, wenn die rechte Wirkung erfolgen soll, und er schuf die Empfänglichkeit im Zuschauer, indem er den Helden, der jene Gesichte haben soll, für dieselben empfänglich darstellte. Schon oben führte ich an, dass die Wissenschaft der damaligen Zeit Melancholiker für besonders geeignet hielt, Geister zu sehen. In der That erscheinen in Shakespeares Tragödien Geister nur Melancholikern, wenn wir von den Erscheinungen absehen, die zugleich von mehreren erblickt werden. Bei Macbeth macht sich ein Überwiegen der schwarzen Galle schon darin bemerkbar, dass er trotz dem bestimmt ausgesprochenen Willen, den König zu töten, bis zum Beginn des Stückes nicht dazu gekommen ist und auch später ohne den Einfluss seiner Gattin die That weiter hinausschieben würde. Sein Denken ist mehr von Stimmung und Einbildungskraft als von festem Anschauen der Wirklichkeit abhängig. Für die Erscheinung Banquos wird dann durch Schlaflosigkeit und Gemütsbewegungen das Temperament weiter umgeändert. Ebenso verhält es sich mit Brutus; auch dessen melancholische Anlage wird durch die gleichen Einflüsse für die Erscheinung des Geistes vorbereitet. Wie sehr dann bei beiden die Umstände und die unmittelbar vorhergehenden Eindrücke die Empfänglichkeit für solche Erscheinungen noch steigern, das auszuführen ist hier nicht der Ort. Jedenfalls ist das Bemühen Shakespeares nicht zu verkennen, das Hineinragen der Geisterwelt in die unsere durch Temperament und augenblickliche Stimmung der Wahrnehmenden glaublich zu machen.

Ausgenommen sind hier freilich diejenigen Stücke, die von vornherein in eine Wunderwelt führen, wie Sommernachtstraum und Sturm, wo Geister, wenn auch nicht die Verstorbener, eine grosse Rolle spielen. Hier wird die Empfänglichkeit des Zuschauers für das Wunderbare auf andre Weise geweckt. Dagegen finden wir auch die Geistererscheinungen, die sich als Traumbilder einführen, in den vorhergehenden Erlebnissen und Vorstellungen dessen, der sie schaut, vorbereitet. Dies zeigt sich auf den ersten Blick in den Erscheinungen Richards III. Aber auch Posthumus im Cymbeline ist durch die Erwartung des nahen und ersehnten Todes in günstige Stimmung für den Rückblick auf sein Schicksal versetzt, den der Traum herbeiführt. Die Vernachlässigung der äusseren Wahrscheinlichkeit, die dieses Stück mit dem Wintermärchen, Perikles und Sturm teilt, prägt sich also nur in der Gestaltung der Traumbilder, sowie darin aus, dass Jupiter sogar etwas Geschriebenes in Posthumus' Händen zurücklässt. Gerade dieser Zug scheint nicht auf einfacher Herübernahme aus der Quelle zu beruhen. Wenigstens macht Gott in dem Pariser Mirakel, welches hier mittelbar den Stoff abgab, dem Helden durch blosse Anrede klar, dass die Gattin unschuldig sei (s. Ohle, Cymbeline und seine romanischen Vorläufer, Berlin, 1890. S. 70). Wie die Umwandlung Gottes in Jupiter und die Verlegung der Erscheinung in den Schlaf ist also auch die beschriebene Tafel die Erfindung eines späteren Bearbeiters, vielleicht Shakespeares selbst. Mag dieser sie aber eingeführt oder nur beibehalten haben, ihr Zweck ist wohl der, in dem Zuschauer jetzt, wo die Handlung sich tragisch zuzuspitzen scheint, ein stärkeres Bangen um den Ausgang nicht aufkommen zu lassen und die Märchenstimmung des Ganzen festzuhalten. Hierzu ist das Hineinragen des Traumbildes in das wache Leben ebenso geeignet, wie die rätselhafte Weissagung der Tafel, die dem Zuschauer den glücklichen Schluss andeutet. während der Held sie zu seinen Ungunsten auslegen muss.

Abgesehen also von den Stücken, die in einer Wunderwelt spielen, versetzt Shakespeare überall, in mindrem Grade selbst bei Traumerscheinungen, den Helden in die geeignete Verfassung und Stimmung, die das Wahrnehmen des Übernatürlichen als möglich und natürlich erscheinen lässt. So konnte wohl die Herübernahme des zur Rache mahnenden Geistes aus der älteren Hamlettragödie Shakespeare dazu veranlassen, seinen Hamlet als Melancholiker im Sinne der Zeit darzustellen. Damit war ein Charakter gegeben, der in sich Hemmungen zu grosser That barg. während er durch Tiefe der Auffassung und geniale Veranlagung hervorragen konnte. Kurz vor Hamlet war ein ähnliches Temperament von Shakespeare im Brutus geschildert worden, der auch durch den Entschluss zum Morde des Herrschers aus dem Gleichgewicht gebracht wird:

Seit Cassius mich spornte gegen Cäsar,
Schlief ich nicht mehr.
Bis zur Vollführung einer furchtbar'n That
Vom ersten Antrieb ist die Zwischenzeit
Wie ein Phantom, ein grauenvoller Traum.
Der Genius und die sterblichen Organe
Sind dann im Rat vereint; und die Verfassung
Des Menschen, wie ein kleines Königreich,
Erleidet dann den Zustand der Empörung.

Aber Brutus braucht nicht selbst den Plan zu ersinnen; die Verschwörung ist bereit, und man bedarf nur seiner Zustimmung und Teilnahme. Er ist also für die Ausführung der gewollten That in viel günstigerer Lage als Hamlet. Bei diesem ist nicht nur die Veranlassung zum Racheentschluss mit viel heftigeren Gemütsbewegungen verbunden, sondern auch die geistige Anstrengung, mit der er die Ausführung des Entschlusses erstrebt, viel bedeutender. So wird seine schon vorher erworbene Melancholie weiter ins Krankhafte verändert und dadurch die Unfähigkeit zur That gesteigert.

Mir scheint also Shakespeares Streben, das Überlieferte ursächlich mit einander zu verbinden, Hamlets geistige Eigentümlichkeit veranlasst zu haben. Sollte der die Rache gebietende Geist des alten Dramas übernommen werden, so war für Shakespeare das melancholische Temperament Hamlets gegeben. Er hat dies durch die Ereignisse begründet und die Folgerungen daraus gezogen. Die grösste Abweichung vom Sagenstoff ist hierdurch bedingt. Der Hamlet der Sage geht unter ganz ähnlichen Umständen wie der des Dramas nach England, aber er kehrt zu kluger List zurück und führt den gefassten Racheplan entschlossen durch. Shakespeares melancholischer Hamlet ist zu letzterem unfähig. So muss ihn denn eine äussere Veranlassung zurück und eine äussere Veranlassung zur Rachethat bringen. Diese äusseren Veranlassungen galt es mit dem Charakter Hamlets in nähere Beziehung zu setzen. Hamlets Unthätigkeit wurzelt in seiner krankhaften Unfähigkeit, einen Entschluss zu fassen und auszuführen, weil ihm bei jeder Erwägung die ungünstigen Möglichkeiten hervortreten und er das Ziel zu verfehlen fürchtet. Im raschen Aufwallen dagegen fallen jene Bedenken fort, und er zeigt sich kühn und bereit zur That. Diese Eigentümlichkeit konnte benutzt werden und ist vom Dichter benutzt worden. Er erfand den Angriff der Seeräuber, der zu Überlegungen keine Zeit lässt und Hamlet rasch nach Dänemark zurückführt. Dort erfolgt dann ein ähnliches Auflodern Hamlets gegen Laertes, und in der Reue hierüber geht Hamlet in den Zweikampf, dessen Ende sein und des Königs Untergang wird. Zufällig ist also nur, dass die Seeräuber Hamlets Schiff angreifen, und dass Hamlet auf dem Kirchhof Zeuge jener Vorgänge wird, die ihn zu wilder Leidenschaft entflammen. Ersteres wird nicht weiter motiviert, hören wir doch auch nur den Bericht darüber; letzteres dagegen, das uns vorgeführt wird, erfährt nähere Begründung durch die Totengräberscene. Dass Hamlet mit Horatio sich auf dem Kirchhof trifft und durch die seiner Stimmung angemessenen Reden der Totengräber gefesselt wird, entspricht völlig seinem Charakter.

Will man eine Tragödie, in der der Charakter des Helden sorgfältig durchgeführt wird und die Handlung bestimmt, Charaktertragödie nennen, so ist Hamlet sicher eine Charaktertragödie. Nur muss man dann auch die andren grossen Tragödien aus Shakespeares reifer Zeit Charaktertragödien nennen. Auch diese verfahren nach dem Worte der Schrift: die Dinge müssen offenbar werden, um gerichtet zu werden. Selbst Richard III. kann man in dieser Beziehung nicht in Gegensatz zum Hamlet bringen. Der Unterschied liegt nur in der Art des Charakters. Dieser Art entsprechend entwickelt sich die Handlung. Richards Vorhaben schreitet so lange vorwärts, als nur äussere Hindernisse sich ihm entgegenstellen; sobald er auf dem Gipfel der Macht steht, machen sich die Folgen seiner Verbrechen geltend nicht nur in den äusseren Verhältnissen, denen der frühere Richard wohl gewachsen wäre, sondern auch in seinem Innern, und seine Unternehmungen misslingen. Hamlet ist anfangs ohne bestimmtes Ziel, und von da an, wo sein Wille die Rache mit Bewusstsein verfolgt, ein kranker Mensch, dessen Leiden die Durchführung seines Willens hemmt, und dessen Wille zur Rache umgekehrt die Möglichkeit der Genesung aufhebt. Demgemäss kann er durch eigene Kraft und durch eigenen Plan das Ziel nicht erreichen. So lange er die Thatsache der Krankheit nicht anerkennt oder doch, ohne mit ihr zu rechnen, sein Unternehmen durchführen will, ist ein Gelingen unmöglich; dies deutlich zu machen, dient vor allem die Scene, wo er den betenden König verschont. Erst als er sich in seine Krankheit schickt, nicht selbst plant, sondern die allein ihm zugängliche Möglichkeit geduldig abwartet, gelangt er zum Ziel.

Ich sehe demnach in dem Angriff der Seeräuber nicht ein Mittel, Hamlets Tapferkeit zu zeigen und damit eine Charaktereigenschaft zur vollen Geltung und Erleuchtung zu bringen. Dass Hamlet für sein Leben nicht besorgt ist, und dass er im plötzlichen Impulse thatkräftig handeln kann, wird uns auch sonst vorgeführt. Wer dem Geiste trotz den Warnungen der Freunde folgt und im Kampf mit Laertes durch die Entdeckung der Gefahr nur zu wildem Angriff veranlasst wird, dem trauen wir „des Kriegers Arm“ gewiss zu, auch ohne dass uns der Streit mit den Seeräubern nicht etwa vor Augen gebracht, sondern nur berichtet wird. Shakespeare hat diese Begebenheit eingeflochten und dadurch den Charakter der Sage von Grund aus verändert, weil er den Charakter des Helden von Grund aus verändert hatte, weil der melancholische, kranke Hamlet den Aufenthalt in England nicht planvoll zu seinem Zwecke benutzen kann, und deshalb vom Dichter ein anderer Weg zur Herbeiführung der Rache eingeschlagen werden musste.

Denn eine Rachetragödie ist Hamlet allerdings, so gut wie Titus Andronicus und Richard III. Den Unterschied derselben, der allerdings gross genug ist, kann man etwa folgendermassen fassen. Im Titus Andronicus werden die Rachethaten durch die Handelnden bewirkt, die die äusseren Umstände planvoll benützen und zu ihren Zwecken formen. Richard III. rächt in gleicher Weise begangene Verbrechen an deren Urhebern, vor allem aber, wenn man so will, das von der Natur an ihm begangene Unrecht an der Menschheit. Die Rache aber, die ihn selbst ereilt, ist nicht durch seine Gegner planvoll herbeigeführt, sondern kommt als Folge der eigenen Frevel über ihn. Viel weniger das kluge Auftreten Richmonds und seine planvolle Benutzung der Umstände als das allgemeine Misstrauen gegen Richard und dessen innere Unsicherheit bewirken den Untergang des gekrönten Mörders. Der Dichter vermeidet jeden Schein, als siegte Richmond infolge seiner Tüchtigkeit. Seine Schiffe zerstreut der Sturm, das Heer Buckinghams, auf das er bei seinem Aufbruch aus der Bretagne gerechnet, wird durch jähe Flut und Wolkenbrüche versprengt, nicht planvolle Klugheit, sondern allein die Gerechtigkeit der Sache siegt. Darin liegt ja die Bedeutung der Geistererscheinungen und der ihnen unmittelbar vorhergehenden und folgenden Reden, dass Richmond nicht als Rächer aus eigner Kraft erscheint, sondern als Gottes Feldherr und als Diener seiner Züchtigung, wie er sich selbst nennt.

Diese Verschiebung der Rachetragödie geht im Hamlet noch weiter. Das eigne Thun des Rächers, soweit es planvoll ist, scheitert: der beste Wille reicht nicht aus, weil dem Helden die Kraft fehlt, ihn richtig zu fassen und zu gestalten. Noch mehr wie Richmond ist Hamlet Werkzeug des Himmels, nicht Rächer aus eigner Kraft: eine Gottheit giebt dem Zweck die Form, der Held kann nur den Zweck im Rohen entwerfen, d. h. ihn ohne nähere Gestaltung ins Auge fassen. Erst als er das eigne Planen aufgiebt und im Bewusstsein seiner Schwäche der Form harrt, welche die Gottheit dem von ihr gewollten und von Hamlet ergriffenen Zwecke giebt, führt er die Rache zu Ende. Hiermit ist die Umwandlung der ursprünglichen Rachetragödie vollendet: der Held formt nicht mehr die Verhältnisse seinem Zwecke gemäss um und erreicht dadurch das erstrebte Ziel, sondern eine höhere Macht, mögen wir sie als Schicksal oder als Gottheit bezeichnen, formt die Verhältnisse, der Mensch muss sich fügen, Bereitsein ist alles. Die Rache wird vom Helden gewollt und ausgeführt, aber deutlich schwebt darüber das Wort: Die Rache ist mein, ich will vergelten, spricht der Herr.

In diesem Zusammenhang sei noch einmal an Julius Cäsar erinnert. Auch dort verlangt der Geist sein Opfer. Nicht Antonius und Octavius sind die eigentlichen Rächer. Octavius ist überwunden, Cassius soll von Brutus mit dem Siegeskranze geschmückt werden, aber „ein hassenswerter Wahn“, „Misstrauen ins Gelingen“ bringt ihn um, da er die Freunde in trüber Stimmung für Feinde hält. Und Brutus ist gleichfalls verwandelt; wie reizbar hat er sich vorher dem Cassius gezeigt, wie rechthaberisch seinen Willen durchgesetzt! Wie Cassius seine Philosophie ändert und an Vorbedeutungen glaubt, kann auch Brutus das philosophisch als richtig Erkannte nicht einmal in Bezug auf die eigne Person durchführen: er findet es feig und niederträchtig, aus Furcht, was kommen mag, des Lebens Zeit zu verkürzen, und hat Cato um den Tod getadelt, den er sich gab; trotzdem endet er durch Selbstmord. Es ist, wie Brutus sagt:

> O Julius Cäsar! du bist mächtig noch.
> Dein Geist geht um: er ist's, der unsre Schwerter
> In unser eignes Eingeweide kehrt.

Auch im Hamlet geht der Geist des Ermordeten um, aber er ist nicht mächtig. Er kann den Sohn zum Rachewillen entflammen, er kann ihn davor behüten, das Geheimnis zu verraten, aber eine höhere Macht muss dem Willen die Form geben.

Andrerseits arbeitet König Claudius in klügster Weise an der Befestigung seiner Herrschaft und an der Vernichtung des drohenden Rächers. Er sendet mit feinster Benutzung der Umstände Hamlet nach England zu gewissem Tode, er wendet die Empörung des Laertes auf das Geschickteste zu seinem Vorteil und wirbt im Feinde den Mörder seines eigentlichen Gegners, er rechnet mit schlauester Sicherheit auf die Arglosigkeit und den Edelmut Hamlets, und doch verrechnet er sich. Anscheinende Zufälle kreuzen seine klugen Pläne und lassen sie verfehlt auf des Erfinders Haupt zurückfallen. Horatio spricht mit Recht von zufälligen Gerichten, blindem (casual) Mord.

Wodurch erreicht es nun der Dichter, dass hier der Zufall als Notwendigkeit erscheint und damit dramatisch wirksam wird?

Es ist dasselbe Verfahren, durch das er die Erscheinung des Geistes notwendig macht. Schnöde Thaten, birgt sie die Erd' auch, müssen sich verraten. Das ist Hamlets Überzeugung und wird mindestens für die Dauer des Dramas auch zur unsrigen. Sie können nicht verraten, Hamlets Verdacht nicht zur Gewissheit werden ohne das Eingreifen des Geistes, und der Geist kommt. Die schnöde That muss bestraft werden, der Geist kann nicht umsonst Hamlet zur Rache berufen haben, das ist uns klar. Hamlet kann, wie er nun einmal ist, nicht planvoll Rache üben, also wird der Zufall ein Bedürfnis. Aber das, was wir Zufall nennen, ist ja göttliche Fügung und erscheint uns nur als Zufall, weil die ewige Offenbarung des Zusammenhangs kein Ohr von Fleisch und Blut fasst; es waltet eine besondre Vorsehung über den Fall eines Sperlings. Diese Überzeugung, die das ganze Drama durchdringt, die Hamlet ausspricht und in verschiedener Form auf die einzelnen Schritte seines Racheweges anwendet, wird dadurch auch in uns befestigt, so dass die planlosen Schritte nicht zufällig zur

Rache zu führen, sondern durch höhere Macht mit Notwendigkeit nach dieser Richtung gelenkt scheinen. Dazu kommt, dass ein Wunder, d. h. das Eingreifen einer höheren Macht, für das andre empfänglich macht. Haben wir das erste Wunder, die Erscheinung des Geistes, als notwendige Thatsache hingenommen, so sind wir auf das zweite Wunder vorbereitet, dass in planlosem Thun göttliche Fügung offenbar wird. Das zweite ist nicht wunderbarer und ebenso notwendig wie das erste. Hamlets Ahnung kam zur Erfüllung, indem Unsichtbares sichtbar wurde, Hamlets Wille, der ein gottgewolltes Ziel sich zu eigen macht, wird zur That, indem in scheinbar zufälligen Handlungen ein unsichtbarer Zusammenhang sichtbar wird.

Ich sehe also in der Erscheinung des Geistes, die Shakespeare aus dem älteren Drama herübernahm, die Ursache für die Abänderung von Hamlets Geisteszustand und infolgedessen auch für die eigentümliche Umwandlung der gegebenen Handlung.

Ophelias Wahnsinn ist offenbar vornehmlich durch Shakespeares Neigung zur Kontrastwirkung bedingt. Äusseren Anlass mag ja auch die spanische Tragödie gegeben haben, in der Hieronimos Weib in Geisteskrankheit endet. Dies richtiger und wirksamer durchzuführen, konnte für Shakespeare einen gewissen Reiz haben. Auch mögen geschichtliche Vorgänge diese Gestaltung des Stoffes unterstützt haben. Bezweckt ist aber, in Ophelia eine Figur zu schaffen, in der ähnliche Anlässe, wie sie auf das Gemüt des Helden wirken, gleichfalls eine Änderung des gesunden Seelenlebens veranlassen, jedoch in andrer Weise und in andrer Richtung. Auch Ophelia wird durch die schmerzlichsten Ereignisse aus hoffnungsvollem Glück herausgerissen; ihr Vater fällt durch die Hand des Geliebten, und dieser zeigt sich ihr auf das Schrecklichste verändert. So war Hamlets Vater durch seinen Bruder gemordet, und die Umwandlung der Mutter schloss für den Prinzen die Vernichtung alles Lebensglücks ein. Und wie die Königin in Wirklichkeit sich weniger verändert hat, als es Hamlet erscheint, so fasst Ophelia die Veränderung Hamlets noch viel schlimmer auf, als der Wirklichkeit entspricht. Aber Hamlet wird zur Rache berufen, er hat damit eine Aufgabe, mit der er, freilich vergebens, ringt, und deren Verantwortlichkeit ihn immer mehr erschöpft; Ophelia dagegen darf und kann ihrer ganzen Natur nach nicht an Rache denken. Sie bricht völlig zusammen, wo Hamlet kämpft. Darin scheint der Gegensatz in den Erscheinungen der Krankheit begründet. In Ophelias Verwirrtheit tauchen die Erlebnisse, die zur Erkrankung führten, nur in den allgemeinsten Umrissen auf, Hamlets Geist beschäftigt sich immer wieder mit ihnen, und seine Grundstimmung wird dadurch festgelegt. Ophelia ist durch ihre Krankheit der Vergangenheit mehr entfremdet und leidet weniger, Hamlets Qual ist die unmittelbare Folge des Erlebten und wird durch die Krankheit geschärft, die die Durchführung des Übernommenen hindert. Ophelia ist auch in ihrer Verwirrtheit anmutig und lieblich; sie verteilt Blumen, Hamlet gallige Bemerkungen und bittere Witze. So ist Ophelia Hamlets Gegenstück und zwar in entgegengesetzter Richtung wie Horatio.

Lady Macbeths Krankheitsschilderung, die gleichfalls nicht in der Vorlage des Dramas enthalten ist, entspringt dem Drange, zu der Wirkung des bösen Gewissens in Macbeth ein Widerspiel zu schaffen. Macbeths Ähnlichkeit mit Hamlet ward schon hervorgehoben. Beide erkennen, dass sie zu Thaten nur kommen, wenn die Überlegung möglichst ausgeschaltet wird, die ihnen die ungünstigen Folgen abschreckend vorstellt; aber Hamlet, der erst durch sein Verantwortlichkeitsgefühl von unüberlegtem Thun abgehalten ward, erwartet später, da er sich als Werkzeug des Himmels fühlt, in Bereitschaft den Augenblick ab, wo Unbesonnenheit ihm tiefe Pläne ersetzen kann, Macbeth dagegen braucht auf keinen Antrieb von aussen zu harren, nicht dem Himmel will er dienen, die Qual der Hölle ist in seinem Busen wach von der Stunde an, da ihn die Erinnerung an den Mord verfolgt, und treibt ihn rastlos vorwärts, so dass der Erstling seines Herzens der Erstling seiner Hand wird. Die gleiche Erinnerung, die Macbeths Unentschlossenheit aufhebt und ihn vorwärts stürmen lässt, damit kein Bedenken sich eindrängen und ihn zurückhalten kann, vernichtet die Thatkraft seiner Gattin. Ihn treibt sie im Wachen in immer neue Blutthaten hinein, ihrer bemächtigt sie sich im Schlafe und lässt sie vergebens versuchen, die Hand vom Blute zu reinigen. Während er sich durch blindes Handeln von der Pein zu entlasten sucht, erliegt sie der in ihr verschlossenen Qual.

Dies Bestreben, durch Gegensätze den Charakter des Helden und die Handlung schärfer in ihrer Eigenart herauszuheben, finden wir nun auch im König Lear. Bei diesem ist die Veranlassung für Shakespeare, den Helden in krankhaften Geisteszustand fallen zu lassen, nicht so deutlich wie bei Hamlet. Wir können es verstehen, dass der Dichter, der einige Jahre früher Ophelias Wahnsinn dargestellt hat, den gleichen Vorwurf in breiterer Weise und in ganz andren Verhältnissen wuchtiger und zusammenhängender durchführt. In der Sage und in dem älteren Stück, der „Wahrhaften Geschichte von König Leir und seinen drei Töchtern“, fand er nichts, was hierzu nötigte. Freilich erscheint uns jetzt die Geistesstörung des Königs so notwendig zur tragischen Wirkung dieses Stoffs, dass wir uns eine andre Ausführung nicht denken können. Auch Shakespeare muss so empfunden haben; der unglückliche Herrscher, dessen ihm erst vom Dichter beigelegte Starrheit nur durch eine so gewaltige Erschütterung und Umwälzung seiner geistigen Persönlichkeit gebrochen werden kann, wird uns im höchsten Grade mitleidswürdig ja nur, indem wir die Krankheit Schritt für Schritt sich entwickeln sehen, bis dem Sturm der Elemente, den Shakespeare aus dem älteren Stück übernahm, der Sturm im Innern entspricht. War aber einmal dieser Weg, herrischen Eigenwillen durch Krankheit in demütige Zärtlichkeit, leidenschaftliche Selbstsucht in ebenso leidenschaftliche Vaterliebe überzuführen, vom Dichter betreten, so lässt sich die Einführung des Geisteskrankheit heuchelnden Edgar und des Narren durch die Vorliebe für ähnliche und doch entgegengesetzte Gestalten erklären. Für Edgar ist der äussere Schein des Wahnsinns die Folge äusserer Bedrängnis, wie für Lear der wirkliche Wahnsinn die Folge innerer Bedrängnis. Jener geht innerlich gefestigt daraus hervor, durch erschütternde, aber für seine Entwicklung heilsame Erfahrungen gereift, dieser wird dadurch von Schlacken gereinigt, die, aus königlichen Eigenschaften herausgewachsen, die Seele verhärtet hatten, aber ein gebrochener, kranker Mensch bleibt zurück. Der Narr bleibt, was er zu Anfang ist. Seine Empfindungen sind warm, rein und dauerhaft, sein Witz und Scharfsinn treffend, aber einseitig; für die Auffassung verwickelterer Zustände reicht sein Verstand nicht aus, und deshalb steigert er in bester Absicht die Krankheit seines Herrn. Aber noch in andrer Beziehung steht der Narr zu Lear. Er spricht die Gedanken offen und scharf aus, die Lear in sich verbirgt; dessen Machtlosigkeit, die Thorheit der Reichsteilung, das wahre Wesen der undankbaren Töchter geisselt er in bittren Wahrheiten, anfangs von Lear bedroht, dann geduldet. Als die Empfindung hiervon im kranken König zurücktritt, verschwindet der Narr von der Bühne; seine dramatische Aufgabe, die verborgenen Bewegungen Lears zu offenbaren und zugleich zu schüren, ist zu Ende. Aber seine Aussprüche gehen an Lear in Erfüllung. Er hatte diesem gesagt: wahrhaftig, du würdest einen guten Narren abgeben, — das, was hier den Narren charakterisiert, tiefes, sittliches Empfinden bei geistiger Unfähigkeit, verwickeltere Verhältnisse zu übersehen, und deshalb die Beschränkung der Vorstellungen auf das Näherliegende, das finden wir im Lear des fünften Aktes wieder; wie der Narr an ihm, so hängt er jetzt an Cordelia und ist doch blind für das dieser drohende Geschick. Der Narr hatte gesungen: Wem der Witz nur schwach und gering bestellt, der füge sich still in den Lauf der Welt —, Lear, dessen

Verstand durch die Krankheit geschwächt ist, fügt sich geduldig in Gefängnis und Gefangenschaft, ihm ist gleich, wohin man ihn führt, wenn er nur bei Cordelia weilen kann.

Auch unter dem Gesichtspunkt, den wir hier anwenden, bieten die noch übrigen Dramen nichts Wesentliches dar. Die Melancholie des Perikles, die Shakespeare bereits in seiner Quelle vorfand, ist die Wirkung tiefsten Grams über einen anscheinend hoffnungslosen Verlust. Der Wahnsinn der Königin im Cymbeline dient ebenso wie der des Bischofs Beaufort in Heinrich VI. als Strafgericht für ein lasterhaftes Leben und zugleich als Mittel, die begangenen Frevel durch eigenes Geständnis der Schuldigen an das Licht zu bringen. Die Verwirrtheit Alonsos, Sebastians und Antonios im „Sturm" soll dagegen weniger Rache als Läuterung des Charakters bewirken:

> Um euch zu schirmen vor derselben Grimm,
> Der sonst in diesem gänzlich öden Eiland
> Aufs Haupt euch fällt, hilft nichts als Herzeleid
> Und reines Leben künftig.

Es wiederholt sich also hier, was wir im König Lear gesehen haben, nur dass dieser bei solcher Umschmelzung der Persönlichkeit grossen geistigen Verlust erleidet, während auf der Zauberinsel Prosperos auch die Geisteskrankheit harmloseren Charakter trägt und nur zum Segen führt.

Man könnte endlich noch die Frage aufwerfen, was Shakespeare veranlasste, gerade diejenigen Formen krankhafter Geisteszustände zu schildern, die wir in seinen Dramen vorfinden, also vor allem als ausgeprägte Geistesstörung die akute Verwirrtheit Ophelias und Lears und gleichsam als Zwischenstufe zwischen geistiger Gesundheit und Krankheit die Nervenschwäche mit Beeinflussung der seelischen Thätigkeit in Hamlet und Lady Macbeth. Wir können als geschichtlichen Grund angeben, dass jene Krankheitsformen von den dramatischen Dichtern vor Shakespeare geschildert waren, sowie dass die Lehre der damaligen Wissenschaft von den Ursachen der Melancholie hauptsächlich von ihnen abgeleitet war. Aber noch ein andrer Grund kann für die dramatische Tauglichkeit gerade jener Formen angeführt werden, das ist die Möglichkeit, ihre Entstehung aus äusseren Gründen und aus Gemütsbewegungen verständlich darzustellen. Viel weniger, wie bei andren Geistesstörungen, sprechen verwickeltere Verhältnisse, wie Erblichkeit u. dergl., mit, viel weniger wird durch langsamen Verlauf und Einmischung rein körperlicher Krankheitsäusserungen die Darstellung erschwert, viel allgemeinverständlicher erscheinen endlich die Krankheitsäusserungen auf geistigem Gebiet. Hinter jenen Formen treten an Ausführlichkeit und Genauigkeit der Zeichnung die Geistestörung der Constanze, die nur in der Entwicklung, und die des Perikles, die unmittelbar nach der Vorlage und fast nur in der Heilung vorgeführt wird, weit zurück, ganz zu schweigen von den übrigen Verwirrtheitszuständen, die durch Fieber, Gift oder Zauber herbeigeführt oder doch beeinflusst werden.

Ich bin am Schlusse meiner Darstellung angelangt. Abweichend von früheren Arbeiten kann ich nicht zugeben, dass Shakespeare in Auffassung und Kenntnissen auf dem Gebiet krankhafter Geisteszustände sich über seine Zeitgenossen erhoben und den Ertrag späterer Zeiten vorweg genommen hat. Wohl aber hat sein dramatischer Sinn ihn geschlossene Bilder liefern lassen, in welchen kein Strich ohne Beziehung auf andres geführt und überall die Folgerichtigkeit gewahrt ist. Denn der Unterschied zwischen krankhaften Geisteszuständen im wirklichen Leben und im Drama liegt nicht in Äusserlichkeiten, wie darin, dass jene ohne Schuld, diese durch Verschuldung des Betroffenen herbeigeführt würden — was hat man Ophelia zergliedern müssen, um ihre Schuld zu entdecken! —, sondern er liegt allein darin, dass der Dichter uns überall den Zusammenhang aufdeckt, der in der Wirklichkeit oft verborgen bleibt. Es ist dasselbe, was überhaupt jede Person im Drama vom lebenden Menschen unterscheidet. Rein unverständliche und anscheinend sinnlose Äusserungen legt wohl ein R. Greene einem Geisteskranken in den Mund, Shakespeare vermeidet sie, so oft er sie — abgesehen von Greenes Roland, auch in Wirklichkeit — gehört haben wird. Denn dem Kranken können wir nicht so ins Herz sehen, wie dem Geschöpf des Dichters. So verwickelt die Empfindungen in diesem oft erscheinen, so einfach sind sie, verglichen mit denen des Lebenden. Die Beziehungen einer Vorstellung oder Empfindung zur Vergangenheit des Kranken sind in Wirklichkeit selten so fassbar, wie sie uns im Werk des Dichters entgegentreten. Dass sie nicht ohne Ursache den Inhalt haben, den wir beobachten, ist auch im wirklichen Leben unsre Überzeugung, aber wir können die Brücke nicht immer schlagen, die zu Vorhergehendem führt; der Dichter stellt die geforderte Verbindung her. Und weil er die gegebenen Erscheinungsformen mit eigenem Inhalt erfüllt, so dass in seinen Gestalten Blut von seinem Blute rollt, deshalb muten uns diese so bekannt an und sind es doch bei näherer Betrachtung nicht. Die Art der Verwirrtheit in den Gedanken Lears haben wir auch sonst beobachtet, der Inhalt seiner Vorstellungen, also das, was ihn als Geschöpf des Dichters charakterisiert, ist uns bei unseren Kranken nicht vorgekommen. Aber wie dieser Inhalt dem Innern des Dichters entspringt, so entspricht er dem Charakter und den Verhältnissen, die der Dichter im Stück geschaffen hat, und erscheint deshalb ebenso natürlich und sogar, da wir den Zusammenhang besser als bei Kranken des wirklichen Lebens durchschauen, viel weniger zufällig als bei diesen. Wir vermögen demnach zwar aus Shakespeare für die wissenschaftliche Erkenntnis geistiger Störungen nichts zu lernen; solche Versuche, wie sie von Schopenhauer und andren angestellt sind, müssen naturgemäss zu falschem Ergebnis führen, wenn man die richtigen Schlüsse, zu denen man doch erst gelangen will, nicht von vorn herein zur Untersuchung mitbringt. Wohl aber können wir auch heute mit Lust, welche durch keine Verzeichnung gestört wird, uns in Shakespeares Bilder krankhafter Geisteszustände versenken, die nur im Zusammenhang des Dramas, da aber auch die höchste Bedeutung haben, und wir werden stets von neuem die dichterische Kraft bewundern, welche die hier so nahe liegende Gefahr der Übertreibung und Masslosigkeit mit sicherem Gefühl vermieden hat.

Litteratur.

Francis Willis, Über Geisteszerrüttung. Gulstonische Vorlesungen vom Mai 1822. Aus dem Engl. von Dr. Fr. Amelung. — Darmstadt 1826. Verf. bezieht sich vielfach auf Shakespeare. Lady Macbeth ist deshalb kein Gegenstand ärztlicher Behandlung, weil ihre Gewissensbisse nicht auf dem Wahn des Mordes, sondern auf wirklichem Mord beruhen (S. 6). Als Beispiel der Tollheit (high state) wird Lear vorgeführt (S. 41—46, 67, 117). Ophelia, Hamlet und Edgar werden nur kurz erwähnt (S. 119, 120 und 132). — 2. edition, revised: A treatise on mental derangement. London, 1843.

George Farren, Observations on . . . . rates or laws of mortality. . . . . illustrations of the progress of mania, melancholia, craziness, and demonomania, as displayed in Shakespeare's characters of Lear, Hamlet, Ophelia, and Edgar; on the comparative danger of first and subsequent births, etc. — London, 1829. Siehe Furness, A new variorum edition of Shakespeare.

A. Brigham, Shakespeare's illustrations of insanity. — Amer. journ. of insanity, July 1844. — S. Furness.

J. Ray, Shakespeare's delineations of insanity. Utica, New York, 1847. Wiederabgedruckt mit Änderungen und Zusätzen in: Contributions to mental pathology. Boston, 1873. — S. Furness.

R. H. Horne, Madness as treated by Shakspere; a psychological essay. — Journ. of psychol. med. London, 1849. — Nach dem Index-Catalogue of the surgeon-general's office. Washington.

John Charles Bucknill, The psychology of Shakespeare. — London, 1859. (Die Aufsätze Macbeth, Hamlet und King Lear sind schon 1857—9 im Journ. of ment. science erschienen.) Fortschreiten der Einbildungskraft Macbeths bis zu Sinnestäuschungen, die zuerst (der blutige Dolch) als solche erkannt, später, nachdem Schlaflosigkeit hinzugetreten, als Wirklichkeit hingenommen werden (Banquos Geist). Lady Macbeth ist nicht geisteskrank, aber beinahe. Der heutige Arzt würde sie nicht dem Geistlichen übergeben, sondern sie körperlich und geistig behandeln, namentlich der Arbeit zuwenden. Wir stellen uns die „zarte Lady“ mit der „kleinen Hand“ blond vor, klein und fein, schön, mit grauen und grausamen Augen, mager, nervös. — Hamlet schwebte Shakespeare zuerst etwa 18 jährig vor; da dies aber unvereinbar schien mit den reifen Gedanken und der Blasiertheit, so nahm er ihn nachher als 30-jährig. Das Aufschreiben ins Buch ist vorzüglich als freiwillige Flucht vom Schrecklichen zum Trivialen; ebenso der „Geselle im Keller“, der „alte Maulwurf“ u. s. w. Dass Hamlet, der sonst nicht so rasch denkt, gleich beschliesst, sich wahnsinnig zu stellen, sind wir unfähig zu erklären. Aber in Wahrheit will er ja nur „vielleicht“. Zu seinem Schutz ist es nicht nötig: vielleicht glaubt er so besser hinter die Schuld des Königs zu kommen und seine Rachelust zu verbergen. Wahrscheinlicher ist, dass Shakespeare das Heucheln des Wahnsinns einfach aus der Quelle herübernahm. Hamlets Verhalten gegen Ophelia ist ein Gemisch von gemachtem Wahnsinn, Selbstsucht der Liebe, angenommener Rauheit, um sich vor der Liebe zu schützen, die seinem Vorhaben feindlich ist, und thatsächlicher Melancholie. Man weiss nicht, wann der Wind aus Nordnordwest und wann er aus Süden weht. Der rasche Entschluss, die Schauspieler zu verwenden, beweist, dass seine gewöhnliche Unentschlossenheit nur die Unthätigkeit eines zuviel überlegenden Melancholikers ist, dass er aber, sobald eine wirkliche Gelegenheit sich bietet, Energie genug hat, sie zu ergreifen. Unfähig, eine Handlung planmässig durchzuführen, ist er bereit, seine Hand Umständen zu leihen, die ohne sein Eingreifen sich darbieten, weil hier die Zeit zum Überlegen fehlt. Dies kann ebensogut misslingen (Ermordung des Polonius), wie gelingen (Ermordung des Königs). Hamlet ist durchaus mutig, aber unfähig, die Antriebe des Verstandes und Blutes in eine Handlung zu übertragen, die seiner Natur so widerstrebt wie die Ermordung seines Onkels. Hinter „to fust in us unus'd“ muss etwas ausgefallen sein, denn Hamlet liess die Vernunft nicht faulen, sondern brauchte sie zuviel. Er ist ein „reasoning melancholiac“ und befindet sich im Incubationsstadium, aus dem völlige Geistesstörung oder Genesung hervorgehen kann. Gegensätze der melancholischen Beurteilung seiner selbst und des Sarkasmus gegen andre (wer in sich unedle Motive erblickt, thut dies auch bei andren), starker Verstandesthätigkeit und trägen Verhaltens, von Religion und Skepsis. — Ophelia: Erotomanie, d. h. Geistesstörung, in welcher das Gefühl der Liebe, nicht der Trieb, vorherrscht. — Lear: schon die Teilung des Reichs und die Scheinprobe der Töchter sind Zeichen beginnender Geistesstörung, die vom Anfang des Stücks an da ist und sich in der Sturmnacht vollendet. In dieser bringt die körperliche Erschöpfung die Verwirrung hervor. Edgar übertreibt die Simulation aufs stärkste und würde keinen Erfahrenen täuschen. Das Wecken des Königs durch Musik und Cordelias notwendig erregender Anblick sind sehr bedenklich. — Timon ähnelt Lear in unüberlegter Masslosigkeit; die Entwicklung seiner Geisteskrankheit fällt zwischen den 3. und 4. Akt. — Constanze: Liebe und Ehrgeiz gegenseitig sich antreibend. In der letzten Scene „acute reasoning mania". — Jacques ist gesund, aber in Gefahr, krankhaft melancholisch zu werden, falls nämlich körperliche Krankheit oder wirklicher Kummer ihn träfe. Ähnlich Antonio von Venedig und die Königin in Richard II. — Endlich werden noch Malvolio, Christopher Sly und die Komödie der Irrungen abgehandelt. — 2. edition, revised: The mad folk of Shakespeare, psychological essays, London, 1867.

John Conolly, A study of Hamlet. — London, 1863. Hamlet ist von vorn herein krankhaft angelegt, wie das erste Selbstgespräch zeigt; sonst könnten die Ereignisse bis dahin ihn nicht zu thatloser Trauer und zu Selbstmordgedanken bringen. Der Entschluss, Wahnsinn zu heucheln, ist bald vergessen oder kann nicht festgehalten werden infolge wirklicher Geisteskrankheit: er macht sich später nur geltend bei ruhiger Stimmung, verschwindet aber vor wirklicher Geistesstörung, sobald lebhafte Gefühle auftreten. Von der Erscheinung des Geistes an spricht Hamlet unzusammenhängender, wenn auch oft glänzender als vorher. Der Einfluss der Krankheit zeigt sich im Brief an Ophelia, im Einbruch in ihr Zimmer und in der Unterredung mit ihr, ebenso gegenüber dem betenden König und der Mutter. Von der Seefahrt kommt Hamlet ruhiger zurück, ein kurzer Rückfall in Wahnsinn erfolgt noch auf die Nachricht von Ophelias Tod; dann zeigt sich nichts Krankhaftes mehr.

A. O. Kellog, Shakespeare's delineations of insanity, imbecillity and suicide. — New York, 1866 (teilweis schon 1859 bis 1865 im Amer. journ. of insanity veröffentlicht). Er betont ganz besonders, dass Shakespeare in allen Wissenschaften, namentlich aber in Psychologie und Psychiatrie seiner Zeit um mindestens 2 1/2 Jahrhunderte vorausgeeilt sei, und dass hierin seine Zeitgenossen ihm gar nichts hätten bieten können. Hamlet leidet an

„melancholic madness", er zeigt volle Verstandesklarheit bei Beeinträchtigung des Gefühls und Willens. Sein Entschluss, ein wunderliches Wesen anzulegen, entspringt dem Gefühl, nicht anders zu können. — Unter den Geisteskranken finden wir ausser Lear, Lady Macbeth, Hamlet und Ophelia auch Macbeth als Hallucinanten, Jacques als Melancholiker im Beginn der Krankheit, und Cordelia als Vorbild, wie man Geisteskranke behandeln soll.

Heinrich Neumann, Über Lear und Ophelia. — Breslau, 1866. Auf Lear, diesen moralisch schlecht konstituierten Menschen, lässt Shakespeare alle diejenigen Gemütseindrücke wirken, die einen Menschen zur Verzweiflung bringen können. Aber das ist dem Dichter noch nicht genug. Seiner Zeit weit vorauseilend, fasst er es richtig auf, dass eine solche Riesenkonstitution auch noch direkt von körperlicher Seite angegriffen werden müsse, um in Wahnsinn zu verfallen. Zuletzt befindet sich Lear im Übergang der Tobsucht in Blödsinn. — Ophelias reine Liebe wird durch die derben Angriffe des Bruders und Vaters, dann durch Hamlets rücksichtslose Reden mit Sinnlichkeit vergiftet. Dass dies Gift gewirkt hat, zeigen später ihre Lieder. Dass solche Kranke sich mit Blumen schmücken und sie verschenken und singen, kann Shakespeare nur der Natur abgelauscht haben.

The Hamlet controversy. Was Hamlet mad? — Melbourne, 1867. Buchabdruck eines Zeitungsstreits, in dem neue Gründe nicht zum Vorschein kamen.

Brierre de Boismont, Shakespeare, ses connaissances en aliénation mentale. 1. partie: Hamlet, Mélancholie simple, ennui de la vie et folie simulée. — Ann. méd.-psychol., s. 4., f. 12, 1868. — 2. partie: Lear, folie maniaque. — Ibid. s. 5., f. 1., 1869. Hamlet hat ein melancholisches Temperament, er ist trüber Stimmung, lebensüberdrüssig, träumerisch, unentschlossen, in Gefahr, geisteskrank zu werden, aber noch im Zwischenstadium zwischen Gesundheit und Geisteskrankheit, dem Tausende unterliegen, aus dem Hunderte zur Gesundheit zurückkehren. Für solchen Menschen ist die Erscheinung des toten Vaters natürlich zu einer Zeit, wo die Gespenster zahlreich zu kommen pflegten, und für ihn liegt der Weg, durch Simulation von Geisteskrankheit sich vor Gefahren zu schützen, am nächsten. Aus Shakespeares Stücken geht zudem hervor, dass zu seiner Zeit es gang und gäbe war, sich geisteskrank zu stellen und andren Geisteskrankheit unterzuschieben. Kann man die erste Erscheinung des

Vaters nicht als krankhafte Sinnestäuschung auffassen, so doch sicher die zweite, die nur Hamlet wahrnehmbar ist. Unfähig, einen festen Willen durchzuführen, tötet er schliesslich den Oheim in plötzlicher Aufwallung. Entgegen der falschen Ansicht, dass Geisteskrankheit in wenigen Tagen ausbreche, zeigt Shakespeare deren langsame Entwicklung: Hamlet ist im ersten Akt ganz jung, im letzten ein gereifter Mann. — Auch im Lear wird diese langsame Entwicklung gezeigt. Die Gefahr des Wahnsinns droht schon zu Beginn des Stücks, die Verbannung Cordelias geschieht in manischer Erregung. Nach dem Streit mit Goneril tritt Lears Unfähigkeit, bei einem Entschluss zu beharren, und der Stimmungswechsel deutlich hervor. Der Verstand verwirrt sich, als körperliche Schädigungen einwirken. Edgar und der Narr üben beruhigenden Einfluss aus, erst als beide nicht mehr um den König sind, erreicht dessen Manie den höchsten Grad. Edgar übertreibt, wie alle Simulanten, er könnte keinen Erfahrenen täuschen. Durch die Musik und den kurzen Anblick der Tochter leitet der Arzt von den krankhaften Vorstellungen ab. Die Heilung ist keine vollständige, nur die Verstandesstörung ist vorüber, die der körperlichen Schädigung folgte.

Arthur Meadows, Hamlet. — Edinburgh, 1871. Hamlet ist gesund und stark. Die Erscheinung des Geistes würde Schwächere hingestreckt haben; ihn macht sie kühner. Er wächst mit der Gelegenheit, er zögert nicht. Er spielt nur den Wahnsinnigen, aber er spielt ihn gut. Die Selbstgespräche zeigen ihn gesund. Der Selbstmordgedanke kommt nur vorübergehend. Ophelien muss er wahnsinnig erscheinen, um ihre Liebe zu zerstören. Den betenden König tötet er nicht, weil die Blutthat ihn abstösst, als er sie ausführen will.

Karl Stark, König Lear. Eine psychiatrische Shakespeare-Studie. — Stuttgart, 1871. Das Stück giebt eine poetische Krankengeschichte. Lears Frische und Kraft, seine Entschiedenheit, Hast und Willkür stehen im Kontrast zu dem hohen Alter, sind aber die naturgemässe Folge der Anlage und der Verhältnisse, ebenso wie die Unfähigkeit, Widerspruch zu ertragen, und der Mangel an wirklicher Lebenserfahrung und Menschenkenntnis. Durch das Alter hat sein Geist starre Formen angenommen und die Fähigkeit der Anpassung verloren. Daneben ist die Scheu vor unangenehmen Erfahrungen und die Neigung zur Selbsttäuschung, sowie die blinde Liebe für seine Kinder hervorzuheben. Diese geistigen Besonderheiten zeigen Lear als für Geisteskrankheit prädisponiert. Derselbe bringt sich durch sie in eine Lage, der er nicht gewachsen ist; die Seelenstörung ist das Endglied einer langen Kette ungünstiger Ereignisse. Die körperliche Erschöpfung führt endlich zur Tobsucht, deren letzte Veranlassung Edgars Anblick abgiebt. In Edgar zeichnet Shakespeare einen unheilbar Verrückten mit tiefer Schwächung der Intelligenz und affektlosem Delirium, bei dem das Gefühl der früheren Persönlichkeit untergegangen ist, so dass er von sich nur noch in der dritten Person spricht. Die einzige Unwahrscheinlichkeit in der Figur des Edgar ist gerade die Gewandtheit und täuschende Wahrheit in dessen Simulation. Die Genesung Lears ist unübertrefflich dargestellt. Der Tod erfolgt durch das Übermass und Plötzliche eines starken Affekts. — Es bedurfte der langsamen und mühevollen Arbeit von Jahrhunderten, um das Bild der Tobsucht, das sich mit dem von Shakespeare gezeichneten vollständig deckt, wissenschaftlich festzustellen und zu einer bewussten Erkenntnis werden zu lassen.

Hermann Aubert, Shakespeare als Mediziner. — Rostock, 1873. Shakespeares Auffassung der Krankheit, namentlich der Geisteskrankheit, ist durchaus modern und steht mit den medizinischen Dogmen der damaligen Zeit im Widerspruch. Lear wird in Übereinstimmung mit Stark geschildert.

H. R. Bigelow, Hamlet's insanity. — Chicago med. journ. XXX., 1873. — Nach dem Ind.-Catal.

Klöpfel, Shakespeare als Mediziner im Allg. und im Besondren auf dem Gebiete des kranken Seelenlebens. Rigaische Zeitung 1874, No. 37—39. Citiert in: Hirschfeld, König Lear.

E. Onimus, La psychologie médicale dans les drames de Shakespeare. — Revue des Deux Mondes, s. 3, f. 14. 1876. Bucknills Anschauung über Hamlet ist falsch; dieser ist kein Melancholiker in der Zeit der Incubation. Solche Naturen wie Hamlet werden nicht geisteskrank, sie bleiben, wie sie sind. Wie es Kinder giebt, die jede falsche Note stört, so ist Hamlet ein Künstler des sittlichen Gefühls. Laster und Schwachheiten wecken sein Staunen, sind ihm Ungeheuerlichkeiten. Eigensüchtig ist er nicht, er opfert Thron und Liebe. Dieser Mangel an Egoismus beweist den Irrtum Bucknills: die melancholisch Geisteskranken bleiben allgemeinen Fragen gegenüber kalt und gleichgiltig. — Edgar im Lear kann trotz seiner Anstrengungen nicht wie ein wirklicher Geisteskranker sprechen und handeln. Wie alle Simulanten übertreibt er und folgt dem Aberglauben und den Vorurteilen des Volkes über Geisteskranke. — Lear hat anfangs wenige, aber dauernde Wahnideen; später ist er weniger erregt, aber das Leiden ist tiefer. Ausserdem viele Bemerkungen über die Sinnestäuschungen in Shakespeares Dramen, über Lady Macbeth, Ophelia u. s. w.

C. C. Hense, Die Darstellung der Seelenkrankheiten in Shakespeares Dramen. — Jahrb. d. deutsch. Sh.-Gesellschaft, XIII, 1876. Der Wahnsinn in Shakespeares Dramen unterscheidet sich von dem der Wirklichkeit dadurch, dass er dem höheren Zwecke der sittlichen Wahrheit dient und der gesteigerte Ausdruck des Gewissens wird. Mit der Schuld lässt Shakespeare im Wahnsinn das Gericht sich vereinigen (als Richter tritt Lear wiederholt, Ophelia beim Verteilen der Blumen auf). Und drittens rückt Shakespeare den Wahnsinn durch die Grösse des Gegenstandes und weitreichende Bedeutung aus den Schranken der Wirklichkeit in die poetische Höhe. — Im Titus Andronikus zeigt sich noch Unsicherheit, so dass die Kritiker nicht eins sind, ob Titus wahnsinnig sei oder nur simuliere; dort fehlt auch die Belastung des Gewissens, obwohl Titus genug zu bereuen hat, nur im seelischen Schmerz gleicht derselbe dem Lear. Während Lear machtlos richtet, geht Titus zu Gräuelthaten der Rache über; in seinem Wahne, dass Gerechtigkeit und Rache identisch seien, liegt sein Wahnsinn. — Hamlets simulierter Wahnsinn ist aus einer Seelenkrankheit, der Melancholie, entsprungen.

Carl Thiersch, Medizinische Glossen zum Hamlet. — Nord und Süd. 6. Bd., 1878. Ophelia leidet an melancholia errabunda (Gegensatz: mel. attonita). Die erotische Färbung ihres Wahnsinns deutet nicht auf solche im gesunden Leben. — Hamlet steht auf der Grenze des Wahnsinns, er ist eine zweifelnde, unentschiedene Natur, sehr phantasievoll. Seine Rede über die Trunksucht der Dänen zeigt Ideenflucht; er kann sich nicht konzentrieren. Sein stummer Abschied von Ophelia zeigt keine Verstellung, sondern tiefsten melancholischen Druck, wohl aber verstellt er sich nachher Ophelien gegenüber, wie stets gegen den König, Polonius, Rosenkranz und Güldenstern. Bedenklich ist der jubelnde Aufschrei nach der Ermordung des Königs. Gegenüber dem betenden König tritt nichts krankes hervor, wohl aber ist der gleichgiltige Hohn über Polonius Ende ein Zeichen augenblicklicher geistiger Zerrüttung, der aber die natürliche Empfindung folgt: I do repent. Am Grabe der Ophelia erfolgt ein tobsüchtiger Ausbruch, dann fühlt sich Hamlet geistig krank; der Tod kommt dem Ausbruch der Krankheit zuvor. Die erste Erscheinung des Geistes ist wirklich, die zweite eine Hallucination. Das Stück würde gewinnen, wenn wir den Geist hier nicht auftreten liessen (so auch Conolly) und dadurch den Beginn des Wahnsinns offen zeigten.

Reinhold Sigismund, Die medizinische Kenntnis Shakespeares. Jahrb. d. deutsch. Sh.-Gesellsch. XVI, 1879. Hamlet will nicht nur geistesgestört scheinen, er ist es auch. Der Tod des Vaters und die rasche Heirat der Mutter ist sicher kein Grund, dass ein junger Mann, ein Prinz, stete Trauer, Ekel am Leben zeigen und Selbstmordgedanken haben müsse. Er würde von Schwermut ganz durchdrungen sein, auch wenn der Tod seines Vaters nicht erfolgt wäre, den er nun zum einzigen Grund seines Kummers machen will. Bei der Erscheinung des Geistes möchte man glauben, Shakespeare habe eine Hallucination, durch die der erregte Hamlet das wirklich zu hören glaubte, was schon lange als Verdacht in seiner Seele wirkte, im Sinne gehabt. Wie erklärt man sonst die Worte des Horatio: „Er kommt ganz ausser sich vor Einbildung?“ Die zweite Erscheinung des Geistes ist deutlich als Hallucination gezeichnet: während Hamlet seinen Blick auf das Bild des Vaters richtet, spiegelt ihm sein zerstörter Geist vor, dass es sich bewege und mit ihm spreche. Als Hamlet Laertes als Leidtragenden erblickt, denkt er mit keiner Silbe daran, dass er den Vater desselben umgebracht hat: die Nachricht, dass die Leiche die der Ophelia ist, erinnert ihn nicht an all das Unheil, das er über sie und ihre Familie gebracht hat; er gerät in Wut, weil er Laertes klagen hört. Wäre Hamlet nur ein raffinierter und dabei doch feiger Intrigant, der sich wahnsinnig stellt, ohne es zu sein, der die Rache, die ihm nach allen Begriffen von Ehre und Pflicht zukommt, von Tag zu Tag mit Lammsgeduld verschiebt, so würde er schwerlich die Neigung Horatios in solchem Grade gewonnen haben, dass dieser mit ihm sterben will. Nirgends lässt Shakespeare vor den sehenden Augen eines Gesunden einen Geist auftreten; dass auch Horatio und die andren Gefährten die Erscheinung sehen, geschieht nur, damit die Zuschauer auf die kommenden Enthüllungen vorbereitet, in Spannung erhalten werden. Auch ist in Hamlet kein Unterschied vor und nach der Erscheinung des Geistes zu bemerken. — Ausser Hamlet werden Ophelia, Timon, Lear, Edgar, Macbeth und Lady Macbeth, die Königin im Cymbeline, die Schuldigen im Sturm besprochen.

F. L. S. Winslow, Psychology of Hamlet. — Journ. of psycholog. med. London, 1879. — Nach dem Ind.-Catal.

R. H. Semple, A psychological study of Shakespeare. — Journ. of psychol. med. London, 1881. — Nach dem Ind.-Catal.

Hirschfeld, Ophelia, ein poetisches Lebensbild von Shakespeare, zum erstenmale im Lichte ärztlicher Wissenschaft, zugleich als Beitrag zur ästhetischen Kritik der Tragödie „Hamlet". — Danzig und Leipzig, 1881. Enthält viel Gesuchtes, betont die Notwendigkeit des Wahnsinns bei Oph.

W. Leighton, The subjection of Hamlet: an essay toward an explanation of the motives of thought and action of Shakespeare's prince of Denmark. — Philadelphia, 1882. — Ind.-Catal.

Hirschfeld, König Lear, ein poetisches Leidensbild von Shakespeare, zum erstenmale im Lichte ärztlicher Wissenschaft und gleichzeitig im Zusammenhange sowohl mit der ästhetischen Kritik als mit der Bühnendarstellung der gleichnamigen Tragödie. Eine Monographie etc. — Danzig u. Leipzig, 1882. Die Steigerung der Geistesstörung wird verständig klargelegt. Abweichend von der gewöhnlichen Auffassung ist die Annahme einer besondren Herzkrankheit Lears: Palpitatio cordis, und die Annahme einer Genesung und Wiedererkrankung. Am Schlusse soll sich „undo this button" auf Cordelia beziehen, deren eng anliegende Halsbekleidung der König aufknöpfen lasse; dabei sehe er die Strangulationsrinne zu beiden Seiten des Halses und zeige sie der Umgebung mit den Worten: „seht ihr dies?" u. s. w.

Brinsley Nicholson, Was Hamlet mad? — Transactions, New Shakespeare Society, 1880—5. Part. II. Hamlet tief melancholisch, aber er will, dass die Freunde ihn für gesund und seinen Wahnsinn für Verstellung halten. Art der Gemütsbewegungen, Selbstschilderung, Mangel an moralischem Gefühl, Entschlussunfähigkeit, Umschlag der Liebe zu Oph. in Hass, krankhaftes Misstrauen zeigen, dass die Melancholie seit der Geisterscheinung krankhaft ist. — Geht auch auf Schriften jener Zeit zurück.

Flamm, Über Shakespeares Ophelia im Hamlet, Prinz von Dänemark. Königsbauvortrag im Kaufmänn. Verein in Stuttgart. — Tübingen, 1887. Ophelia ist weder melancholisch noch tobsüchtig, sie leidet an primärer Verrücktheit. Ihr Selbstbewusstsein ist mit einem Schlage vernichtet, die Wechselwirkung zwischen Seele und Leib ist aufgehoben, ihr Ich zum Spielball wechselnder Reizzustände des Gehirns geworden. Eintritt der Krankheit in der Entwicklungszeit; die geistigen und körperlichen Ursachen reichen völlig zur Erklärung der Krankheit aus. Verf. nennt den Zustand primäre Verrücktheit, da nicht das Gemüt, wohl aber der Faden, der die Gedanken verknüpft, zerrissen ist.

A. Leppmann, Gesundes und krankes Seelenleben in Shakespeares König Lear. — J.-Ber. d. Humboldtvereins. Breslau, 1889. Neben der Prädisposition wird bes. scharf die Scheidung der Krankheit in Vorstadium, Erregungsstadium und geistige Schwäche hervorgehoben. Edgar simuliert den Verfolgungswahn damaliger Zeit.

Biante, Étude médico-psychologique sur Shakespeare et ses oeuvres. sur Hamlet en particulier. — Écho médic., Toulouse, 2 s., III, 1889. — Ind.-Catal.

Anton Delbrück, Über Hamlets Wahnsinn. — Hamburg, 1893. Simuliert Hamlet? Dort, wo er am meisten tobt, simuliert er sicher nicht: nach der Aufführung des Stücks, bei der Mutter, beim Begräbnis der Ophelia. Auch sonst giebt er sich meist völlig natürlich. Aber er muss notwendigerweise denen wahnsinnig erscheinen, die nicht um sein Geheimnis wissen, weil er unfähig ist, sich zu beherrschen. Und das fühlt er selbst. Nach der Erscheinung seines Vaters ist sein Hirn im Aufruhr — jäh abspringender Gedankengang, unheimliche Lustigkeit mit Verzweiflung gepaart, wie in der Scene nach dem Schauspiel. Er hat die Herrschaft über sich verloren und fühlt, dass er der verzweifelten Stimmung immer wird Luft machen müssen; da er merkt, dass er doch halbnärrisch erscheinen wird, hat er die unbestimmte Empfindung, dass er sich lieber ganz närrisch stellen will — dass „es ihm vielleicht in Zukunft dienlich scheint, ein wunderliches Wesen anzulegen.“ Dann braucht er sich nicht mehr zu beherrschen, sondern kann sich gehen lassen. Und in diesem Sichgehenlassen besteht im Grunde genommen seine ganze Simulation. Er drückt sich gern barock aus, damit die Leute ihn nicht verstehen. Am meisten verstellt sich Hamlet, wenn er dissimuliert, z. B. während des Schauspiels. — In Wahrheit leidet Hamlet an einer Übergangsform zwischen geistiger Krankheit und Gesundheit. Reizbarkeit, pessimistische Stimmung — schon vor der Erscheinung des Geistes —, Entschlussunfähigkeit im Verein mit jähem, unüberlegtem Losfahren zeigen, dass das normale Gleichgewicht der seelischen Funktionen fehlt oder wenigstens zeitweis verloren geht. Er ist déséquilibré.

Karl Rosner, Shakespeare's Hamlet im Lichte der Neuropathologie. — Berlin-Prag, 1895. Hamlet ist zur Ausführung der ihm auferlegten That unfähig, weil er deutlich neuropathologisch und im engeren Sinne hysteroneurasthenisch ist. Dass Shakespeare im Gegensatz zur damaligen Medicin klares Wissen besass, zeigt seine Zeichnung des Paralytikers König Lear, der hysterischen Lady Macbeth und Ophelia. Er hatte viel Gelegenheit, Nerven- und Geisteskranke zu beobachten, wahrscheinlich war er selbst nervös, namentlich zur Zeit, als er Hamlet dichtete. Die Nervosität Hamlets zeigt sich im Wechsel von Erregung und Depression, im Ekel vor dem Leben, der selbstquälerischen Art des Grübelns, dem Unvermögen, die Heirat der Mutter und später die Schurkerei des Königs zu fassen, den Atembeschwerden und der äusseren Gestalt (schwach, von blasser, krankhafter Fettleibigkeit, nervösem und kränklichem Aussehen, schlaffer Haltung), der Willensschwäche, der Bewunderung der Thatkraft des andren. Dazu stammt Hamlet aus schwer belastetem Geschlecht, das sein Blut durch Inzucht degeneriert — das Wort „Verbrecherfamilie" giebt das bezeichnende Bild. Die Degeneration erklärt die Veränderung Hamlets nach dem Tode seines Vaters. Nach der Erscheinung des Geistes müsste den Freunden ein Vorgehen gegen den König unmotiviert, wunderlich erscheinen, deshalb sichert er sich ihre Verschwiegenheit für diesen Fall. Zwischen 1. und 2. Akt kompliziert sich die Neurasthenie mit schweren hysterischen Symptomen: der Einbruch in Ophelias Zimmer zeigt den letzten Teil eines Anfalls von hysterischem Somnambulismus. Den Mangel an geistigem Konzentrationsvermögen zeigt die Erwähnung des unentdeckten Lands, von dem kein Wanderer zurückkehrt. Die Scene mit Ophelia erklärt sich durch hysterische Idiosynkrasie — krankhafte Abneigung aus unbedeutendem Anlass. Nach der ersten Erscheinung des Geistes hört Hamlet hallucinatorisch die Stimme desselben — die Hallucination wird aufgedeckt durch die stete Wiederkehr desselben Wortes, durch die Art, wie dies den Leidenden verfolgt und ihn von einer Stelle zur andren hetzt; Marcellus giebt gar keine, Horatio nur eine ziemlich allgemeine Äusserung des Befremdens von sich. Dass Hamlet Polonius einen Fischhändler nennt, beruht darauf, dass er ganz andre Dinge im Kopfe hat und hallucinierend von diesen vor sich hinspricht.

Fr. Rubinstein, Hamlet als Neurastheniker. — Leipzig, 1896. Eine Widerlegung Rosners. Hamlet ist ein Genie, ihm eignet die geniale, nicht die krankhafte Nervosität, der jene nur scheinbar ähnlich ist. In der geistigen Verfassung des Genies ist alles begründet, was man Hamlet als Fehler vorwirft, die scheinbare Schwäche der Aktion, das impulsiv-stürmische seines Temperaments, die Neigung zum Kombinieren und zum Grübeln. Hamlet fühlt sich als unmittelbaren Diener der Vorsehung, er sucht Strafe, nicht Rache. Diese annullieren einander lange Zeit und eben dieser Kampf erklärt seine lange Thatenlosigkeit. Hamlet fingiert Wahnsinn, da er fürchtet, sein Geheimnis zu verraten, und um sich gegen die Folgen unüberlegter Worte zu schützen.

S. **Landmann,** Zur Diagnose psyschischer Vorgänge, mit besonderer Bezugnahme auf Hamlets Geisteszustand. — Ztschrft. für Psychol. u. Physiol. d. Sinn., XI, 1896. Shakespeare hat im Hamlet den lange Zeit hindurch behaupteten Widerstand des sittlichen Charakters gegen die Angriffe der Gefühlsstürme dargestellt. Unerlässliche Vorbedingung für den Helden war somit ein normaler Geisteszustand. Rosner hat Unrecht. Der Monolog I, 2 ist deshalb nicht krankhaft, weil es sich um einen rasch vorübergehenden Zustand handelt. Die geistige Ruhe nach der Erscheinung des Geistes befähigt Hamlet, das von Marcellus begonnene Lied mit „Heisa, Junge . . .“ fortzusetzen, sich Verschwiegenheit schwören zu lassen und ein richtiges Urteil über seine Lage zu haben. Als Hamlet von dem „unentdeckten Land“ spricht, ist er noch gar nicht überzeugt davon, dass er den Geist seines Vaters und nicht etwa einen verkleideten Teufel gesprochen hat. Gegen Ophelia verstellt er sich absichtlich. Seine „Melancholie“ ist die traurige Gemütsstimmung, die jedem fühlenden, gebildeten Menschen in seiner Lage eigen wäre. Durch die verletzenden Ausdrücke „Bursch“, „Maulwurf“ u. s. w. zeigt Hamlet deutlich, dass er die Stimme „schwört“ hier nicht dem Geiste seines Vaters zuschreibt; wahrscheinlich soll angedeutet werden, dass er den Geist für einen Teufel hält. Durch Fortinbras gelangt er zur Erkenntnis, dass das Gefühl der Rache durch angereihte Gedanken in seiner die Handlung auslösenden Wirkung nicht gehemmt werden darf. Von da an lässt er das Wollen mit unbeschränkter Energie walten.

Fr. **Kloepfel,** Shakespeare als Psychiater. — Velhagen und Klasings Monatshefte XII, 1897. Wiederholt hauptsächlich Ausführungen von Stark, Aubert u. Cless (medicin. Blumenlese aus Shakespeare. Stuttgart, 1865) in abgekürzter, übersichtlicher Form.

PAUL NEFF VERLAG in STUTTGART.

Psychiatrische Winke
für Laien

oder Anleitung zur Behandlung Geisteschwacher und Geisteskranker im Privatleben.

Von

Direktor Dr. J. L. A. Koch,

Vorstand der K. Pflegeanstalt Zwiefalten.

Zweite Auflage.

M. 1.20.

Deutscher Wortschatz

oder

der passende Ausdruck.

Praktisches Hilfs- und Nachschlagebuch

in allen Verlegenheiten der schriftlichen und mündlichen Darstellung.
Für Gebildete aller Stände und Ausländer, welche einer korrekten Wiedergabe ihrer Gedanken in **deutscher Sprache** sich befleissigen.

Mit einem den Gebrauch ungemein erleichternden

•< Hilfs-Wörterbuch. >•

Bearbeitet von

A. SCHLESSING.

Zweite, verbesserte und vermehrte Auflage.

Broschiert M. 5.—; geb. M. 6.—.

„Dem Übelstand des zeitraubenden und nicht selten resultatlosen Nachsinnens und Nachschlagens will das vorliegende Buch abhelfen. Ein sehr umfangreiches Register erhöht den Wert dieses **vorzüglichen** Werkes ungemein und kommt einem Jeden, der nach dem passenden Ausdruck sucht, zur rechten Zeit zur Hülfe.“ **Zeitschrift f. d. höh. Unterrichtswesen.**

GRUNDZÜGE

der

Geschichte der Naturwissenschaften

von

Otto Jäger,

Rektor der k. Realanstalt in Cannstatt.

Broschiert M. 1.50; geb. M. 1.80.

FSC
www.fsc.org
MIX
Papier | Fördert gute Waldnutzung
FSC® C083411

Kolibri 360 GmbH
Ferdinand-Jühlke-Straße 7
99095 Erfurt, Deutschland
produktsicherheit@kolibri360.de